THE BASIS AND FRONTIER OF
DENTAL PROSTHODONTICS MATERIALS

口腔修复材料
基础与前沿

主编 李 为

编委 （按姓氏笔画排序）

李向阳 邱 华

陈佳龙 郑顺丽

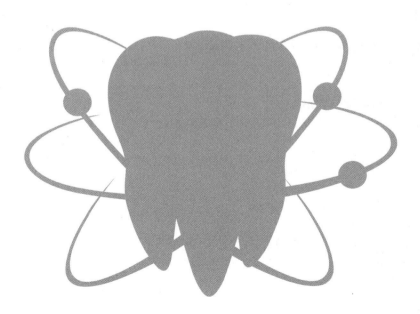

中国科学技术大学出版社

内 容 简 介

本书为安徽省教育厅重点项目"损伤响应型抗菌促黏附涂层应用于种植体表面改性"(KJ2021A0270)的成果之一。口腔修复材料学是一门与医学、生命科学、物理学、化学及工程学等多学科交叉的科学。在当今材料学与科学技术飞快发展的浪潮中,新型材料陆续出现,给临床治疗修复技术带来了新的突破,也更加显示出它对口腔医学发展的促进与推动作用。本书主要按照材料学的性质分类,对口腔有机高分子材料、口腔无机非金属材料、口腔金属材料与口腔辅助材料的种类、组成、性能、用途及使用方法做了详细介绍,突出实用性。同时综合以往各个分类的优缺点,从材料科学的角度展开各个章节,较系统地介绍口腔生物材料的各种分析与检测方法以及相应的参考标准,内容包括材料组成成分分析、表面分析、物理与化学性能测试、机械性能测试、应用性能测试、粘接性能测试、生物学评价与试验等。

本书对口腔材料学知识覆盖全面,从基础到临床,从发现到发展,系统、全面、科学地介绍了各类口腔材料。适用于各类口腔从业者,可以作为教学指导材料,也可以作为科研参考书。

图书在版编目(CIP)数据

口腔修复材料基础与前沿/李为主编. —合肥:中国科学技术大学出版社,2022.12
ISBN 978-7-312-04007-8

Ⅰ.口… Ⅱ.李… Ⅲ.口腔科材料—研究 Ⅳ.R783.1

中国版本图书馆 CIP 数据核字(2022)第 069432 号

口腔修复材料基础与前沿
KOUQIANG XIUFU CAILIAO JICHU YU QIANYAN

出版 中国科学技术大学出版社
安徽省合肥市金寨路 96 号,230026
http://press.ustc.edu.cn
https://zgkxjsdxcbs.tmall.com
印刷 合肥市宏基印刷有限公司
发行 中国科学技术大学出版社
开本 710 mm×1000 mm 1/16
印张 12.75
字数 233 千
版次 2022 年 12 月第 1 版
印次 2022 年 12 月第 1 次印刷
定价 58.00 元

前　言

　　口腔修复材料学是一门与医学、生命科学、物理学、化学及工程学等多学科交叉的科学。在生物材料及生物医学极速发展的今天，口腔材料领域也在与时俱进。口腔修复材料的快速发展极大地推动了口腔临床诊疗技术的应用和提高，也对口腔医学的发展起到促进和推动作用。但相较于材料科学的日新月异，目前国内口腔材料领域专业性最强、最具权威书籍的最后一版距今已十多年了，书籍的更新明显滞后，很难为现在的口腔临床医师提供足够科学和先进的理论指导。鉴于现状，为填补近年来此类书籍的空白，笔者组织策划并邀请口腔材料学科研工作者们共同编写了此书，系统介绍口腔修复材料的基本性能，为口腔临床从业者提供理论基础以及如何操纵它产生最佳性能获得最佳的临床疗效，并引入本领域最新的科研进展。

　　本书结合临床口腔材料和前沿科学进展，深入浅出地介绍了口腔修复材料的基础知识和发展方向，阐述材料的化学结构、物理和机械特性。具体地介绍了目前口腔临床主要涉及的金属材料、陶瓷材料、高分子材料以及粘接和印模材料，并且针对目前主流的治未病精神，我们创新的对预防型材料进行了详细讨论。本书一共9章。第1章结合牙齿解剖结构、口腔生理环境以及口腔材料前沿，从根源到临床详细阐述了口腔材料的发生发展；第2章主要从材料的角度探讨常用口腔材料的物理性质，并且列举了部分材料相关国际标准，为口腔材料提供了标准化依据；第3章介绍了口腔材料的分类，从各类材料的原子分子组成谈起，落实到结构和功能的关系，结合应用环境对比讨论了三大口腔材料的特点；第4章主要是关于金属材料在口腔中的应用，根据各合金的物理化学特性，分析了其在不同口腔临床中的应用；第5章讨论了口腔陶瓷材料，随着CAD/CAM技术不断推广和逐渐完善，椅旁操作渐趋常规，美观的瓷牙也逐渐成为人们的选择，本章详细介绍了各陶瓷材料的特点，为临床选择提供了参考；

第 6 章谈到了口腔复合树脂材料,本章着重讨论了各复合树脂的分类、组成、物理化学性质以及美学特点,为临床选择合适的树脂修复材料提供了有力的依据;第 7 章详细介绍了藻酸盐等口腔印模材料的性能和注意事项,口腔印模材料是用于记录或重现牙齿和口腔组织的外形和关系,本章的介绍对不同行业的口腔从业者(医生或者模型加工者)均有一定的启示;第 8 章介绍了现代临床口腔材料发展厥功至伟的粘接材料,本章介绍了粘接科学在牙科应用的基本方面,并描述了酸基和树脂基粘接剂的组成、性能和使用指标,以确定适用于各种临床情况的最佳选择;第 9 章我们结合治未病概念,总结了预防型口腔材料的种类和使用条件,给予临床医生提供相对先进的治疗理念。本书由安徽医科大学口腔医学院、安徽医科大学附属口腔医院李为、陈佳龙、郑顺丽、李向阳、邱华五位专家共同编写。其中,李为撰写了第 1、3、5、6、7、8、9 章的内容并负责全书的统稿、定稿工作,口腔材料学专家陈佳龙教授和邱华副教授负责第 2 章的撰写,李向阳副教授和郑顺丽副教授负责第 4 章的撰写。

最后,感谢安徽医科大学口腔医学院院领导给予的支持、指导和帮助! 感谢我们整个团队的辛勤付出! 感谢给予关心和帮助的每一个人! 因编者能力有限,书中不足之处在所难免,敬请各位专家同仁批评指正。

李 为

2022 年 1 月

目　　录

前言 ··· （ⅰ）

第1章　口腔修复材料概述 ································· （1）

1.1　口腔修复材料的范畴 ······························· （1）

1.2　口腔修复材料的发展方向 ·························· （3）

1.3　口腔环境 ··· （4）

第2章　材料科学基础 ···································· （15）

2.1　材料的机械性能 ···································· （15）

2.2　材料的光学性质 ···································· （28）

2.3　材料的热性能 ······································· （31）

2.4　材料的电化学特性 ·································· （33）

2.5　生物相容性 ··· （35）

第3章　生物材料的分类 ································· （54）

3.1　金属和合金 ··· （54）

3.2　陶瓷 ··· （58）

3.3　聚合物 ·· （59）

第4章　金属修复材料 ···································· （61）

4.1　汞（齐）合金 ··· （61）

4.2　口腔铸造合金 ······································· （66）

第5章　陶瓷及陶瓷修复材料 ··························· （84）

5.1　口腔修复陶瓷的分类 ······························ （84）

5.2　陶瓷在口腔修复中的一般应用 ··················· （86）

5.3　口腔修复陶瓷的光学性能 ························· （88）

5.4　全瓷修复体 ··· （89）

5.5　切削成型全瓷材料 ·································· （92）

5.6 金属-烤瓷修复体 ·· （94）

第6章 复合树脂 ·· (100)

6.1 多功能复合树脂 ··· (102)

6.2 特殊用途复合材料 ··· (114)

第7章 印模材料 ·· (117)

7.1 印模材料的用途 ··· (117)

7.2 印模材料的理想特性 ··· (118)

7.3 印模材料的类型 ··· (118)

7.4 咬合配准材料 ··· (133)

7.5 印模托盘 ··· (134)

7.6 代型、铸造和模型材料 ······································· (134)

7.7 石膏制品 ··· (137)

7.8 铸造过程 ··· (145)

第8章 粘接材料 ·· (154)

8.1 黏附的原则 ··· (155)

8.2 粘接剂的分类和特点 ··· (164)

8.3 酸基水门汀 ··· (167)

8.4 树脂基水门汀 ··· (174)

第9章 预防型材料 ·· (180)

9.1 窝沟封闭剂 ··· (180)

9.2 防龋玻璃离子 ··· (185)

9.3 树脂改性玻璃离子 ··· (186)

9.4 氢氧化钙洞漆 ··· (187)

9.5 矿物三氧化物填料 ··· (188)

9.6 氟化物涂剂 ··· (188)

9.7 再矿化 ··· (189)

参考文献 ·· (191)

第1章　口腔修复材料概述

　　材料科学、干细胞、成像、三维打印和人工智能技术的发展极大地改变了我们对人造器官的看法。替换因疾病和损伤而丢失的牙组织一直是口腔临床的主要工作。口腔修复材料是牙齿结构置换的基础,而形态和功能是修复失牙结构的重要考虑因素。牙齿的形状和外观是最容易辨认的方面,同时,牙齿所承担的咀嚼功能也对生活质量产生了很大的影响。

　　牙科修复材料使牙体硬组织的重建成为可能。在许多领域,牙科材料的发展比其他解剖修复体发展得更快。甚至由于快速的发展和在实际应用中的成功,患者通常期望牙科修复体的性能优于他们所被替代的天然材料。材料科学的应用在牙科中是独一无二的,因为口腔的复杂性,包括细菌、不断变化的 pH 以及温暖的流体环境,口腔几乎被认为是体内最恶劣的环境之一。此外,当牙科材料被直接放入牙洞作为修复材料时,对材料的操作有非常特殊的要求。在为特定的牙科应用选择材料以及设计修复牙齿结构和替换牙齿的最佳解决方案时,材料科学和生物力学知识非常重要。

1.1　口腔修复材料的范畴

　　牙科修复材料包括金属、聚合物、陶瓷和复合材料。牙科材料包括树脂复合材料、水门汀、玻璃离子、陶瓷、贵金属和贱金属、汞合金、石膏、铸件、印模、义齿基托树脂和其他修复过程中使用的材料。对材料特性和性能的要求从印模材料所要求的高柔韧性到冠和固定牙修复体所要求的高刚度应有尽有。牙科植入物的材料需要与骨结合,一些口腔材料需要实现与现有牙齿结构的良好适配,而另一些材料则需要通过加工以重现原有的牙齿几何形状以降低非适配作用。在描述这些材料时,经常使用物理和化学特性作为比较的标准。为了了解一种材料是如何工作的,我们需要研究它的化学结构、物理和机械特性以及应该如何操纵它,这样才能发挥最佳的性能。

大多数修复材料可以用物理、化学和机械参数进行表征和评价,而这些参数可以通过一定的物理化学手段进行测试得出。这些特性的改进在实验室研究中可能很有吸引力,但真正测试的是材料在口腔中的性能以及材料被牙科团队正确使用的能力。在许多情况下,操作误差可能会否定材料的技术进步。因此,对于牙科团队来说,了解基础材料科学和生物力学,适当地选择和操作牙科材料是非常重要的。

牙科医生的临床操作不仅取决于对各种临床技术的全面理解,还取决于其对基本生物、化学和物理原理等临床支撑科学的熟练掌握程度。同时,人工口腔材料和天然牙之间的功能关系,即"如何选择适当的材料"以及"为什么选择该材料"也是口腔科医生的必修课。评估牙科材料和口腔功能的化学、物理和工程方面的系统方法以及支持修复体结构组织的生理、病理和其他生物学研究,可以为患者提供最佳的诊疗结果。这种综合的方法,当与现有的最佳科学证据、临床医生经验、患者偏好和口腔修复材料相结合,才能产生以患者为中心的最佳护理效果。

在接下来的章节中,材料的基本特征将随着大量的实际例子以及这些基本原理如何与临床相关应用一起呈现。这样有助于人们更完整地理解材料和力学的基本原理对于临床医生设计和预测修复体的重要性。例如,牙修复体或桥固定的预后取决于材料的刚度和抗折性。从美学角度考虑,材料的硬度是一个重要的属性,因为它会影响材料的抛光能力。有些材料暴露在水中会释放氟化物,这对患龋齿的高危患者可能是有益的。在制作全瓷冠时,陶瓷材料的选择以及加工特性是很重要的。植入物具有一系列的骨和软组织适应性,这取决于其表面纹理、涂层和种植体的几何形状。这些只是牙科材料的临床性能和基本科学原理之间相互作用的几个例子。

随着越来越多的材料被使用,以及机构在这一领域表现出更多的关注,牙科材料的毒性和组织反应正受到越来越多的关注。美国牙科协会(American Dental Association,ADA)也在对口腔材料相关研究进行赞助,为材料的生物相互作用制定了推荐的标准实践和测试,这些都彰显了材料和组织相互作用的重要性。经过几个世纪的临床实践,我们仍然面临着更换因意外或疾病而丢失的牙齿组织的问题。为了不断提高我们的修复能力,牙科专业将继续借鉴材料科学、产品设计、工程、生物、化学和艺术,进一步发展牙科的综合实践。

1.2　口腔修复材料的发展方向

在美国,大约 50% 的 20～64 岁的成年人因事故、牙周病、失败的根管或蛀牙至少失去一颗恒牙。在 65 岁及以上的成年人中,近 19% 的人失去了所有的天然牙齿。而 75 岁及以上成年人的这一数字则是 65～74 岁成年人的 2 倍(全国健康和营养检查调查,2011～2012 年)。对于 5～19 岁的青少年,18% 的青少年患有未经治疗的龋齿。对于 20～44 岁的成年人,这个数字是 27%,因此市场对恢复性护理的需求是巨大的。牙髓学和牙周学的进步使人们能够更长时间地保留牙齿,将恢复性护理从牙齿替换转变为长期修复和维护。成功的种植疗法的发展鼓励患者用固定的单牙修复体而不是固定或可拆卸的牙修复体来替换个别牙齿。对于那些可以很好地获得牙科护理的患者来说,带种植体的单牙替换正成为一种更受欢迎的选择,因为它们不需要像固定的多单元修复那样去准备相邻的牙齿。今后人们将继续增加对植入物涂层、表面纹理、分级特性、替代材料和新几何结构的研究。

对美学的重视继续受到消费者的欢迎,这将继续推动牙齿美白系统和美容修复的开发和销售。目前,似乎有一种新的趋势,即看起来更自然,更具有个性化,而不是像之前许多患者要求的统一、闪闪发光的白色牙列。这将鼓励制造商通过提供与天然牙齿相同的颜色深度和光学特性来开发更接近于自然牙列的材料。

随着人口老龄化,裸露的牙根表面和磨损的牙列的修复将变得更加普遍。这些材料需要在唾液流量减少、唾液 pH 和化学成分不典型的环境中发挥作用。与这些表面的粘合将更具挑战性,这部分人群将通过药物治疗多种慢性病,难以维持适当的口腔家庭护理方案。在这种艰难的环境中,修复材料将面临诸多挑战。

在材料与组织病理学高速发展的同时,生物材料与分子生物学之间的相互作用也正在迅速发展。组织再生方面的进展将会加快,纳米技术的发展也正在对材料科学产生重大影响。我们目前在宏观和微观层面上所理解的性质在纳米层面上将会有很大的不同。生物制造和生物打印方法正在创造新的结构和材料。对于材料研究来说,这是一个非常令人兴奋的时期,临床医生在不久的将来会有更多惊喜。

1.3　口　腔　环　境

　　牙齿包含三种特殊的钙化组织:牙釉质、牙本质(图 1.1)和牙骨质。牙釉质的独特之处在于,它是人体内钙化程度最高的组织,也是这些组织中有机含量最低的。牙釉质为牙冠提供了坚硬的外层覆盖,可以有效地咀嚼。牙本质和牙骨质与骨一样,是重要的水合的生物复合结构,主要由Ⅰ型胶原基质和磷酸钙矿物磷灰石强化形成。牙本质构成牙齿的主体,在牙本质-牙釉质交界处(dentin-enamel junction,DEJ)与牙釉质结合。牙根的牙本质被牙骨质覆盖,牙骨质通过牙周膜将牙齿与牙槽骨连接起来。虽然关于这些组织的结构的内容经常出现在牙科书本中,但书中仅粗略地讨论这些组织的特性。然而,这些特性对于促进这些组织最佳功能所必需的性能因素之间的相互关系是非常重要的。在口腔修复学中,我们对提供预防性治疗很感兴趣,这种治疗可以保持组织的完整性,并在必要时用模仿这些组织的自然外观和性能的材料来替换受损的组织。因此,了解这些组织的结构和特性是必需的,这既可以作为衡量修复材料性能的标尺,也可以作为开发模拟其结构和功能的材料的指南。此外,许多应用,如牙科粘接,需要我们将合成材料粘接到钙化组织上,而这些过程依赖于对粘接组织基材的结构和性能的详细了解。

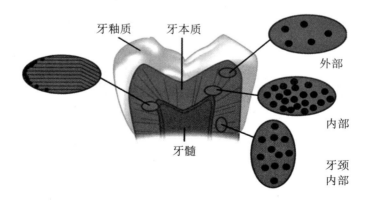

图 1.1　后牙切面示意图

1.3.1 牙釉质

图 1.1 展示了后牙的切面示意图,显示了牙釉质和牙本质的成分。牙釉质形成了牙冠的坚硬外壳,作为钙化程度最高的组织,可以抵抗咀嚼造成的磨损。釉质是由成釉细胞从 DEJ 开始向外延伸到牙齿表面形成的。成釉细胞在釉质和牙本质形成之始与位于 DEJ 另一侧的成牙本质细胞交换信号,随着形成釉质的成釉细胞向外移动形成牙冠的釉质,成牙本质细胞从 DEJ 向内移动。大部分由釉质原蛋白和釉质蛋白组成的釉质有机基质在牙齿成熟过程中被吸收,留下钙化组织,主要由矿物和稀疏的有机基质组成。釉质的结构排列形成棱柱或棒状物的锁孔状结构,直径约为 5 μm。其总成分约为 96% 的矿物质重量,1% 的脂肪和蛋白质,其余的是水,有机部分和水可能在牙齿的功能和病理中起着重要作用。以体积为测算基准的话,有机成分约占结构的 3%,水占 12%。这种矿物形成并生长成直径约为 40 nm 的六角形超长晶体,目前关于该类晶体的研究不胜枚举,然而到目前为止,这些晶体尚未被人工复制。有一些证据表明,这些晶体可能会跨越整个釉质厚度,但这一点很难证明,因为大多数制备过程都会导致单个晶体的破裂。看起来它们至少有几千纳米长。如果这是真的,那么釉质晶体为纳米材料提供了非同寻常的"长宽比",而且它们与小得多的牙本质晶体有很大的不同,晶体被包装成直径约为 5 μm 的棱柱或棒。这些棱柱很容易通过酸蚀暴露出来,并以紧密排列的方式从 DEJ 延伸到牙釉质表面,大致垂直于 DEJ,除了在尖端区域,棱柱会扭曲和交叉,交叉可能会增加抗折性。大约 100 个这种矿物的晶体需要跨越一个棱柱的直径,晶体的长轴往往会沿着棱柱轴对。每个棱柱周边附近的晶体稍微偏离长轴,朝向棱柱之间的界面,这样棱柱尾部的偏差更大。棱柱内的单个晶体还覆盖着一层薄薄的脂质和/或蛋白质,这在矿化过程中发挥着重要作用,尽管细节仍有待了解。最近的研究表明,这种蛋白质涂层可能会增加牙釉质的韧性。棱柱之间的界面或杆间主要含有有机成分,是水和离子运动的通道,这些区域也称为釉柱鞘。这些区域在与粘接和其他脱矿(如龋齿)相关的蚀刻过程起到了至关重要的作用。用磷酸等酸蚀刻牙釉质,通常用于釉质粘接,消除了与龋齿相关的玷污层,溶解了乳牙中持续存在的无釉柱釉质层,并在每个釉柱中溶解了不同的釉质晶体。

牙釉质还有另外两种重要的结构变化。在 DEJ 附近,釉质釉柱结构在最初形成的釉质中并不发达,因此离 DEJ 非常近的釉质可能看起来无釉柱或没有棱柱状结构。同样,在牙釉质的外表面,在釉质表面完全成型后,成釉细胞退化,在牙冠的外表面留下一层无棱柱的釉质。这一层在乳牙中更常见，在恒牙中经常磨损。然而，如果存在，这会给获得有效的蚀刻图案方面带来一些困难，并且可能需要表面粗糙化或额外的蚀刻处理。牙釉质的外表面具有重要的临床意义，因为它是日常磨损的表面，经历了反复的脱矿和再矿化循环。作为这些循环的结果，釉质晶体的组成可能会改变，因此，釉质的性质从外表面到内表面是不同的。这种变化，包括富含氟化物的磷灰石晶体的薄表面贴面，在牙釉质中导致牙釉质特性的不同。牙釉质通常在咬合和牙尖区较硬，而在DEJ附近的硬度相对较低。

1.3.2　口腔矿化

所有钙化组织的矿物都是羟基磷灰石（HA）的高度缺陷的近亲。钙化组织的生物磷灰石与理想的羟基磷灰石结构不同，更易溶于酸。HA的分子式为$Ca_{10}(PO_4)_6(OH)_2$，理想的钙磷摩尔比（Ca/P）为1.67，晶体结构为六方晶系。牙釉质和牙本质的磷灰石的成分变化更大，这取决于它的形成历史和成熟过程中的其他化学暴露。因此，牙釉质和牙本质中的矿物是一种缺钙的碳酸盐，是与HA相关的高度取代的形式。金属离子，如镁（Mg）离子和钠（Na）离子可以代替钙离子，而碳酸盐可以代替磷酸和羟基。这些取代会扭曲结构，使其更易溶。也许最有益的替代是氟（F）离子，它替代了分子式中的羟基（—OH），使结构更坚固，更不容易溶解。用氟离子完全取代HA中的—OH，得到氟磷灰石矿物$Ca_{10}(PO_4)_6(F)_2$，其溶解度远低于HA或钙化组织中的缺陷磷灰石。值得注意的是，羟基磷灰石作为一种植入性钙化组织替代物已经引起了研究者们相当大的关注。HA的优点是天然矿物的一种提纯和更强的形式，在生物降解过程中不会释放有害物质。HA的主要缺点是非常脆，对孔隙率或缺陷非常敏感，因此在承重应用中很容易断裂。

牙釉质和牙本质磷灰石的碳酸盐含量相差很大，分别约为3%和5%。在所有其他因素相同的情况下，这将使牙本质磷灰石比釉质磷灰石更易溶于酸。然而，不一样的情况是，牙本质磷灰石晶体比釉质晶体小得多。这意味着牙本质晶体对侵袭酸的表面积更大，单位体积包含更多的缺陷，因此表现出相当高的溶解度。最后，正如下面进一步讨论的，牙本质矿物仅占牙本质结构的50%，因此牙本质中的磷灰石没有牙釉质中的多。所有这些因素都增加了牙本质对酸的易感性，并提高了龋坏穿过DEJ并扩散的能力。

1.3.3　牙本质

牙本质是一种复杂的水合生物复合结构,构成了牙齿的主体。此外,牙本质会受到生理、衰老和疾病过程的影响,从而形成不同形式的牙本质。这些改变的牙本质形式可能是修复性牙科中最重要的。一些公认的变异包括原生性、继发性、修复性或三级性、硬化性、透明性、龋齿、脱矿、再矿化和超矿化。这些术语反映了由它们的排列、相互关系或化学变化所定义的结构和基本成分的变化。其中一些可能会对我们形成与牙本质的长期黏附或结合的能力产生重要影响。乳牙本质是在牙齿发育过程中形成的。它的体积和构象反映了牙齿的形状,随着牙齿的大小和形状的不同而不同。牙本质由大约 50%(体积百分比)的富碳酸盐、低钙磷灰石、30%的有机物(主要是 Ⅰ 型胶原)和大约 20%的液体(类似于血浆)组成。其他非胶原蛋白被认为参与牙本质矿化和其他功能,如控制微晶大小和方向。非胶原蛋白在生物矿化中的作用可能是模拟有简单功能的分子从而诱导牙本质再矿化。然而,这些功能和可能性在本书中没有进一步讨论。牙本质的主要成分分布在不同的形态特征中,形成了一种重要而复杂的水化复合材料,其中的形态随着位置的不同而变化,并随着年龄或疾病的变化而发生变化。小管是牙本质的一个独特而重要的特征,它代表成牙本质细胞从牙根的 DEJ 或牙骨质到牙髓室的轨迹,看起来像穿透牙本质结构的隧道。小管聚集在牙髓室,其密度和取向因位置不同而不同。小管密度在 DEJ 处最低,在牙髓室交界处的前牙本质表面最高,成牙本质细胞体在那里基本上排列紧密。根中的小管密度较低。小管的内容物包括全部或部分成牙本质细胞突起和液体。成牙本质细胞延伸的程度仍然不确定,但越来越多的证据表明,它延伸到了 DEJ。在其大部分过程中,管腔内衬有一层高度矿化的管周牙本质袖套,厚度为 $0.5 \sim 1\ \mu m$。由于管周牙本质的形成出现在小管腔形成后,一些研究者认为它可能更适合被称为管内牙本质,其主要含有磷灰石晶体,几乎没有有机基质。许多研究已经得出结论,管周牙本质不含胶原,因此可能被认为是一个独立的钙化组织。这些小管由磷灰石增强的 Ⅰ 型胶原基质组成的管间牙本质隔开。这意味着管间牙本质的数量随着位置的不同而不同。磷灰石晶体比釉质中的磷灰石小得多(约 $5\ nm \times 30\ nm \times 100\ nm$),含有约 5%的碳酸盐。较小的微晶尺寸、缺陷结构和较高的碳酸盐含量导致上述较大的溶解敏感性。

在许多研究中,已经对小管的大小、管周区域的厚度和管间牙本质的数量进行了估计。由这些数据计算的咬合牙本质与位置的关系表明,牙髓附近牙本质的百

分比面积和直径分别为 22% 和 2.5 μm,牙髓交界处的百分比和直径分别为 1% 和
0.8 μm。牙本质小管间质面积从前牙本质的 12% 到 DEJ 附近的 96% 不等,而管
周牙本质面积从 60% 以上下降到 DEJ 的 3%。而且结构部件在其过程中会有很
大的变化,这必然会导致形貌、结构元素的分布以及诸如渗透率、水分含量和可用
于粘合的表面积等重要特征发生变化。它们还可能影响粘接强度、硬度和其他
特性。

因为成牙本质细胞在牙齿形成后就会停留在牙本质内并排列在牙髓室的壁
上,所以牙本质-牙髓复合体可以被认为是一个重要的组织。这与成熟的牙釉质不
同,成熟的牙釉质是无细胞的。随着时间的推移,继发牙本质形成,牙髓腔逐渐变
小。乳牙本质和继发牙本质之间的边界通常以牙本质小管方向的改变为标志。此
外,成牙本质细胞会对龋齿或牙齿损伤等做出反应,形成第三级牙本质,而这种形
式的牙本质通常比乳牙或继发牙本质组织形态结构要差一些。

早期的釉质龋损可以通过再矿化治疗逆转。然而,目前还没有有效的牙本质
再矿化治疗方法,因此目前的护理标准要求进行手术干预,移除高度受损的组织,
然后根据需要进行修复。因此,了解牙本质改变的形式和这种临床干预的效果是
很重要的。当牙本质被牙科器械切割或研磨时,会形成一层玷污层,覆盖在表面
上,并遮盖住底层结构。玷污层的优点和缺点几十年来一直被广泛讨论,它降低了
渗透性,因此有助于建立一个更干燥的环境,它还减少了有毒物质对牙本质小管的
渗透,甚至可能是对牙髓的渗透。然而,现在人们普遍认为它是牙本质粘接过程的
障碍,因此通常可以通过某种形式的酸调节来去除或修改。酸蚀或调理可以去除
玷污层和改变浅层牙本质,为粘接剂的渗透打开通道。

如果脱矿的牙本质干燥,剩下的牙本质基质会收缩,胶原纤维变得粗糙,很难
被粘接剂渗透。大多数修复手术都涉及以某种方式改变牙本质。常见的改变包括
形成龋损,形成不同的区域,包括在龋齿感染的牙本质层下形成的透明牙本质。当
牙本质小管充满矿物质时,就会产生透明的牙本质,这会改变小管的折射率,并产
生半透明或透明的区域。其他几种形式的透明牙本质是由不同的过程形成的。第
二种形式的透明牙本质是磨牙症引起的。随着根部牙本质逐渐变得透明,另一种
形式的透明牙本质也会随着年龄的增长而增加。此外,非龋性颈部病变,通常被称
为 abc 片状或切迹病变,形成于牙釉质-牙骨质或牙釉质-牙本质交界处,通常位于
唇面或颊面。它们的病因目前还不清楚;它们的形成被归因于磨损、牙齿弯曲和侵
蚀,或者这些过程的某种组合。尽管如此,随着年龄的增长,这些损害发生的频率
越来越高,暴露的牙本质随着小管的填满而变得透明。透明牙本质的性质可能不

同,这取决于导致矿物质沉积在小管中的过程。一些研究表明,尽管管间牙本质的弹性性质不会随着年龄的增长而改变,但这种结构可能会变得更容易断裂。同样,被阻挡的龋齿会含有透明的牙本质,这通常被称为硬化牙本质,这个术语意味着它可能比正常牙本质更硬。然而,其他研究表明,管间牙本质的弹性性质实际上可能没有改变或低于正常牙本质。

1. 牙本质的物理和机械性能

当牙本质位于牙齿内时,牙本质结构元素的显著变化意味着牙本质的性质会随着位置的不同而有很大的不同。也就是说,可变结构导致可变属性。因为牙齿结构的一个主要功能是在不骨折的情况下抵抗变形,所以了解牙齿在咀嚼过程中所经历的力是很有用的。通过测量给出了分布在 $0.039\ \text{cm}^2$ 尖端面积上的大约 $77\ \text{kg}$ 的尖端的值,表明应力约为 $200\ \text{MPa}$。

人类的牙齿很小,因此很难获得大的样本,这使得使用标准的机械测试,如拉伸、压缩或剪切测试变得困难。当测试粘合的牙齿时,问题就更加复杂,目前研究者们已经开发了专门的测试来深入了解这些特性。从前面对结构变化的讨论中也可以清楚地看出,测试如此小的不均匀样品意味着性能将不会是一致的。另一个问题是这两种组织的结构差异很大。釉质棱柱一般垂直于 DEJ 排列,而牙本质小管在走向牙髓室的过程中,其数量密度随着深度的变化而变化。制备一个均匀的样品,使所有结构都在一个方向上运行以进行测试,这是一项具有挑战性的工作。此外,属性通常会随方向和位置而变化,并且材质不是各向同性的。因此,单个值最多只能显示材质的某个平均值。储存和提取后经历的时间也是重要的考量因素。人们最感兴趣的是存在于自然环境或原位或活体中的特性。显然,在大多数常规测试中几乎不可能出现这种情况,因此必须考虑在测试之前由于存储条件而发生的变化。考虑到生物危害也很重要,因为拔除的牙齿必须被视为有潜在的感染性。如何在不改变牙齿特性的情况下对牙齿进行消毒,高压灭菌无疑会改变蛋白质的性质,因此不适合牙本质,也可能会影响牙釉质。最后,必须考虑这些组织的液体含量。水分是这两种组织的重要组成部分,如果组织已经干燥,体内条件就不能复制。在完全水合的条件下测试组织比在干燥条件下测试要困难得多。所有这些因素和许多其他因素,如测试温度等,都将影响结果,并导致报告的属性值存在差异。

尽管有这些限制,关于这些组织特性的一些概括还是有用的。根部牙本质通常比冠状牙本质更弱、更柔软。牙釉质的特性似乎也不同,尖牙釉质比其他区域更坚硬,可能是为了适应咀嚼力。牙本质没有牙釉质那么硬(即弹性模量较低),具有较高的断裂韧性。此外,牙本质有粘弹性,这意味着它的机械变形特征是时间相关的,弹性恢复不是瞬时的。因此,牙本质可能对它的应变速度很敏感,这一现象被称为应变率敏感性。应变率敏感性是聚合物材料的特点,胶原基质将这种特性赋予牙本质等组织。在正常情况下,陶瓷材料的力学性能不会表现出这一特征,陶瓷材料通常是僵硬的,但很脆,没有永久变形的断裂。纯 HA 会表现出这一典型特征,但当其在牙釉质中形成时,它则表现出明显的韧性,仅略低于牙本质的韧性。这种韧性与牙釉质的微观结构和小蛋白成分有关。

2. 牙本质-牙釉质连接处

DEJ 远不止牙釉质和牙本质之间的界限。因为牙釉质非常坚硬,而牙本质更柔软、更坚硬,它们需要结合在一起,以提供一个生物力学兼容的系统。结合这种不同的材料是一项挑战,目前还不完全清楚大自然是如何做到这一点的。然而,DEJ 不仅连接了这两个组织,而且似乎还能抵抗釉质中的裂缝渗透到牙本质中导致牙齿折断。牙釉质中存在许多这样的裂缝,但似乎不会扩散到牙本质中。如果DEJ 完好无损,除非面对严重的创伤,否则不会有牙齿断裂的情况。牙本质的晶体与牙釉质的晶体贴合紧密,因此解剖学上的 DEJ 在光学上被认为是很薄的。然而,对 DEJ 的性质变化的测量表明,这是一个分级界面,牙釉质与近 EDJ 处的牙釉质具有不同的性质。这种梯度,部分是由于 DEJ 在光镜下呈凸向牙本质的贝壳状,使 DEJ 的功能宽度比其解剖外观大得多,并进一步降低了应力。此外,虽然牙釉质中通常缺少胶原,但胶原纤维会从牙本质穿过 DEJ 进入牙釉质,从而进一步整合这两个组织。最近的工作表明,可能是 DEJ 基底膜残留物的其他蛋白质可能包括Ⅳ型和Ⅶ型胶原,或许还有其他有助于稳定 DEJ 结构并有助于其抗骨折的蛋白质。

1.3.4　口腔菌群和相关修复材料

生物膜是一种复杂的、附着表面的、空间有序的多菌群落,含有被多糖基质包围的细菌。在牙齿表面和口腔中的生物材料上形成的口腔生物膜也被称为牙菌斑。当人类饮食中含有丰富的可发酵碳水化合物时,牙菌斑中最常见的微生物是黏附的产酸和耐酸细菌,如链球菌和乳杆菌,它们是龋齿的主要原因。长期口腔生物膜堆积的其他后果还可能包括牙周病和种植体周围炎(种植体周围的软硬组织发炎),具体取决于生物膜附着的位置。

口腔硬组织表面生物膜的形成是一个连续的过程。唾液中含有磷蛋白和糖蛋白等吸附大分子的调理膜在彻底清洁后的几分钟内就会沉积在牙齿结构和生物材料上。这一阶段之后会有浮游(自由漂浮)细菌附着到膜上。附着的初始定植菌种的分裂产生微菌落,随后定植菌种的附着导致基质嵌入的多物种生物膜的形成。如果这些生物膜不通过机械去除或内在因素分离的话,它们则可以随着时间的推移而成熟。

生物膜的形成是通过底物、膜和细菌之间复杂的物理化学和细胞相互作用进行的。这些相互作用发生在几个水平上,可以包括物理上的接近、代谢交换、信号分子介导的通信、遗传物质的交换、抑制因子的产生和共聚集。膜含有各种主要被链球菌识别的受体分子。这在健康人身上很明显,他们的生物膜通常含有一层薄薄的黏附性革兰氏阳性球菌。链球菌与釉质等不脱落表面结合的能力给了链球菌一个巨大的优势,这与链球菌占釉质原位初始菌群的 60%～90% 的观察结果是一致的。此外,与大多数口腔细菌相比,链球菌对暴露在空气中的敏感性较低,因为它们是兼性厌氧的,可以参与将生物膜环境改变到更低的状态,这种情况通常被认为有利于生态转向革兰氏阴性厌氧菌。

人类口腔细菌之间的相互作用对口腔生物膜的发展至关重要。在生物被膜形成的前 4 h,革兰氏阳性球菌似乎占主导地位,尤其是中炎组(炎症中期)链球菌。经过 8 h 的生长,大多数细菌种群仍然是球状的,但也可以观察到杆状有机体。在 24～48 h,可以检测到各种形态的厚厚的细胞沉积物,包括球状细菌、棒状细菌和丝状细菌。在生物膜生长的 4 天内,研究者们观察到革兰氏阴性厌氧菌的数量增加,尤其是核梭杆菌。后者具有与多种细菌共聚的独特能力,它被认为在生物膜的成熟过程中起着关键作用,因为它与早期和晚期的定植者都形成了共聚的桥梁。随着生物膜的成熟,研究者们还观察到了一种转变体,其主要由革兰氏阴性的形态类型组成,包括杆状、丝状生物体、弧菌和螺旋体。生物膜微生物组成的这些变化很重要,因为它们与牙龈炎(牙龈组织的炎症)的发生有关。

尽管生物膜可以在修复材料、正畸材料、牙髓材料和种植材料上积累,但本节的其余部分仅集中描述在修复材料和种植材料表面积累的生物膜。尽管经过几十年的研究,牙科材料表面细菌黏附和生物膜形成的确切机制尚未确定,但人们认为这是一个复杂的过程,受诸多因素的影响。体外研究表明,唾液蛋白和细菌在与生物材料表面的小距离(5～100 nm)处的黏附受到利夫希茨-范德华力、静电相互作用和酸碱的共同作用的影响。其他性质,如底物疏水性、表面自由能、表面电荷和表面粗糙度,通常在体外被研究,与黏附细菌的数量相关联。前面提到的许多曲面属性将在后面的章节中介绍。

表面粗糙度在生物膜形成中的作用已被广泛研究。在活体中,光滑的表面比粗糙的表面吸引的生物膜更少。我们还观察到,在9天的时间里,位于龈上的疏水表面比更亲水的表面吸引的生物膜更少。平均表面粗糙度参数(Ra)大于阈值$0.2\ \mu m$或表面自由能增加会导致更多的生物膜在牙科材料上积累。当这两种表面性质相互作用时,可以观察到表面粗糙度对生物膜积累有更大的影响。由于磨损、侵蚀、空气抛光或超声波仪器造成的粗糙修复表面,或者修复体制造后无论底物的组成如何,通过膜的形成都可以大大降低细菌在体内的黏附性。膜的形成对生物材料的特定表面特性也有一定的遮蔽作用。观察到表面能低的表面保留了最小数量的黏附生物膜,因为即使在人类口腔中暴露几天,细菌和底物之间的结合力也较低。反之,许多修复材料的表面能比牙齿表面的高,可能导致修复体表面和边缘更容易积聚碎片、唾液和细菌。这可能在一定程度上解释了树脂复合修复体和银汞合金修复体边缘的釉质继发性(复发)龋损发生率相对较高的原因。

口腔生物膜在修复材料上的研究一般可分为体内研究、生物膜原位研究和体外研究,其中体外研究包括单物种研究和多物种研究。在修复材料表面形成的生物膜在厚度和活性等方面可能会有所不同。研究表明,口腔材料表面以及非材料表面形成的生物膜具有一定的差异,到目前为止还没有明确的证据表示生物膜在材料表面更容易积累。研究还表明,后牙树脂修复体附近的生物膜中的致龋菌(能够产生或促进龋齿的),如变形链球菌的水平高于汞合金或玻璃离子修复体附近的生物膜中的水平。口腔生物膜的形成与树脂复合材料表面粗糙度的增加、致龋微生物产酸导致的材料降解、树脂基质的水解以及修复体表面显微硬度的下降有关。唾液和细菌来源的酯酶也被认为是降解的来源。此外,理论上认为,浮游细菌可以进入修复材料和牙齿之间的粘接界面,导致继发性龋齿和牙髓病理改变。相比之下,微量的未聚合树脂、树脂单体和树脂生物降解产物,如2,2-双[4(2,3-羟丙氧基)苯基]丙烷(BisHPPP)、三甘醇甲基丙烯酸(TEGMA)、三甘醇(TEG)和甲基丙烯酸(MA),已被证明对树脂修复周围口腔细菌的生长有调节作用。所有这些因素都会造成细菌-表面相互作用的循环,进一步增加表面粗糙度并致使细菌附着到表面,从而使邻近的牙釉质面临更大的继发性龋齿的风险。

近年来,因为汞(Hg)对环境的影响,牙科汞被停用,铸造合金和牙科汞的细菌黏附性受到的关注有限。据报道,金基铸造合金上的生物膜活性较低,可能是由于金的抑菌作用。据报道,银汞合金上的生物膜的活性也很低,这可能是由于牙科汞合金中汞（Ⅱ）形式的存在。有趣的是，银汞合金修复体在体外和体内都能提高抗汞细菌的水平。对抗生素的耐药性，特别是四环素的耐药性，被观察到与口腔细菌对汞的耐药性是同时存在的。然而，值得注意的是，在没有汞合金填充物或以前接触过汞合金的儿童中也发现了抗汞细菌。

关于陶瓷修复体上生物膜形态的信息是有限的，尽管人们普遍认为相对于临近组织，陶瓷冠表面形成的生物膜相对较少。最近的研究表明，在使用手动和超声波洁治器后，氧化锆表面粗糙度在体外增加，这可能是牙科预防手术后氧化锆修复体上生物膜堆积增加的理论依据。

附着在义齿基托树脂上的生物膜主要含有假丝酵母菌。然而，在假丝酵母菌形成生物膜之前，细菌（如链球菌）可能首先需要黏附到义齿基托上。这归因于几小时内在义齿上观察到细菌，几天后观察到假丝酵母菌，以及假丝酵母菌与链球菌细胞壁受体结合的能力。在老年人和免疫功能低下的患者中，义齿上的生物膜通常与义齿性口炎（口腔黏膜的慢性炎症）有关。从义齿上去除生物膜通常需要机械和/或化学手段，而且由于生物膜黏附到义齿基托树脂上，这是一个严重的临床问题。

生物膜在玻璃离子材料和树脂改性玻璃离子生物材料上的聚集是与这些生物材料表面粗糙度增加相关的一个因素。氟化物释放材料，特别是玻璃离子，可以中和生物膜中细菌产生的酸。在体外模拟的致龋条件下，氟化物可以起到防龋的作用，并可能影响细菌的新陈代谢。虽然假设口腔中通常存在的大量唾液会导致氟化物浓度太低，无法进行口腔范围的抗菌保护，但从理论上讲，氟化物的释放量足以最大限度地减少玻璃离子修复体和树脂改性玻璃离子修复体附近牙齿结构的脱矿。此外，玻璃离子材料可以通过每天接触含氟牙膏来补给，从而弥补随着时间的推移氟化物释放的量的显著减少。由于当前临床研究还没有清楚地表明，与不释放氟化物的生物材料相比，释放氟化物的修复材料显著降低了继发性龋齿的发生率，因此还需要进行更多的研究。

钛及钛合金在牙科种植体上的生物膜堆积已受到广泛关注，因为生物膜在决定种植体成功与否中起着重要作用。微生物在牙种植体上的定植和生物膜形成的顺序与牙齿相似，但在早期定植模式上有所不同。几项体内研究证实，植入材料的平均 Ra 降低到 $0.2~\mu m$ 以下时，对黏附、定植或微生物组成将不会产生显著的影响。与抛光的钛表面相比，经氮化钛（TiN）修饰的钛种植体表面在体内的细菌黏附和生物膜形成显著减少，从而潜在地减少了生物膜堆积和随后的种植体周围发炎。其他因素，如植入体材料的疏水性、表面化学和表面自由能，已被发现在细菌与牙科植入体材料的黏附中起着至关重要的作用。此外,细菌的表面特征,种植体和基牙的设计,以及种植体和基牙之间的微小间隙也被证明影响着牙种植体上的微生物定植。

更换牙修复体最常见的原因是牙龈修复体边缘的继发性龋齿。据估计,仅在美国,每年就有 50%～80% 的树脂修复体被更换,全世界更换修复体的成本高达数十亿美元,而且更换修复体的数量和成本每年都在增加。虽然对继发性龋病的细菌学研究表明其病因与原发龋病相似,但继发性龋病的发生机制仍是目前研究的重点。

从坚硬的表面去除顽固附着的口腔生物膜是控制龋病的关键,最有效的方法是用牙膏机械刷牙,并使用辅助化学制剂。虽然由于机械磨损作用,刷牙与修复体表面粗糙度随着时间的推移而增加有关,并且可能会导致额外的细菌附着在表面,但不得不承认,机械刷牙对菌膜的作用比化学干预更有效。这是因为当细菌嵌入复杂的生物膜基质中时,生物膜中的细菌通常能够很好地免受宿主免疫反应、抗生素和抗菌剂的影响。此外,人们通常测试过大多数抗菌剂对浮游细菌的抑制作用,而浮游细菌对抗菌剂的浓度要求比生物膜细菌低得多。生物膜的化学控制存在长期使用抗菌剂导致微生物耐药的问题,以及破坏口腔微生态平衡,从而导致口腔疾病的发生。

第 2 章　材料科学基础

牙科修复材料所处的口腔环境是一个复杂且相对恶劣的环境,其 pH、唾液流量和机械负荷经常快速波动,这些因素给临床产品的研究和开发带来了极大的挑战。因此,了解聚合物、陶瓷和金属的特性对牙科修复体的选择和设计至关重要。

目前,尚没有统一的标准来定义材质的质量,主要的评价标准均来自一些标准化实验室和临床实验。然而临床测试费用很高,在本质上很难进行,因此实验室测试通常在临床测试之前进行,以便为比较材料和指导临床实验提供标准化的衡量。因此,实验室测试的标准化对于控制质量和实现调查人员之间的结果比较是必不可少的。在可能的情况下,测试样本应模仿临床环境中结构的大小和形状,使用与常规临床条件下相同的操作程序。

标准化的实验室测试有助于比较不同修复材料(例如,不同品牌的修复材料)的性能值,人体中各种硬组织和软组织对材料性能要求的标准制定也是必不可少的。很多修复体在临床上都会因为导致折裂或变形而应用失败,这就涉及材料和组织匹配的问题。一些结构良好的修复体会因为牙本质或牙釉质脱落而无法使用,这既可能是界面问题也可能是基底材料的选择问题。因此,在设计修复体和解释测试结果时,需要明确的是修复体的成功不仅取决于修复材料的物理性质,还取决于支持组织的生物物理或生理性质。

2.1　材料的机械性能

在口腔环境中,修复材料要经受化学、热和机械等多方面的挑战,这些挑战可能会导致材料变形。研究生物材料如何相互作用和变形的科学叫作生物力学。本节主要介绍了弹性、塑性和粘弹性变形的概念,以及根据材料在口腔环境中的性能,包括力、应力、应变、强度、韧性、硬度、摩擦和磨损在内的机械性能。

2.1.1 力

力是一个物体与另一个物体相互作用产生的。力可以通过物体的实际接触来施加,也可以在一定距离处施加(例如,重力)。施加在实体上的力的结果是该实体的平移或变形,这取决于该实体是刚性的还是可变形的,以及该实体是否受约束。如果实体受约束(即不移动),则力会导致实体变形或更改其形状。如果主体没有约束,施加的力会导致运动。力由三个特征定义:作用点、作用力大小和作用力方向。力的方向是力的类型的特征。国际单位制(SI)力的单位是牛顿(N)。1磅力(1 b-f)等于4.4 N。

1. 咬合应力

人的咬合力范围为200~3500 N,成人牙齿间的咬合力在材料科学基础后部最靠近下颌铰链轴的区域最大,从磨牙到切牙逐渐变小。第一磨牙和第二磨牙上的力从400~800 N不等,前磨牙、尖牙和切牙上的平均力分别约为300 N、200 N和150 N。在成长的儿童中,咬合力从235 N增加到494 N,以平均每年增加23 N持续存在。

2. 后退力

部分可摘义齿的患者产生的咬合力为65~235 N。对于全口可摘义齿的患者,后牙上的力平均约为100 N;切牙上的力平均为40 N。患者群体中,年龄和性别的差异以及脸型和肌肉的清晰度,都是力值变化较大的原因。在设计修复体和选择材料时,重要的是要考虑患者在牙弓中的位置、对牙列产生力量的大小。

3. 压力

当力作用于受约束的实体时,该实体会产生抵抗力。这种内部反作用力的大小与施加的外力大小相等,方向相反,称为应力,通常表示为 S 或 σ。所施加的力和内阻(应力)都分布在身体的某一区域,因此可以将物体中的应力定义为单位面积的力,即应力 = 力/面积。应力很难直接测量,所以要测量力和施力的面积,并根据每面积上的力的比率来计算应力。因此,应力单位是力单位(N)除以一个面积单位,通常用国际单位帕斯卡($1\,Pa = 1\,N/m^2 = 1\,mN/mm^2$)表示。通常以兆帕斯卡(MPa,简称兆帕)或百万帕斯卡为单位报道应力,$1\,MPa = 10^6\,Pa$。

结构中的应力与力成正比,与面积成反比,所以力作用的面积是一个需要重点考虑的因素。这一因素在牙齿修复中尤为重要,因为牙齿修复时所施加的力的接触面积通常非常小。例如,接触的尖端区域的横截面面积可能只有 $0.016\sim$ $0.16\,cm^2$。许多类型的修复体中都会产生几百兆帕的应力,当牙尖或牙科探头的接触区被用来施加力时,会产生几千兆帕的应力。这就是过早接触的原因之一,在这种接触中,小的表面积支撑着巨大的咬合力,具有相当大的破坏性。当平衡咬合时,需要多个同时的咬合接触。将咬合力分布在较大的表面积上可以降低局部咬合应力。

4. 应力类型

力可以从任何角度或方向施加。几种类型的力常常组合在一起,在一个结构中形成复杂的应力。力和应力被隔离到一个轴上的情况很少见。单独施加的力可以定义为轴向力、剪切力、弯曲力或扭转力。然而,所有应力都可以分解为两种基本类型的组合:轴向和剪切。

拉伸是由于两组力在同一条直线上相互偏离,或者当一端受到约束而另一端受到远离约束的力时产生的。压缩是由沿同一条直线相互作用的两组力,或者当一个曲面受到约束而另一个曲面受到朝向约束的力时产生的。剪切是由两组相互平行但不是沿着同一条直线的力产生的。扭转是由物体的扭曲引起的,弯曲是由施加的弯矩引起的。当施加张力时,构成身体的分子就不会被拉开。当施加压缩力时,它们可以抵抗压缩力且更紧密地靠在一起。由于施加了剪应力,一部分必须抵抗剪应力且滑过另一部分。材料的这些变形阻力代表了固体弹性的基本性质。

5. 应变

每种类型的应力都能在物体中产生相应的变形。拉力的变形表现为作用力轴上的伸长,而压缩力则会导致物体在负载轴上的压缩或缩短。应变 ε 被描述为身体在承受载荷时每原始长度(L_0)的长度变化($\Delta L = L - L_0$)。应变计算中消去了测量单位(长度/长度),公式如下:

$$\varepsilon = \frac{变形长度}{原始长度} = \frac{L - L_0}{L_0} = \Delta L / L_0$$

如果对原始长度为 2 mm 的导线施加载荷,导致新长度为 2.02 mm,则其变形长度为 0.02 mm,应变为 0.02/2＝0.01,或 1%。应变通常是以百分比的形式呈现的。尽管在应变计算中消去了长度单位,但最好能呈现具有最终结果的单位,以指定测量范围(m/m,mm/mm,$\mu m/\mu m$)。应变的大小因每种材料类型和所施加的载荷大小而不同。请注意,无论材料的组成或性质如何,也不管施加到材料上的载荷大小和类型如何,每次施加应力都会导致变形和应变。在牙科修复材料中,应变是一个需要重点考虑的因素,例如正畸钢丝或种植螺钉,这些材料在失效之前可能会产生大量的应变。正畸线可以弯曲和调整,而不会断裂。应变在印模材料中也很重要,当从硬组织保留区取出印模材料时,材料需要恢复而不会永久变形。

2.1.2 粘弹性

许多牙科材料,如藻酸盐、弹性印模材料、蜡、银汞合金、聚合物、骨、牙本质、口腔黏膜和牙周韧带,其机械性能取决于它们加载的速度。对于这些材料,增加加载(应变)速率会产生不同的应力-应变曲线,速率越高,弹性模量、比例极限和极限强度的值就越高。具有与加载速率无关的力学性能的材料称为弹性材料。在这些材料中,施加载荷时会产生应变。其他材料在施加载荷时表现出滞后响应。这种时间滞后被称为粘性反应。力学性能取决于加载速率并同时表现出弹性和粘性行为的材料称为粘弹性材料。这些材料具有弹性固体和粘性流体的特性。弹性固体的性质在前面已经详细讨论过了。在介绍粘弹性材料及其特性之前,下面的部分先回顾一下流体的行为和粘度。

1. 流体行为和粘度

除了许多固体牙科材料表现出一定的流体特性外,许多牙科材料,如印模材料,在形成时都处于流体状态。因此,流体(粘性)现象很重要。粘度(η)是流体的流动阻力,等于剪切应力除以剪切应变率,即 $\eta = \frac{\tau \mathrm{d}\varepsilon}{\mathrm{d}t}$。当水泥或印模材料凝固时,粘度增加,使其粘性降低,更像固体。粘度的单位是泊松(p)(1 p = 0.1 Pa·s = 0.1 N·s/m^2),但报道数据时通常用厘泊(cp)(100 cp = 1 p)。重新排列粘度方程,我们可以看到,流体行为可以用应力和应变来描述,就像弹性固体一样,$\tau = \frac{\eta \mathrm{d}\varepsilon}{\mathrm{d}t}$。在弹性固体的情况下,应力($\sigma$)与应变($\varepsilon$)成正比,比例常数是弹性模量($E$)。上述方程表明粘性流体也有类似的情况,其中应力(剪切)与应变率成正比,比例常数为粘度。

因此,应力是与时间相关的,因为它是应变率或加载速率的函数。为了更好地理解应变率相关的概念,需要考虑两种极限的情况:快速变形和缓慢变形。拉动速度极快的材料(DT→0)会产生无限大的高应力,而拉动无限慢的材料产生的应力为零。这个概念对于理解应力松弛和延迟胶凝现象非常重要，将在本章后面讨论。通过研究简单的力学模型可以了解弹性固体和粘性流体的行为。弹性固体可以看作弹簧。当弹簧被力 F 拉伸时，它伸长的距离为 x。所施加的力和由此产生的伸长量成正比，比例常数是弹簧常数 k。

因此，根据胡克定律：$F = kx$。请注意，这个关系等同于应力-应变曲线公式：$\sigma = E\varepsilon$。还应注意的是，弹性元件的模型不涉及时间。弹簧在拉伸瞬间起作用。换句话说，弹性固体与加载速率无关。粘性流体可以看作是一个仪表盘，或者是通过粘性流体运动的活塞。当拉动充满流体的圆柱体时，应变率（$d\varepsilon/dt$）与应力（τ）成正比，比例常数是流体的粘度（π）。虽然流体的粘度与剪切速率成正比，但不同的流体其比例是不同的。流体可分为牛顿流体、假塑性流体或膨胀剂，这取决于它们的粘度随剪切速率的变化，有些牙科粘固剂和印模材料是牛顿流体。假塑性流体的粘度随剪切速率的增加而降低。单相弹性印模材料是假塑性的。当在溅射过程中受到低剪切速率时，或者当印模材料被装入托盘以准备将其放入口腔中时，这些印模材料具有高粘度并且保持在适当的位置而不流动。然而，这些材料也可以用于注射器，因为在它们通过注射器尖端时会遇到较高的剪切速率，使粘度降低 90%。这种特性有时被称为触变性，尽管这个术语实际上描述的是一种材料的粘度随时间的变化。以西红柿为原料的食品调味汁也是假塑性的，这使得从瓶子里取出原料很困难。摇晃瓶子或拍打瓶子的侧面会增加它的剪切速率，降低它的粘度，并改善它的可冲性。膨胀剂流体的粘度随剪切速率的增加而增加。牙科扩张剂的例子有液体义齿基托树脂。

2. 粘弹性材料

对于粘弹性材料，应变率可以改变其应力-应变特性。例如，当加载速度从 2.5 cm/min 增加到 25 cm/min 时，藻酸盐印模材料的撕裂强度大约增加 4 倍。因此，应迅速去除口腔中的藻酸盐印迹，以提高其抗撕裂能力。另一个应变率依赖性的例子是牙科银汞合金的弹性模量，在慢加载速率下为 21 GPa，在高加载速率下为 62 GPa。因此，根据加载速率的不同，粘弹性材料的力学性能可能会有很大的不同，对于这些材料，使用实验结果指定加载速率尤为重要。具有依赖于应变率的特性的材料通过将应力或应变作为时间的函数来更好地表征。

粘弹性材料的两个重要特性是应力松弛和蠕变。应力松弛是材料在恒定应变下应力的降低，而蠕变是材料在恒定应力下应变的增加。作为应力松弛的一个例子，考虑恒定变形下的载荷-时间曲线在正畸弹性带评估中的重要性。通过低铜汞齐和高铜汞齐的蠕变曲线比较,对于给定的载荷,在给定的时间,低铜汞齐具有更大的应变。这一点的含义和临床意义在于,低铜汞合金的蠕变更大,使其更容易发生应变积累和断裂,也更容易出现边缘破裂,这可能会导致二次腐蚀。低铜汞齐的高蠕变行为是其受欢迎程度下降的原因之一。

3. 蠕变柔量

通过蠕变曲线可以深入了解粘弹性材料的相对弹性、粘性和非弹性响应;这样的曲线可以根据相关材料的分子结构来解释,这些材料的结构具有弹性、粘性和非弹性元件的功能。蠕变恢复曲线是从卸载过程收集的数据中产生的。在这样的曲线上,负载去除后,应变瞬间下降,较慢的应变衰减到某个可能为非零的稳态应变值。应变的瞬时下降代表弹性应变的恢复。较慢的恢复代表非弹性应变,其余的永久应变代表粘性应变。采用不同的载荷可以确定一组蠕变曲线族。采用这些数据的一种更有用的方式是计算蠕变柔量。蠕变柔量(J_t)定义为给定时刻的应变除以应力。一旦得到蠕变曲线,就可以计算出相应的蠕变柔度曲线。蠕变柔度曲线由以下方程表征:

$$J_t = J_0 + J_r + t/\eta$$

式中,J_0 表示瞬时弹性柔量,J_r 表示延迟弹性(非弹性)柔量,t/η 表示粘性 η 在时间 t 的粘性响应。与 J_0 和 J_r 相关的应变在卸载后是完全可恢复的;但是,与 J_r 相关的应变不会立即恢复,而是需要一定的有限时间。与 t/η 相关的应变不能恢复,代表永久变形。如果根据在不同载荷下测得的一系列蠕变曲线计算出单一的蠕变柔度曲线,则称该材料为线性粘弹性。在这种情况下,粘弹性性质可以用一条曲线简明地描述。

因此,蠕变柔度曲线允许估计材料的弹性、非弹性和粘性行为的相对量。J_0 表示变形后的弹性和初始恢复,J_r 表示可预期的延迟恢复量,t/η 表示预期的永久变形量。

2.1.3 动态力学特性

虽然静态特性通常与材料在动态条件下的功能有关,但使用静态特性来估计承受动态载荷的材料的特性是有局限性的。静态测试是指在低加载速率下连续施加力,而动态测试是指循环加载或高速率加载(冲击)。动态方法,包括用于确定动态模量的强迫振荡技术和用于冲击测试的扭转摆,已被用于研究粘弹性材料,如牙科聚合物。超声技术已被用来测定粘弹性材料(如牙本质)的弹性常数。冲击实验主要应用于脆性牙科材料。

　　动态模量(ED)是指在给定频率和应力-应变曲线上的特定点发生小的循环变形时的应力与应变之比。在动态振动仪中测量时,动态模量的计算公式为

$$ED = mqp^2$$

式中,m 表示加载元件的质量,q 表示高度除以圆柱形试件面积的两倍,p 表示振动的角频率。一般情况下,动态测试计算的弹性模量高于静力测试计算的弹性模量。对于承受振荡应变的理想弹性材料,其合成应力的正弦波与应变波完全匹配,那么就可以说应力和应变是"同相的",或者不会对环境造成能量损失,因为所有的能量都用于提供变形。对于牛顿流体(理想液体),应变响应在时间上滞后,相位滞后等于任意给定周期内应力和应变波之间的最大可能角度($\delta = 90°$)。如前所述,从应力-应变曲线可以计算出复模量(E^*)。因此,复模量是应力振幅与应变振幅的比值,表示材料的刚度。大多数承受振荡应变的真实材料的行为介于理想弹性材料和理想塑性材料之间,在这种情况下,通过将复模量(E^*)分解为"同相"弹性成分(称为储能模量或 E')和"不同相"粘性成分(称为损耗模量或 E),就有可能深入了解弹性和粘性成分。

　　结合动模量,可以确定内耗和动回弹值。例如,弹性体的循环拉伸或压缩会导致不可逆转的能量损失,表现为热。弹性体的内耗可与液体的粘度相媲美。内耗的值是计算动态弹性所必需的,它是能量损失与能量消耗的比率。一般情况下,随着温度的升高,动态模量减小,动态回弹增大。作为一个具体的例子,用于运动型口腔保护器的聚合物的动态弹性是该材料从打击中吸收能量从而保护口腔结构的能力的量度。

2.1.4　表面力学特性

　　到目前为止,我们已经介绍和讨论了材料的体积特性的机械性能。在本节内容中,我们将介绍更多与材料表面状况有关的机械特性,并且总结硬度、摩擦和磨损的概念。

1. 硬度

　　硬度可以广义地定义为对永久性表面压痕或渗透的抵抗力。很难给硬度下一个更严格的定义,因为在微观层面上,任何测试方法都会涉及测试材料中复杂的表

面形貌和应力,因此在任何一次硬度测试中都会涉及各种质量。尽管存在这种情况,硬物质和软物质最常见的概念是它们对压痕的相对抵抗力。因此,硬度是衡量抗塑性变形能力的指标,并以单位压痕面积上的力来衡量。

根据硬度的定义,研究者很清楚为什么这一特性对牙科如此重要。硬度影响对象的切割、精加工和抛光的难易程度以及其在使用中的耐刮擦性。修整或抛光结构对于美观非常重要,如前所述,划痕可能会降低疲劳强度并导致过早损坏。

一些最常用的测试修复材料硬度的方法有布林内尔、诺普、维斯、洛韦尔、巴科尔和肖尔 A 型硬度测试。这些实验中的每一种材料硬度测试在使用的压头和硬度的计算上都略有不同。每种方法都有一定的优点和缺点,但是,每种方法都有一个共同的特点,即每种方法都依赖于一些小的、对称形状的压头对被测材料表面的渗透。硬度测试的选择取决于感兴趣的材料、期望的硬度范围和期望的本地化程度。

2. 摩擦

摩擦力是指两个互相接触的物体,当有相对运动或有相对运动趋势时,在接触面上产生的阻碍运动的作用力。一种阻止运动的制动力是(静态)摩擦力,它是由两个物体表面紧密接触的分子粘合而成的。摩擦力 F_s 与表面之间的法向力(F_n)和(静态)摩擦系数(μ_s)成正比:$F_s = \mu_s F_n$。摩擦系数在 $0 \sim 1$ 范围内变化,是接触中的两种材料,其组成、表面光洁度和润滑的函数。接触的相似材料具有较大的摩擦系数,如果界面处存在润滑介质,则摩擦系数减小。当施加的力大于 F_s 时,运动是可能的。一旦发生运动,分子键就会形成和断裂,微观碎片就会从表面脱落。在运动中,产生滑动或动摩擦力,动摩擦力与运动相反:$f_k = k f_n$。因此,摩擦行为产生于由于微观粗糙度而具有较小实际接触面积的表面。这些小的表面积导致高接触应力,从而导致局部屈服或永久变形。结合部的抗剪切破坏能力决定了摩擦力的大小。当静摩擦被征服并发生相对运动时,就伴随着动摩擦磨损对界面的改性。

摩擦在牙科中的重要性的一个例子是正畸中使用的滑动力学的概念。当正畸钢丝滑过托架时,需要已知和控制的摩擦力。不同材料的组合产生不同的摩擦力。当不同的修复体材料在口腔中相互接触和滑动时,例如下颌前伸或工作时,摩擦力也是一个重要的考虑因素。

3. 磨损

磨损是由于两种或两种以上材料接触而移除和重新定位材料而造成的材料损

失。当两种固体材料接触时,它们只接触到最突出的粗糙处的尖端。磨损通常是不可取的,但在精加工和抛光过程中的受控条件下,受控磨损可能非常有用。有几个因素使生物材料的磨损独一无二。磨损过程还会在物体中产生形状变化,从而影响功能。例如,牙齿和修复体材料的磨损特征是材料的原始解剖形式丢失。磨损可能是机械、生理或病理条件造成的。正常咀嚼可能会导致牙齿结构或材料的磨损。磨牙症是一种病理磨损形式,咬合和磨牙会导致咬合和切牙磨损。刷牙时过度使用研磨的牙膏和坚硬的牙刷刷毛,就会发生磨粒磨损。

磨损是多种材料和环境因素的函数,包括磨损表面的特性(即不均匀性、晶体取向、相和夹杂物存在);微观接触;滑动表面之间的相互作用(即接触点处的应力、温度和流动升高,导致局部屈服、熔化和硬化);润滑;以及不同的材料组合。一般来说,磨损是相反的材料和它们之间的界面的函数。润滑膜的存在,如唾液,在相对运动过程中将表面分开,并减少摩擦力和磨损。

一般来说,有四种类型的磨损:① 粘着磨损,其特征是微连接的形成和破坏。微区域从一个对象拉出并转移到另一个对象上。② 磨料磨损,是指较硬的材料切割或犁入较软的材料。磨料磨损可以有两种类型:两体磨料磨损和三体磨料磨损。如果表面光滑而坚硬,并且第三方颗粒远离表面,则可以最大限度地减少这种类型的磨损。③ 腐蚀磨损,是物理去除保护层之后的次要磨损,因此与磨损表面的化学活性有关。表面的滑动作用加速了腐蚀。④ 表面疲劳磨损,在表面疲劳磨损中,接触面积较小的粗糙或自由颗粒会导致较高的局部应力,并产生表面或亚表面裂纹。颗粒在循环载荷和滑动的作用下断裂。一般来说,金属易粘着、腐蚀和三体磨损,而聚合物易磨损和疲劳。

2.1.5　胶体状态

胶体这个词是用来描述物质的一种状态,而不是一种物质。胶体材料的主要特点是其高度的微分割性。这些细小颗粒还具有某些物理性质,如控制胶体特性的电荷和表面能。仅凭颗粒大小不足以定义胶体。

当物质由两个或两个以上相组成,其中至少一个相的单元尺寸略大于简单分子尺寸时,物质称为胶体。虽然尺寸的范围有点随意,但通常认为最大尺寸为500 nm。因此,胶体体系可以是精细分散体、凝胶、薄膜、乳液或泡沫。换句话说,胶体状态代表一个相的细小颗粒在另一个相中高度分散的体系,分散相的典型特性是巨大的表面积。无论是考虑乳化液中油滴的分散相,还是考虑悬浮在液体中的细碎固体,都是如此。表面积的增加相应地引起了表面能和表面反应的增加。不仅表面能很重要,而且两相之间的界面也赋予系统重要的特性。

除了气体在气体中的分散(这是一种真正的溶液)之外,物质的三种形式——气体、液体和固体——中的每一种都可以作为胶体粒子分散在另一种物质中,也可以分散在物质本身中。分散相可以是气体、液体或固体的形式,也可以在各种条件下存在。这些分散相的一些例子包括:① 胶体二氧化硅作为树脂复合材料中的填料;② 水中的胶体二氧化硅与高强度牙石混合以提高耐磨性;③ 在蒸汽灭菌过程中用于防止牙科器械生锈的水中的油滴;④ 用于弹性印模材料中的填料以控制诸如粘度之类的特性;⑤ 洗涤剂分子在水中聚集,作为蜡模的润湿剂。

掌握溶胶和凝胶之间的区别很重要,因为在牙科应用中,每种溶胶都有几种。溶胶类似于溶液,它是由分散在液体中的胶体颗粒组成的。当溶胶被冷却或通过添加合适的化学物质而发生反应时,它可能会转变为凝胶。在凝胶形式中,体系呈现半固体或胶状性质。

溶胶或凝胶的液相通常是水,但也可能是一些有机液体,如酒精。以水为一组分的体系称为水溶胶或水凝胶。还有一个更一般的术语可能是水胶体,在牙科中经常用来描述用作弹性印模材料的藻酸盐凝胶。描述将有机液体作为一个组分的体系的一般术语是有机溶胶或有机凝胶。

凝胶具有一个由固体胶体颗粒缠绕而成的骨架,其中的液体被困在空隙中,并被毛细管所容纳。这种凝胶具有一定程度的刚性,这取决于存在的结构固体的程度。藻酸盐水胶体印模材料就是一个例子。与水形成的凝胶具有亲水性的特性,如果把它们浸入水中,往往会吸收大量的水。吞噬伴随着肿胀和身体尺寸的改变。在干燥的空气中,凝胶会将水分流失到大气中,并伴随着收缩。这种变化很容易在藻酸盐凝胶中观察到。

2.1.6 膜扩散与渗透压

渗透压是液体或溶剂通过膜扩散产生的压力。溶剂从稀溶液通过分隔两种溶液的膜进入浓度更高的溶液。溶剂中溶解物质的存在降低了溶剂分子的逃逸倾向,浓度越大,逃逸倾向越低。因此,溶剂会扩散或通过膜到达浓度更高的区域,从而稀释溶液的浓度。渗透压是一个用来解释牙本质过敏症的概念。龋齿暴露的牙本质与唾液或浓缩液接触后压力的变化会导致整个结构的扩散,从而增加或降低感官系统的压力。正如通过膜的扩散很重要一样,从一种给定浓度的物质扩散到另一种浓度的物质也很重要,这在牙科的许多材料中都很重要。盐和染料通过牙本质扩散,污渍和变色剂在聚合物修复材料中扩散,盐和酸在一些空洞衬里中的扩散都是潜在的问题。

2.1.7　吸收和吸附

在吸附过程中,液体或气体通过分子的吸附牢固地附着在固体或液体的表面,从而降低了它们的表面自由能。在物理意义上,如果这两种物质是相似的,例如,两块固态的同一金属紧密地压在一起,那么就说是粘合的。当一种不同的物质,如气体或液体,与固体表面密切接触时,我们就说它附着在固体表面上。吸附或黏附到物质表面的过程在润湿过程中很重要,在润湿过程中,物质被诸如液体之类的异物覆盖或润湿。

例如,唾液是否会湿润或黏附在牙齿的釉质表面取决于表面吸附的倾向。表面容易被水润湿的物质,如玻璃、瓷器或牙釉质,被认为在其表面吸附了一层水分子。当对潮湿的人牙釉质表面干燥时,首先蒸发的水是散装水,剩下的是物理吸附和化学吸附的水。去除物理吸附的水需要相当大的热量,去除化学吸附的水甚至需要更高的温度。因此,任何试图将修复材料粘接到牙釉质上的尝试都必须考虑到黏附力是吸附在水上的,而不是羟基磷灰石。金属等高能表面比蜡等低能表面更容易吸附分子;氧化物具有中等表面能。吸附过程与吸收过程略有不同。在吸附过程中,被吸附的物质通过扩散过程扩散到固体材料中,这个过程以分子在表面的浓度为特征。在已知既有吸附又有吸收的情况下,不清楚哪一种过程占主导地位,整个过程称为吸附。在测量牙科树脂的水分含量时,这一过程被描述为树脂吸附水分的过程。在各种修复牙科材料的使用中,可以找到许多这些过程的例子。藻酸盐印模材料的吸水过程对其稳定性尤为重要。当吸收到物质中的液体的量相对较大时,很可能会伴随着吸收剂的膨胀。

在液体和气体的分界处,即液体表面及两种不能混合的液体之间的界面处,由于分子之间的吸引力产生了极其微小的拉力。假想在表面处存在一个薄膜层,它承受着此表面的拉伸力,液体的这一拉力称为表面张力。表面张力是用液体表面每厘米的力(达因)来测量的。对于 20 ℃ 的水,表面张力为 72.8 达因/厘米。在相同温度下,苯为 29 达因/厘米;酒精为 22 达因/厘米;乙醚为 17 达因/厘米。相比之下,汞在 20 ℃ 时的表面张力为 465 达因/厘米。这些物质的表面张力受温度和纯度等因素的影响。一般来说,随着温度的升高,所有液体的表面张力都会降低。

例如,水的表面张力在 0 ℃时为 76 达因/厘米,25 ℃时为 72 达因/厘米,50 ℃时为 68 达因/厘米,100 ℃时为 59 达因/厘米。

液体的表面张力也因杂质的存在而降低,其中有些杂质非常有效。洗涤剂,如十二烷基硫酸钠,或肥皂成分,包括硬脂酸钠或油酸钠,它们具有附着在亲水基团(如—COONa)上的长烃链,在降低水的表面张力方面特别有效。

这些表面活性剂通过集中在液-气界面或其他界面或表面来影响表面张力。由于这些分子在水-空气表面占据了位置,它们取代了表面水分子,从而降低了水分子在表面上的粘接力,因为水与表面活性剂的粘接力小于水与水之间的粘接力。

增加固体与液体的润湿性从而降低表面张力在许多牙科中是重要的应用。液体的润湿能力是用它在固体表面上扩散的趋势来表示的。当用石膏或石头浇铸疏水性聚合物印模材料时,石膏会湿润印模,以重现印模中记录的细节。疏水性印模不能被石膏很好地润湿,因此在印模上喷上少量的某种润湿剂的稀溶液(如0.01%的气溶胶),以帮助石膏的扩散。如果没有足够的润湿,石膏将不会流过印模表面,也不能复制出精细的细节。

通过测量液体和固体表面之间的接触角,可以了解液体在固体表面上的扩散或润湿表面的趋势。接触角是表面能和界面能平衡的结果,不同液滴在平面玻璃表面上的接触角相差巨大。润湿表面的趋势越大,接触角越低,直到完全润湿接触角等于零。① 水和唾液在牙科材料中的接触角:接触角的测定在许多临床相关的情况下是非常重要的。例如,水和唾液在全口义齿塑料上的接触角关系到义齿的固位。② 在铸造、焊接和汞合过程中金属之间的接触角:与其他液体相比,金属的表面张力相对较高,这是因为液态金属原子在液气表面的粘接力比水大。除水银外,大多数金属的表面张力在室温下是无法测量的,因为它们的熔点很高。接触角决定了铸造过程中熔浆或合金在熔模材料表面扩散的容易程度,并决定了最终修复过程中的精度和细节再现。这同样适用于熔化或焊接过程中的熔剂在热金属上的扩散。如果焊料的接触角太大,就不会渗透到要连接的结构的细部。

2.1.8 黏附

1. 表面特征和黏附的关系

固体或液体表面的原子或分子与固体或液体中的原子或分子有很大的不同,

相邻的原子可能呈各向异性排列。此外,一些原子或分子可能会积聚在表面,从而导致不寻常的物理和化学性质。由于没有邻近原子,这些固体表面的原子比块状原子具有更高的能量,因此很容易吸附周围的原子或分子。要获得清洁的固体表面(单层吸附量小于1%),需要 10^{-9} 托或 1.33×10^{-7} Pa 的真空度来保持表面清洁约 1 h。在大约 3×10^{-6} 托的真空度下,新清洁的表面将在几秒钟内涂上周围的原子或分子。因此,所有牙科材料和牙科表面都会覆盖一层周围的原子或分子,因此粘接剂会粘合到这些吸附的单分子层上。

原子或分子在基底上的吸附所涉及的能量可以是化学反应或化学吸附的水平,也可以是范德华反应或物理吸附的水平。前者是不可逆转的,而后者是可逆的。因此,表面化学中的一个重要概念是,材料的极其重要的性质可能更多地与表面层的化学及其组成有关,而不是与整体性质有关。这些表面效应控制着表面的黏附和摩擦的机械特性、感知颜色和纹理的光学表面现象、组织对材料的反应、细胞与材料的附着、表面的润湿性和毛细作用、固体的成核和生长,以及生物材料中许多其他重要的领域。表面化学的牙科应用可以从金属合金中选择的元素中看出。主要用于正畸的不锈钢含铁量为72%～74%,其在口腔中具有可耐蚀性,这是因为18%的铬含量会在表面形成一层附着的氧化层。由于表面有钛、铟和锡的氧化物,钛及其合金,以及含有少量铟和锡的贵金属合金,具有良好的生物相容性。

2. 穿透系数

液体穿透缝隙的速率是毛细现象的一个重要方面。一个例子是密封剂渗透到缝隙中,以及通过蚀刻珐琅表面而形成的细微空间。影响渗透速率的液体性质可能与渗透系数(PC)有关,

$$PC = \gamma \cos \theta / 2\eta$$

式中,γ 表示表面张力,η 表示粘度,θ 表示密封剂在牙釉质上的接触角。已证明密封剂的渗透系数在0.6～12 cm/s 范围变化,只要渗透系数不少于 1.3 cm/s,只要裂缝中没有气泡,就几乎可以完全填充咬合狭缝。同样的分析也适用于密封剂渗透到牙釉质的蚀刻表面以形成标签。

2.2　材料的光学性质

2.2.1　颜色

对颜色的感知是对身体刺激的生理反应的结果。感觉是一种主观体验,而产生感觉的物理刺激光束是完全客观的。感知到的颜色响应是由反射或透射的白光光束或该光束的一部分产生的。根据格拉斯曼定律之一,眼睛只能在三个颜色参数上区分不同之处。这些参数是主导波长、光反射率和激发纯度。颜色的主要波长(λ)是单色光的波长,当它与非彩色(灰色)按适当比例混合时,将与所感知的颜色相匹配。波长短(400 nm)的光是紫色,波长长(700 nm)的光是红色。在这两个波长之间的是对应于蓝、绿、黄和橙色光的波长。颜色感知的这种属性也称为色调。

在所有可见的颜色和阴影中,只有三种原色:红色、绿色和蓝色(或紫色)。任何其他颜色都可以通过这些颜色的适当组合来产生。例如,黄灯是绿灯和红灯的混合。颜色的发光反射率将对象分类为等同于一系列消色灰度级对象的成员,对于光漫射对象从黑色到白色,对于透射对象从黑色到完全透明和无色。黑色标准指定的发光反射率为0%,而白色标准指定的亮度反射率为100%。颜色感知的这种属性被描述为颜色测量的一个视觉系统中的值。颜色的激发纯度或饱和度描述了它与最相似的消色色觉的不同程度。代表激发纯度的数字范围为0~1。颜色感知的这一属性也称为色度。

2.2.2　表面光洁度和厚度

当白光照射到固体上时,部分光直接从表面反射并保持白光。该光与从材质主体反射的光混合,并稀释颜色。因此,极其粗糙的表面看起来比相同材质的光滑表面颜色要浅。这个问题与未抛光或磨损的玻璃离子和树脂复合修复体有关。例如,当复合材料的树脂基质磨损时,修复效果会显得更浅、色度更低(灰色)。修复体的厚度会影响其外观。例如,随着白色背景下复合修复体厚度的增加,亮度和激发纯度会降低,这表现为不透明度随着厚度的增加而增加。

1. 天然颜色

在修复过程中,有时会通过在非金属材料(如树脂复合材料、假牙丙烯酸树脂、硅胶颌面材料和牙科陶瓷)中加入有色颜料来产生美学效果。所感知的颜色是颜料吸收特定波长的光和反射其他波长的光的结果。硫化汞或朱砂是红色的,因为它吸收除红色以外的所有颜色,并反射红色。因此,颜料的混合涉及减色的过程。例如,绿色可以通过吸收蓝色和紫色的硫化镉等颜料与吸收红色、橙色和黄色的蓝宝石混合而得到。从这种颜料混合物中反射出来的唯一颜色是绿色,也就是观察到的颜色。无机颜料通常比有机染料更受欢迎,因为无机颜料的色泽更持久。当有色修复体有恰当的半透明度时,修复材料可以与周围的牙齿结构或软组织相匹配。为了与牙齿组织相匹配,在白色基材中混合了各种深浅不一的黄色和灰色,偶尔还会添加一些蓝色或绿色的颜料。为了搭配粉红色的牙龈组织,使用了各种红色和白色的混合物,偶尔还会加入少量的蓝色、棕色和黑色。牙龈组织的颜色和半透明程度因患者而异,也因口腔的不同而不同。

2. 条件变色(位变异构)

同色异谱是指在特定光源下具有相同刺激值但具有不同光谱能量分布的颜色刺激。两个这样的光谱反射曲线是复杂的,可能有三个或更多的交叉点。在一些灯光下,配对看起来是匹配的,但在其他灯光下,它们又会有所不同。在牙科修复体配色时,光线的质量和强度是必须控制的因素。由于白炽灯、荧光灯和太阳的光谱不同,修复材料和牙齿结构在一种照明条件下的颜色匹配而在另一种照明条件下可能不匹配。只要有可能,色调匹配应该在患者大部分活动都会发生的情况下进行。

3. 荧光性

荧光灯是当一束光照射到一种材料上时发出的光能。发射光的波长通常比激发辐射的波长长。通常,蓝色或紫外光会产生可见光范围内的荧光。大多数荧光物质发出的光呈单一、宽广、形状良好的曲线,其宽度和峰值取决于荧光物质。健康的人类牙齿在紫外线(365 nm)的激发下会发出荧光,荧光是多色的,在光谱的蓝色区域(450 nm)强度最大。一些前牙修复材料和陶瓷类口腔材料是用荧光剂配制的,以再现牙齿结构的自然外观。

2.2.3 透光性

物体的颜色不仅受到颜料或着色剂的强度和阴影的影响,而且还受到物体的半透明或不透明度的影响。硬组织和软组织的不透明程度不同,但大多数都表现出一定程度的半透明。牙釉质和周围的牙龈组织尤其如此。不透明度是阻止光线通过材质的一种属性。当来自白光源(如太阳光)的光谱的所有颜色都从与接收到的强度相同的对象反射时,该对象显示为白色。当所有光谱颜色被相等地吸收时,对象显示为黑色。不透明材质可能会吸收部分光线并反射其余光线。例如,如果红色、橙色、黄色、蓝色和紫色被吸收,则该材质在反射的白光中显示为绿色。

半透明是物质的一种属性,它允许光线通过,但会分散光线,因此无法透过材质看到对象。牙科中使用的一些半透明材料有陶瓷、树脂复合材料和丙烯酸。透明材料允许光线通过,因此几乎不会发生扭曲,通过它们可以清楚地看到物体。透明物质,如玻璃,如果吸收某些波长而透射其他波长,可能会变色。例如,如果一块玻璃吸收了除红色以外的所有波长,那么透射光就会显示为红色;如果一束不含红色波长的光束照射在该玻璃上,它会显得不透明,因为剩余波长的光会被吸收。

乳白色材料,如牙釉质,能够散射较短波长的光。在透射光下,它们看起来是棕色/黄色的,而在反射光下,蓝色的阴影是可察觉的。为了能制作出真正模仿牙齿自然外观的高度美观的修复体,应该使用具有乳白色特性的材料。这就普及了瓷贴面材料和直接修复复合材料的使用。

2.2.4 折射率

任何物质的折射率(N)都是光在真空(或空气)中的速度与其在该介质中的速度之比。光在空气中的传播速度是 30 万 km/s,当光进入介质时,它的速度会降低,并可能改变方向。例如,当一束光在空气中以倾斜的角度照射水面时,光线会向法线弯曲。法线是在光线接触水面的点处绘制的一条垂直于水面的线。如果光线在水中传播,并以倾斜的角度接触水-空气表面,光束就会弯曲或折射,偏离法线。折射率是物质的特征属性,广泛用于鉴定。折射率最重要的应用之一是控制树脂复合材料和牙科陶瓷等材料中分散相和基质相的折射率,这些材料被设计成具有牙齿组织的半透明外观。折射率的完美匹配会产生透明的固体,而较大的差异会产生不透明的材质。

2.3　材料的热性能

2.3.1　温度

物质的温度可以用温度计或热电耦测量。温度评估在牙科中的一个重要应用是测量树脂复合材料在空洞准备或光活化过程中的热量。材料中原子和分子的排列受到温度的影响,因此,热技术对于理解牙科材料的特性非常重要。

2.3.2　熔化热

熔化热(L)是在熔化温度下将 1 g 物质从固态转化为液态所需的热量,即卡路里(cal)或焦耳(J)。熔化热的计算公式如下:

$$L = \frac{q}{m}$$

式中,q 表示吸收的总热量,m 表示熔化物质的质量。

因此,在实际应用中,很明显,熔化的材料质量越大,将其转变为液体所需的热量就越大。熔化热与物质的熔点或冰点密切相关,因为当状态发生变化时,总是需要对物质施加额外的热量以引起液化,只要物质仍处于熔融状态,熔化热就会被液体保留。当物质被冻结或凝固时,保留在液体状态的热量就会释放出来。保持能量大小的差异是必要的动态分子运动,这是液体状态的特征。

金和用于牙科合金的金属(银和铜)的熔化热值低于许多其他金属和化合物的熔化热值。黄金及其合金的比热也是如此。

2.3.3　导热系数

当温差为 1 ℃时,物质的导热系数 K 在数值上是以卡路里或焦耳为单位的每秒通过 1 cm 厚、横截面为 1 cm 的物体的热量。单位是 cal/(s・cm)(℃/cm)。一种材料的电导率随着周围温度的变化而略有变化,但通常情况下,温度变化引起的差异比不同类型材料之间的差异要小得多。

导热系数在牙科材料中有几个重要的应用。例如，当冷热食物引起温度变化时，靠近牙髓的大型汞合金充填物或金冠可能会给患者带来相当大的不适；当保留足够的牙齿组织或在牙齿和充填物之间放置窝洞衬垫以进行绝缘时，这种影响会得到缓解。窝洞衬垫是相对较差的导热材料，并将牙髓暴露区域隔绝。对各种修复材料的导电性有更好的了解，才能为牙髓组织开发出与天然牙齿相当的适当绝缘度。非金属材料的导热系数比金属低，因此是很好的绝缘体。牙科粘固剂的导热性能与牙本质和牙釉质相似。请注意，衬里或衬底的导热系数对于减少牙髓的热传递非常重要，绝缘体两端的温差取决于加热或冷却时间的长短和温差的大小。

2.3.4 比热

物质的比热(C_p)是将 1 g 物质的温度升高 1 ℃所需的热量，通常选择水作为标准物质，1 g 作为标准质量。将 1 g 水的温度从 15 ℃升高到 16 ℃所需的热量为 1 cal，这是定义热量单位的基础。显然，将一种物质的温度升高 1 ℃所需的总热量取决于总质量和比热。例如，100 g 的水比 50 g 的水需要更多的热量才能使温度升高 1 ℃。同样，由于水和酒精的比热不同，100 g 的水比 100 g 的酒精需要更多的热量来提高同样的温度。一般说来，液体的比热高于固体的比热。有些金属的比热值不到水的 10%。在熔炼和铸造过程中，金属或合金的比热很重要，因为要将温度提高到熔点，必须依其质量施加总热量。幸运的是，黄金和黄金合金中使用的金属的比热很低，所以没有必要延长加热时间。牙釉质和牙本质的比热都高于用于填充物的金属。

2.3.5 热扩散率(系数)

热扩散率 Δ 即热扩散率系数，是瞬态热流的量度，定义为导热系数 K 除以比热 C_p 与密度 ρ 的乘积：

$$\Delta = \frac{K}{C_p\rho}$$

热扩散率的单位是 mm/s。热扩散率描述的是温度不均匀的物体接近平衡的速率。对于金冠或银汞合金，低比热加上高导热比正常牙齿结构更容易产生热冲击。控制衬里效率(Z)的参数与厚度(T)和热扩散率(Δ)的关系如下：

$$Z = \frac{T}{\Delta}$$

1℃的热膨胀系数对于1℃的温度变化,材料每单位长度($l_{最终} - l_{初始}$)的变化称为线性热膨胀系数 α。聚合物的热膨胀系数随着聚合物从玻璃态转变为较软的橡胶材料而变化。该系数的变化对应于玻璃化转变温度(T_g)。

线膨胀和体膨胀在修复材料和工艺中都很重要。随着温度的降低或冷却,物质会收缩,这相当于加热产生的膨胀。因此,口腔中的牙齿结构和修复材料在热的食物和饮料加热时会膨张,但在接触冷的物质时会收缩。这种膨胀和收缩可能会破坏牙齿填充物的边缘密封,特别是当牙齿的膨胀系数和修复材料之间的差异很大的时候。蜡模的高膨胀系数是制作适配修复体的重要因素。冷却引起的体积变化是金合金铸件在凝固过程中经常出现缩孔或表面裂纹的原因。如果要生产出准确的黄金铸件,必须对黄金合金冷却过程中产生的收缩进行补偿。在类似的温度变化下,丙烯酸树脂和汞合金等材料的膨胀程度大于牙齿组织,而陶瓷的膨胀程度则较小。与其他材料相比,镶嵌蜡模的系数非常高。

在铸造包埋件中特别重要的是三种晶型二氧化硅的热膨胀特性。作为在金属铸造之前加热的牙科包埋物的主要成分,在不同温度下的膨胀量是关键的。在结晶形式中,方石英在最低温度下表现出最大的膨胀,石英需要更高的温度才能产生与方石英相同的膨胀量。长期以来,熔融二氧化硅一直被认为具有极低的热膨胀。

2.4　材料的电化学特性

2.4.1　电导率和电阻率

材料传导电流的能力可以表示为比电导或导电性,反之亦然,可以表示为比电阻或电阻率。电阻率是更常见的术语。等截面均匀导体在恒温下的电阻与试件的长度成正比,与试件的截面积成反比,其关系式为

$$R = \frac{\rho L}{A}$$

式中,R 表示以欧姆为单位的电阻,ρ 表示电阻率,L 表示长度,A 表示截面。电阻率取决于材料的性质。如果采用边缘长度为 1 cm 的单位立方体,则 L 和 A 等于 1,并且在这种情况下 $R = \rho$。电阻率的单位为 $\Omega \cdot cm$,其中 R 的单位为 Ω,L 的单位为 cm,A 的单位为 cm^2。

　　人们利用电阻的变化已研究了各种合金在热处理后内部结构的变化。用电导法对金-铜合金体系的早期研究发现,金铜合金的内部晶体结构发生了变化,电导率也随之发生了变化。这些电导率研究与其他性能的相关变化建立了牙科金合金热处理相关结构变化的基础。电阻率在研究外加电刺激引起的痛觉阈值和离子运动引起的牙齿内液体置换时非常重要。已观察到正常牙齿和龋齿的电阻不同,龋齿组织提供的电阻较小。牙釉质的导电性相对较差,而牙本质的导电性稍好一些。

　　用于替代牙齿组织的材料的导电性在修复体牙科中备受关注。树脂基和其他非金属修复材料的隔热效果尚未确定。有几项研究测量了牙用粘固剂的电阻率。玻璃离子水门汀是导电性最强的水门汀,其价值与牙本质最相似。

2.4.2　介电常数

　　提供电绝缘的材料称为电介质。牙科粘固剂的介电常数通常随着材料的硬化而降低。这一下降反映了从相对离子性和极性的糊状物到不那么离子性和极性的糊状物的变化。水门汀的离子含量很高,与人的牙本质相比有更大的极性,且由于口腔中存在由金属修复体形成的电池产生的电流,电绝缘问题变得更加复杂。最近的研究表明,水门汀基底不能有效地将牙髓与口腔金属修复体中产生的电流隔绝。目前还不清楚有多少隔热是必要的,或者如何有效地将牙齿恢复到最初的平衡状态。

2.4.3　电动势

　　使用金属和合金进行牙科修复或使用易受腐蚀的仪器,需要对金属在电动势系列中的相对位置有一定的了解。电动系列是根据金属在溶液中氧化倾向递减的顺序列出的电极电位。这是比较金属在空气中氧化倾向的基础。具有较大负电极电位的金属比具有较高正电极电位的金属更不易变色。一般来说,该系列中高于铜的金属,如铝、锌和镍,相对容易氧化,而低于铜的金属,如银、铂和金,则具有抗氧化性。

2.4.4　流电性

　　口腔中金属修复体的存在可能会导致一种称为电偶(电耦)作用或电偶(电耦)

的现象。这是由相对或相邻牙齿中不同填充物之间的电位差异造成的。这些填充物与唾液或组织液等电解质一起组成一个电池。当两个相对的填充物相互接触时,电池短路,如果电流流过牙髓,患者会感到疼痛,更多的阳极修复可能会腐蚀。单个填充物加上唾液和组织液也可能构成液体连接型原电池。研究表明,当金属填充物接触时,会有相对较大的电流流过。如果填充物保持接触,电流就会迅速下降,这可能是电池极化的结果。然而,电压的大小并不是最重要的,因为患者对电流的敏感性对是否感觉到疼痛有更大的影响。虽然大多数患者感到疼痛的值在 $20 \sim 50\ \mu A$ 范围,但有些患者在 $10\ \mu A$ 时就会感觉到疼痛,而还有些人直到 $110\ \mu A$ 后才会感受到疼痛。一种可能的解释是一些患者受到电流作用的困扰,而另一些患者则不受其影响,尽管口腔中存在类似的情况。

两种金属修复体接触产生的电偶电流取决于它们的组成和表面积。不锈钢合金在接触银汞合金修复体时会产生比金或钴铬合金更高的电流密度。当阴极(如金合金)的尺寸相对于阳极(如汞齐)的尺寸增大时,电流密度可能会增大。同样,较大的阴极也会增强较小阳极的腐蚀。

2.4.5　电化学腐蚀

随着对金合金、银汞合金等多相体系的研究,修复材料的腐蚀和电化学行为受到了新的关注。牙科银汞合金试件在相间或 γ-2 相中出现点蚀。然而,其他研究表明,汞合金的电化学电位降低,在中性溶液中储存时具有较高的电势。在汞合金硬化过程中加入铜形成铜-锡化合物,提高了汞合金的耐氯化物和电偶腐蚀性能。有研究证实,AgSn 汞齐的阳极活性与 AgSn + AgCu 汞齐有很大不同。在实验条件下,AgSn + AgCu 汞齐保持钝化状态,而 AgSn 汞齐不保持钝化状态。在对外科不锈钢托槽和不锈钢正畸托槽的腐蚀进行的研究中发现,这些合金和其他合金的腐蚀会导致机械性能下降和腐蚀产物的形成,在某些情况下,腐蚀产物会积聚在人体器官中。同时,腐蚀会受到环境的影响,某些金属(如钴和铜)在含有血清白蛋白和纤维蛋白原蛋白的盐水中腐蚀得更快。

2.5　生物相容性

生物相容性的正式定义是材料在体内的特定应用中引起的适当生物反应的能

力。这一定义的中心思想是,一种单一的材料不可能在生物学上适配所有的应用环境。例如,一种材料可以铸造全冠但不可以作为种植体。这个定义也隐含了对材料生物性能的期望。在骨植入物中,人们期望材料能让骨与植入物融合。因此,对种植体来说,适当的生物学反应是骨结合;而在铸造全冠中,我们对材料的主要期望是其不会引起牙髓或牙周组织的炎症,但不期望骨结合。因此,一种材料是否具有生物相容性取决于该材料所需要的物理功能和生物反应。使用这个定义,对任何给定的材料有或没有生物相容性是没有意义的,所以在评估材料之前必须确定材料将如何使用。

在这方面,生物相容性就像颜色一样。颜色是一种材料与其环境(光)相互作用的特性,材料的颜色取决于光源和光的观察者。同样,生物相容性是一种材料与其环境相互作用的特性。如果宿主、材料的应用或材料本身发生变化,生物反应将发生变化(图2.1)。

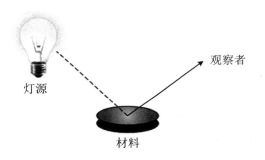

图 2.1　生物相容性

在开发任何生物材料时,都必须考虑材料的强度、美学和功能方面,以及其生物相容性。但是随着材料有望在人体中更长期地发挥更复杂的功能,对适当的生物反馈的需求在逐渐增加。因此,对生物相容性的考虑对制造商、从业人员、科学家和患者都很重要。生物相容性领域是跨学科的,吸收了材料科学、生物工程、生物化学、分子生物学、组织工程和其他领域的知识。

本章简要地概述了用于评估牙科材料生物相容性的测试,以及它们之间的相互关系,概述了测试方法的规范,并描述了测试方法的优缺点。本章的大部分内容是在这些原则的框架内讨论各种材料在牙科中使用的生物相容性。

2.5.1　生物相容性的测量

随着人们对牙体材料与口腔组织关系了解的增多以及检验技术的发展,生物相容性的测量也在不断进步。新材料在用于人体之前必须进行广泛筛选，以确保它们在生物学上是可接受的。有几种实验正是为了这一目的，包括体外实验、动物实验和使用实验。本小节讨论不同类型的实验和它们的优缺点，这些实验如何一起使用，以及这些实验如何根据口腔应用规范来限定材料的使用标准。

1. 体外实验

生物相容性的体外实验要求将一种材料或一种材料的一个组成部分与细胞、酶或其他独立的生物系统接触。这种接触可以是直接的，即物质与细胞系统无屏障地接触；也可以是间接的，即物质与细胞系统之间存在某种屏障。直接实验可以进一步细分为物质与细胞的物理接触实验和物质中的一些提取物与细胞系统的接触实验。体外实验大致可分为细胞毒性或细胞生长实验、某些代谢或其他细胞功能实验和对细胞遗传物质的影响实验（诱变实验）。这些测试所测量的东西多有重叠。与其他类型的生物相容性实验相比，体外实验有许多显著的优点。它们相对快速，通常比动物实验或使用实验成本低，可以标准化，非常适合大规模筛选，并且可以严格控制以解决具体的科学问题。体外实验最主要的缺点是，它们与最终的体内使用材料的相关性值得怀疑。其他显著的缺点还包括在体外环境中缺乏炎症和其他组织保护机制。应该强调的是，单独的体外实验不能完全预测材料的整体生物相容性。体外实验的标准化是主要的问题。有两种类型的细胞用于体外检测。原代细胞是直接从动物身上提取并培养的细胞。这些细胞在培养基中只能生长有限的时间，但在体内通常保留细胞的许多特性。连续生长细胞或细胞系是另一种细胞，这种细胞之前已经被转化，可以在培养基中或多或少地生长。由于这种转化，这些细胞不会保留所有的体内特征，但它们会始终表现出保留的那些特征。原代细胞培养似乎比连续细胞系更适合于测定材料的细胞毒性。然而，来自单个个体的原代细胞遗传变异有限，可能含有改变其行为的病毒或细菌因子，一旦置于培养环境中，往往会迅速失去其体内功能。此外，连续细胞系的遗传和代谢稳定性对标准化分析方法有重要的贡献。所以，原代细胞和连续生长细胞都能发挥重要作用，在体外测试中，两者都应该用来评估材料。

（1）细胞毒性实验

细胞毒性实验通过测量接触该材料前后的细胞数量或生长情况来评估该材料引起的细胞死亡。控制材料应有明确的定义，并可以买到或制作，以便于在其他检测实验室之间进行比较。膜透性测试是通过染料通过细胞膜的容易程度来测量细胞毒性的，因为膜透性过高近似于细胞死亡。

有一种体外生物相容性测试使用细胞的生物合成酶活性来评估细胞毒性反应。DNA合成或蛋白质合成测试是这类测试的常见例子。一种常用的细胞毒性酶促实验是3-(4,5-二甲基噻唑-2-基)-2,5-二苯溴化四唑（MTT）实验；其他测试包括硝基蓝四唑（NBT）、2,3-双（2-甲氧基-4-硝基-5-磺苯基）-2h四唑-5-羧基苯胺盐（XTT）和水溶性四唑盐（WST）测定，所有这些都基于不同四唑盐的比色测定。阿尔玛蓝（alamar blue）测试使用荧光指示剂定量测量细胞增殖，可以连续监测细胞的生长。

由于在体内使用过程中，细胞和材料之间往往不存在直接接触，因此已经开展了几种体外屏障实验来模拟体内条件。这些测试包括：琼脂覆盖法，即利用琼脂形成细胞和材料之间的障碍；微孔过滤实验，单层细胞生长在一个过滤器里并翻转，把测试材料放置在过滤器和可浸扩散产物上，与细胞相互作用。琼脂扩散和微孔过滤实验可以提供定性的细胞毒性物质排名。对于许多材料来说，牙本质是一种屏障，有毒成分必须通过它扩散才能到达牙髓组织，而牙本质的厚度与对牙髓的保护直接相关。

（2）其他细胞功能实验

体外实验也可用于测量免疫功能或其他组织反应。这些实验测量淋巴细胞和巨噬细胞产生的细胞因子，淋巴细胞增殖、趋化，或T细胞玫瑰花环实验。其他的测试可测量一种物质改变细胞周期或激活补体的能力。这些实验在体内的意义还有待确定，但体外实验有望减少评估材料生物相容性所需的动物实验的数量。

（3）诱变实验

诱变实验评估生物材料对细胞遗传的影响。物质影响细胞基因的机制有很多种。基因毒性突变剂通过各种类型的突变直接改变细胞DNA。每种化学物质都可能与特定类型的DNA突变有关。基因毒性化学物质在其原始状态下可能是诱变剂，也可能需要通过激活或生物转化才能成为诱变剂，在这种情况下，它们被称为原诱变剂。表观遗传诱变剂并不改变DNA本身，而是通过改变细胞的生物化学、改变免疫系统、充当激素或其他机制来支持肿瘤的生长。致癌作用是在体内引起癌症的能力。诱变剂不一定是致癌物，致癌物也不一定是诱变剂。因此，测定突变和致癌的定量和相关性测试是极其复杂的。第一个诱变实验是艾姆斯实验。这是最广泛使用的短期诱变实验，也是唯一被认为是经过彻底验证的实验。它研究的是鼠伤寒沙门氏菌的突变体转化为原生菌株的过程，因为能够增加其转化为原生菌株的频率的化学物质在哺乳动物中极有可能致癌。第二个诱变实验是斯泰尔斯细胞转化实验。这种针对哺乳动物细胞的实验是细菌实验（艾姆斯实验）的替代方法,后者可能与哺乳动物系统无关。艾姆斯实验在技术上更容易进行,因此常在筛选程序中使用。

2. 动物实验

动物生物相容性测试通常涉及哺乳动物,如老鼠、大鼠、仓鼠或豚鼠,与使用测试(也经常在动物身上进行)不同,因为材料不是根据其最终用途而放置在动物身上。使用动物实验的方法可以使材料和一个功能完整的生物系统之间发生复杂的相互作用。这在细胞培养系统中是非常难以模仿的。因此,与体外实验相比,动物实验中的生物反应更为全面,可能更具相关性,这些特点是这些实验的主要优点。动物实验的主要缺点是,它们可能难以解释和控制、昂贵、耗时,并且经常涉及重大的伦理问题。此外,测试与材料在体内使用的相关性往往不明确,特别是在评估动物物种是否适合代表人类方面。各种动物实验已被用来评估生物相容性。黏膜刺激实验可以用来确定某种材料是否引起黏膜炎症或皮肤擦伤。在皮肤致敏实验中,材料经皮内注射,以测试皮肤过敏反应的发展,然后用该测试物质进行二次治疗。植入实验用于评估材料接触皮下组织或骨骼。植入部位的位置由材料的使用决定,可以包括结缔组织、骨骼或肌肉。虽然由于修复材料的边缘经常接触牙龈,需要对其进行测试,但大多数皮下测试都用于在种植过程中直接接触软组织的材料,以及根管和牙周治疗材料。

3. 使用实验

使用实验可以在动物或人类志愿者中进行。它们与其他动物实验不同,因为它们要求材料被放置在与其预期临床用途相同的环境中。预测生物相容性的有效性与测试模拟材料临床使用的逼真度成正比,包括时间、位置、环境和放置技术。因此使用实验通常采用与人类口腔环境相似的大型动物,如狗、迷你猪或猴子。当在人体中进行时,使用实验被称为临床实验。使用实验的主要优势是它们的相关性。这些测试是金标准,因为它们给出了材料是否具有生物相容性和临床用途的最终答案。那么,有人可能会问,为什么要费心进行体外或动物实验呢?答案在于使用实验的显著缺点。这些测试非常昂贵,且持续时间很长,涉及许多伦理和法律问题,非常难以控制和准确解释,并可能损害测试参与者。此外,这些测试的统计分析往往是一个令人头疼的过程。在牙科领域,牙髓、牙周组织、牙龈或黏膜组织是使用实验的主要目标。

（1）牙髓刺激实验

一般来说,牙髓测试材料被放置在无龋坏的完整牙齿的 Ⅴ 类洞中。在研究结束时,将牙齿取出并切片进行显微镜检查,根据反应的强度对组织坏死和炎症反应进行分类。尽管大多数牙髓刺激实验都涉及没有牙髓发炎的牙齿,但人们越来越关注发炎的牙髓组织对衬垫和修复剂的反应可能与健康的牙髓不同。因此,对可以评估修复牙本质形成的类型和数量的诱导牙髓炎牙齿使用实验,今后会继续发展和完善。

种植体成功程度的定义如下:种植体存活1~3年为早期种植体成功,种植体存活3~7年为中期种植体成功,种植体存活7年以上为长期种植体成功。因此,有三种常用的测试来预测种植体的成功:① 牙周探针沿种植体一侧的穿透性;② 种植体的移动性;③ 显示种植体周围骨整合或放射透光的X线片。如果骨植入物不具有移动性,且X线片无种植体周围透光的证据,垂直骨吸收最小,完全被骨包裹,且种植体周围软组织没有持久的并发症,则认为骨植入物是成功的。任何纤维囊的形成都是刺激和慢性炎症发生的迹象,这可能会造成植入物的微运动,最终导致植入物松动和种植手术失败。

(2) 黏膜和牙龈使用实验

通过在牙龈下延伸组织放置材料,观察材料直接接触牙龈和黏膜组织的反应。根据上皮组织和邻近结缔组织中单核炎症细胞(主要是淋巴细胞和中性粒细胞)的数量,将反应分为轻度、中度和重度。这类研究的一个难点是,由于菌斑的存在、修复材料的表面粗糙、开放或悬垂的边缘、修复体的修形过度或修形不足,牙龈组织中经常存在某种程度的炎症。

4. 体外、动物和使用实验的关联

在生物相容性领域,一些科学家质疑体外和动物实验的有效性,因为它们明显缺乏与材料使用实验和临床病史的相关性。然而,鉴于这些实验之间的差异,缺乏相关性并不令人惊讶,因为体外和动物实验通常测量的生物反应方面,与在材料的临床使用中观察到的相比更隐晦或不那么突出。此外,材料和组织之间的障碍可能存在于使用实验或临床使用中,但在体外或动物实验中不存在。因此,需要记住的是,每一种测试都是为了测量对材料的不同方面的生物反应而设计的,并不是十全十美的。在使用中出现但不在体外测试中出现的屏障的最好例子是牙本质屏障。当修复材料放置在牙齿上时,通常会在材料和牙髓之间插入牙本质。牙本质屏障,虽然可能只有一毫米的几分之一厚,但在调节牙齿材料的毒性作用上是有效的。以下的经典研究说明了这种牙本质屏障效应(表2.1)。三种方法用于评价以下材料:氧化锌丁香酚水门汀(ZOE)、复合树脂水门汀和硅酸盐水门汀。评估方法

包括：① 四种不同的细胞培养实验；② 植入实验；③ 猴牙 V 类洞使用实验。四种细胞培养实验的结果相对一致，硅酸盐水门汀对培养细胞的影响较小，复合树脂水门汀影响中等，ZOE 影响严重。这三种材料也被植入聚乙烯管的结缔组织中（二次实验），并在 7 天、30 天和 90 天进行观察。第 7 天的反应无法确定，因为炎症可能是由手术过程引起。在 30 天内，ZOE 引起的反应比硅酸盐水门汀更严重。ZOE 和硅酸盐水门汀引起的 90 天炎症反应轻微，而复合树脂水门汀引起的炎症反应中等。在规定的窝洞尺寸和窝洞深度条件下（使用实验）对这三种材料进行 V 类洞的评价，结果与其他方法的结果有较大差异。硅酸盐水门汀被发现有最严重的炎症反应，复合树脂水门汀有中等到轻微的反应，而 ZOE 几乎没有影响。本研究中明显的矛盾是通过考虑从材料中释放出来的成分和它们被释放到环境中来解释的。硅酸盐水门汀释放的氢离子可能在细胞培养和植入实验中得到缓冲，但在使用实验中未被牙本质充分缓冲。在这些使用实验中，细菌或细菌产品的微泄漏可能会增加炎症反应。因此，这种材料在使用实验中似乎是毒性最大的。复合树脂水门汀释放低分子量树脂，ZOE 释放丁香酚和锌离子。在细胞培养实验中，这些化合物可直接接触细胞，可能会引起中重度细胞毒性。在植入实验中，释放的成分可能会造成一些细胞毒性，但由于周围组织具有驱散毒素的能力，毒性的严重程度可能会降低。在使用实验中，这些材料的毒性可能较小，因为牙本质屏障的扩散梯度将释放的分子浓度降低到低水平。在复合材料上观察到的轻微反应也可能是由于修复体周围的微渗漏造成的。ZOE 没有显示出这种反应，因为丁香酚和锌离子可能杀死了腔内的细菌，ZOE 可能减少了微渗漏。使用实验与种植实验缺乏相关性的另一个例子是，修复体牙龈和近缘牙龈发生炎症反应，积聚菌斑和结石。菌斑和结石不能在植入材料上积累，因此植入实验不能复制使用实验。然而，结缔组织植入实验在证明材料的细胞毒性作用和评估材料将用于接触牙槽骨和根尖牙周结缔组织方面具有重要价值。在这些情况下，种植体的位置和使用的位置非常相似，可以比较两个位置的测试结果。

表 2.1　通过筛选和实际实验比较三种材料的反应

材料	细胞培养	植入组织	牙髓反应
硅酸盐水门汀	+	+	+ +
复合树脂水门汀	+ +	+ +	+
氧化锌丁香酚水门汀	+ + +	+	0

注：+ + +，很严重；+ +，严重；+，轻微；0，无反应。

2.5.2 牙科材料的生物相容性

1. 牙髓反应

（1）微渗漏

有证据表明，修复材料可能不能充分粘合或密封釉质或牙本质。在这种情况下，细菌、食物残渣或唾液可能会通过毛细血管作用进入修复体和牙齿之间的缝隙。这种效应被称为微渗漏，其对牙髓刺激的影响已被广泛研究。一些早期的研究报告表明，在动物实验中，各种牙齿修复材料对牙髓组织造成了刺激。然而，其他几个研究假设是微渗漏的产物，而不是恢复性材料，造成了刺激。随后，大量的研究表明细菌存在于修复体和牙本质中。生物相容性差和组织对生物相容性材料的反应小管可能是造成牙髓刺激的原因。其他研究表明，细菌或细菌产物，如脂多糖，在作用于牙本质数小时内就会引起牙髓发炎。

一项经典的动物研究阐明了修复材料和微渗漏对牙髓刺激的作用。这项研究采用汞齐、复合材料、磷酸锌水泥、硅酸盐水泥作为猴牙 V 类洞龋的修复材料。材料直接放置在牙髓组织上。一半的修复体表面用 ZOE 密封。虽然所有修复体在 7 天后都出现了明显的刺激，但 21 天后，密封修复体的牙髓刺激比未密封的修复体少，可能是因为微渗漏被消除了。只有磷酸锌水门汀会引起长期炎症反应。此外，密封的牙齿在材料下表现出更高的新牙本质形成率，称为牙本质桥接。只有汞合金似乎妨碍了桥接。本研究表明微渗漏在牙髓刺激中起着重要作用，但材料也可以改变正常的牙髓和牙本质修复。

近年来，纳米渗漏的概念被提出来。与微渗漏一样，纳米渗漏是指唾液、细菌或材料成分通过材料和牙齿结构之间的界面的渗漏。然而，纳米渗漏专门指的是牙本质的粘接，可能发生在矿化牙本质和粘接材料之间的去矿化胶原基质的非常小的空间中，而粘接材料没有渗透进去。因此，即使材料和牙本质之间的整体粘接完好，纳米渗漏也会发生。目前尚不清楚纳米渗漏在材料生物反应中的作用有多重要，但它被怀疑有助于牙本质-材料结合的水解降解，最终导致更严重的微渗漏。

修复材料对牙髓的全部生物学效应仍不清楚。修复材料可能直接影响牙髓组织，或可能通过引起牙髓细胞亚致死变化而发挥辅助作用，使其更容易受到细菌或中性粒细胞的影响。然而，很明显的是，测量牙髓对材料的刺激的实验设计必须包括消除细菌、细菌产物和其他微渗漏的影响。此外，牙本质在减轻微渗漏影响方面的作用仍有待充分了解。最近的研究集中在树脂成分对成牙本质细胞形成修复牙本质能力的影响。其他研究已经确定了这些成分穿过牙本质的速率。

尽管过去这一领域的大多数研究确实集中在材料对牙髓和牙本质细胞的破坏作用上，但最近的证据表明，这些相互作用可能会产生潜在的有益影响。亚毒性暴露于某些牙科材料，如酸蚀剂、粘接树脂、衬垫和基底、粘接和修复材料，可能会溶解牙齿发育过程中隔离在牙本质中的分子。这些分子包括生长因子、其他蛋白质和酶，能够刺激现有的成牙本质细胞或向未分化的细胞发出信号，使其迁移到该部位，开始牙本质再生过程。无论材料是否与牙齿形成一个封闭的边缘，并且可能会被牙齿健康的炎症水平和细菌感染的存在所缓和，以上过程都会发生。获得这一新知识令人兴奋，因为有可能设计出能够以系统而不是随机的方式启动牙齿修复过程的牙科材料。

（2）牙本质粘接

传统意义上，与牙釉质的结合强度要高于与牙本质的结合强度。由于牙本质的组成（有机和无机）、湿度和较低的矿物质含量，粘合牙本质是比较困难的。脱矿的牙本质胶原基质的润湿性也有问题。由于牙本质小管和它们的原生成牙本质细胞是牙髓的延伸，与牙本质的结合也涉及生物相容性问题。

在牙本质被切割后，例如在空腔预备中，残留的牙本质表面覆盖一层 $1 \sim 2\,\mu m$ 的有机和无机碎片层。这一层被命名为玷污层。玷污层的碎屑除了覆盖在牙本质表面外，还沉积在小管中形成牙本质堵塞。玷污层和牙本质堵塞，在电子显微镜下看起来是不渗透的，明显减少了液体的流动（对流运输）。

大量的研究表明，去除玷污层可以提高牙本质与修复材料之间的粘接强度。有多种药剂被用来去除玷污层，包括酸、螯合剂，如乙二胺四乙酸（EDTA）、次氯酸钠和蛋白水解酶。去除玷污层会增加牙本质的湿度，并要求粘接剂能够湿润牙本质，而粘接剂会取代牙本质液。粘接发生的精确机制目前还不清楚，然而，似乎最成功的粘接剂能够渗透到胶原原纤维层，而胶原原纤维层在酸蚀去除矿物质成分后仍然保留。在那里，他们创造了树脂和胶原蛋白的混合层，与牙本质和牙本质小管密切接触。胶原蛋白本身的强度也被证明对粘接强度很重要。

从生物相容性的角度来看，去除玷污层可能会对牙髓造成威胁，原因有三：① 它的去除使树脂材料和牙本质没有屏障，因此增加了这些材料弥散和引起牙髓刺激的风险；② 去除污迹层会使任何微渗漏更加显著，因为细菌或细菌产物向牙髓扩散的一个重要障碍被清除了；③ 用来去除污迹层的酸本身就是一个潜在的刺激源。尽管如此，去除玷污层现在是一个常规程序，因为可以实现优越的粘接强度。

许多酸,包括磷酸、盐酸、柠檬酸和乳酸,都被用来去除玷污层。这些酸对牙髓组织的影响取决于许多因素,包括修复体和牙髓之间的牙本质厚度、酸的强度和腐蚀程度。大多数研究表明,牙本质是质子非常有效的缓冲剂,如果牙本质剩余充足,大多数酸就不会到达牙髓。在这方面,0.5 mm 的牙本质厚度已被证明是足够的。柠檬酸或乳酸没有得到很好的缓冲,可能是因为这些弱酸解离不那么有效。使用实验研究了各种酸的作用,结果表明磷酸、丙酮酸和柠檬酸会产生中度的牙髓炎症反应,但这在 8 周后就会消失。最近的研究表明,在大多数情况下,酸对牙本质的渗透深度小于 100 μm。然而,这些酸的不良影响的可能性不能排除,因为即使酸没有到达牙髓本身,小管中的成牙细胞过程也可能受到影响。

在牙本质粘接剂中使用的酸溶解牙本质的更积极的方面可能是在发育过程中潜在的生物活性分子的释放。重要的研究表明,牙本质中提取蛋白质,含有各种各样的磷酸化和非磷酸化蛋白、蛋白聚糖、金属蛋白酶和各种生长因子,可以从完整的牙本质释放基本物质和酸性化学物质,包括酸蚀剂用于牙科粘接剂。研究表明,这些分子中有许多可能作为细胞信号转导剂来吸引未分化的细胞,或作为直接刺激来上调细胞外基质的产生,这是牙本质再矿化过程中的一个步骤。目前还不知道每个分子在这个过程中的具体作用,也不知道特定蛋白质或分子组合的理想浓度是什么。然而,这些天然存在的分子可能会被常规的牙科修复程序释放出来,并参与修复过程,这一事实为未来材料的开发和设计提供了机会。

关于牙本质粘接系统的生物相容性已有许多研究。如果单独测试,许多这些试剂在体外对细胞具有细胞毒性。然而,当其放置在牙本质和水冲洗之间时,细胞毒性降低。长期的体外研究表明粘接剂的成分可以穿透牙本质 0.5 mm,并在应用后的 4 周内造成细胞代谢的显著抑制。这表明残留的未结合成分可能引起不良反应。

甲基丙烯酸羟乙酯(HEMA)是一种亲水性树脂,包含在几个键合系统中,在组织培养中比双酚 A 甲基丙烯酸缩水甘油酯(Bis-GMA)至少少 100 倍的细胞毒性。然而,长期使用体外系统的研究表明,当暴露时间增加到 4～6 周时,树脂的不良反应发生在较低的浓度(100 倍或更多)。树脂成分的许多细胞毒性作用被牙本质屏障而显著降低。然而,如果空腔预备底的牙本质很薄(<0.1 mm),有证据表明 HEMA 在体内具有细胞毒性。此外,研究表明 HEMA 能够通过牙本质扩散,可能是通过牙本质小管,甚至与正常牙髓压力驱动的液体向外流动相反。尚不清楚 HEMA 对原位牙髓细胞有什么影响,但 HEMA 已被证明能刺激小鼠成牙本质细

胞样细胞中生长因子的表达。

其他研究已经确定了粘接剂中大多数常用树脂的体外细胞毒性,如 Bis-GMA、三乙二醇二甲基丙烯酸酯和聚氨酯二甲基丙烯酸酯(UDMA)。HEMA 和其他在牙本质粘接剂中发现的树脂的组合可能在体外协同作用下引起细胞毒性。关于亲疏水树脂组分通过牙本质扩散的临床研究很少。这些研究表明,这些成分在体内也有一些扩散。有趣的是,有报道称,一些树脂成分可以促进口腔细菌的生长。如果得到证实,这将引起人们对树脂基材料增加菌斑形成能力的关注。

最后,研究还表明,基质金属蛋白酶(MMPs)通过与牙本质粘接剂中的酸性成分相互作用而从牙本质释放,可能通过酶作用于混杂层中暴露的胶原蛋白而导致粘接剂的降解。MMPs 抑制剂的应用,如洗必泰,已被证明可以减少这种影响,并被推荐用于维持牙本质粘接的临床耐久性。然而,洗必泰对牙髓细胞的整体影响尚未确定。

(3) 树脂材料

树脂基材料已被用作牙科粘接和修复材料。由于它们是有机相和无机相的结合,这些材料被称为树脂复合材料。在体外,新鲜的化学固化和光固化树脂在 24~72 h 的暴露下,通常会引起适度的细胞毒性反应,尽管一些较新的系统似乎毒性减小。由于牙本质屏障的存在,细胞毒性在凝固 24~48 h 后显著降低。几项研究表明,一些材料在体外具有持久的细胞毒性,甚至可达 4 周,而其他材料则逐渐改善,一些更新的系统甚至在开始时几乎没有毒性。在所有情况下,细胞毒性被认为是由材料释放的树脂组分介导的。有证据表明,光固化树脂比化学固化体系的细胞毒性小,但这种效果高度依赖于光的固化效率和树脂体系的类型。在体内,使用实验已经被用来评估树脂复合材料的生物反应。化学和光激活的树脂复合材料放置在约 0.5 mm 的牙本质中 3 天后,牙髓炎症反应为低至中度。任何反应随着术后时间增加到 5~8 周而减弱,并伴随着修复性牙本质的增加。有了保护层或粘接剂,牙髓与树脂复合材料的反应是最小的。树脂直接放置于牙髓组织的长期效果尚不清楚,但怀疑有害。

作为一种牙齿修复材料,汞齐的生物相容性被认为在很大方面取决于使用过程中其释放的腐蚀产物。汞齐是一种由多相组成的复杂金属材料,而其腐蚀性取决于汞齐的种类、是否包含锡-汞 γ2 相和其组成结构。在细胞培养筛选实验结束后,游离和未反应的汞齐是有毒的。随着铜的添加,汞齐对培养中的细胞产生毒性,而放置于低铜的汞齐 24 h 细胞的生长没有被抑制。

植入实验表明,传统的低铜汞合金具有良好的耐受性,而现代高铜汞合金在直接接触组织时发生剧烈的反应。这些高铜合金中未反应的汞或铜浸出通常会造成不良反应。在一个关于微粒汞和不同时期的吞噬细胞的体外实验中表明，除了 γ2 外其余颗粒均被吞噬细胞有效吞噬。在暴露于微粒 γ1 的银汞合金中微的银汞基体相粒培养物中，可以观察到细胞损伤。在使用实验中，牙髓对在浅牙洞或在有衬里的深牙洞中的汞齐反应极小，而且汞齐很少对牙髓造成不可逆转的损害。然而，在深的、无衬里的窝洞预备物中使用汞齐（0.5 mm 或更少的残余牙本质）会导致疼痛，并在 3 天后出现炎症反应。

这种疼痛可能与材料的高导热性和导电性有关，残留的牙本质或绝缘材料的存在可显著减轻这种疼痛。因此，平面上残留牙本质小于 0.5～1.0 mm 的龋齿中，需要在准备龋齿的平面上放置一个基底，其原因有二：① 通过汞齐传递主要来自食物和饮料的冷热刺激，这可能是实质性的；② 新放置的汞齐修复体的边缘有明显的微渗漏。唾液和微生物产物的边缘渗漏可能会由于口腔内每日的自然热循环而增强，这可能会造成边缘间隙扩大和收缩，导致液体渗漏。虽然长期的边缘密封会发生腐蚀产物的累积，但在某种程度上发生这种情况的时间很长，对于目前使用的高铜汞合金来说，时间更长。

3 天后的使用实验报告显示，在深处高铜汞齐引起的牙髓反应与低铜汞齐引起的相似。5 周时，它们只引起轻微的髓质反应。8 周时，炎症反应减轻。对高铜汞齐的细菌实验表明，高铜汞齐对变形链球菌的血清型几乎没有抑制作用，这表明金属元素释放的量不足以杀死这些微生物。虽然在使用实验中，在生物学上似乎是可以接受高铜汞齐的，但建议在所有深窝洞中使用衬垫。同样，这可能更多地与热和电绝缘的需要有关，而不是对毒性的担忧。除此之外，释放的金属元素扩散到牙齿结构发生变色，也可以通过中间衬垫的存在使其最小化。还有关于牙本质和牙髓的炎症反应的报道，与许多其他修复材料的反应类似。在一些病变患者的巨噬细胞和成纤维细胞的溶酶体中发现了汞。

（4）玻璃离子

玻璃离子已被用作粘接（粘接剂）、衬垫、基底和修复材料。光固化离聚物体系使用 HEMA 或其他单体或低聚物作为添加剂或作为聚丙烯酸主链上的垂链。在筛选实验中，新制备的离聚物具有轻微的细胞毒性，但这种作用随着时间的推移而减弱。从这些材料中释放氟化物，可能有一些治疗价值，已涉及这种体外细胞毒性。在一些研究人员的报告中，某些系统比其他系统更具细胞毒性，尽管原因尚不清楚，但可能与材料中使用的玻璃成分有关，可能其中含有铝、钙、锰、锌、锶和其他金属元素。

玻璃离子的整体牙髓生物相容性归因于聚丙烯酸的弱酸性以及其高分子量。因此,由于体积大,聚丙烯酸不能通过牙本质扩散。在使用测试中,这些粘接对牙髓的反应是轻微的,组织学研究表明,1 个月后浸润在离聚物的炎症很轻或消失。有几篇报道称,在颈部窝洞内放置玻璃离子后,短时间(数天)出现牙髓痛觉过敏。这种效果可能是酸蚀后牙本质渗透性增加的结果。在任何作为盖髓剂直接放置在活髓组织上的情况下,玻璃离子并没有显示出良好的耐受性。

正如前面讨论的牙本质粘接剂,酸性的牙本质材料具有脱矿的能力,因此可以释放组织内的生物活性分子。虽然到目前为止,这种效应还没有被证明是专门针对玻璃离子的,但似乎可以合理地假设它确实发生在临床上。在最近一项对非人灵长类动物的研究中,与氢氧化钙或树脂改性玻璃离子相比,牙本质基质蛋白被证明能促进反应性牙本质在暴露于牙髓中的形成。虽然树脂改性玻璃离子的反应不如氢氧化钙,但在许多情况下它确实会导致新的牙本质形成,即使是直接暴露在牙髓中。值得注意的是,当材料放置在现有的牙本质表面时,在玻璃离子下,最初的炎症反应之后,产生反应性牙本质的自然牙齿修复过程确实发生了。因此,在这些条件下,材料产生的轻度脱矿作用会使牙本质释放出具有生物活性的分子,从而可能再次辅助修复过程。

(5)衬垫,清洗和非树脂粘接

氢氧化钙空腔衬里有多种形式,典型的是具有强碱性的 pH($>$12)的糊状物。它们中存在含有树脂的制剂,并且能够被光激活聚合。悬浮液中氢氧化钙的高 pH导致筛选实验中的细胞毒性极大。含有树脂的氢氧化钙粘接在新鲜和长期固定条件下的组织培养中都能产生轻度到中度的细胞毒性作用。在组织培养中,高水平的血清蛋白对细胞代谢的抑制是可逆的,这表明在发炎的牙髓组织中,蛋白质结合或缓冲可能在体内给这些物质解毒时发挥重要作用。将牙髓组织暴露于这些高碱性水溶盖髓剂后的最初反应是 1 mm 或更多深度的坏死。碱性 pH 也有助于凝固浅表髓的任何出血渗出物。

当树脂加入到化合物中,这些氢氧化钙化合物产生的刺激更少,比单独的$Ca(OH)_2$悬浮液能够更快地刺激牙本质桥的形成。值得注意的是,这种情况没有坏死区域,修复性牙本质位于衬垫附近。这表明,置换成牙本质细胞形成了与衬垫接触的牙质桥。然而,随着时间的推移,这些材料中的一部分很明显会被破坏,并在修复体和窝洞壁之间产生缝隙。含氢氧化钙的树脂盖髓剂是目前治疗暴露于牙髓的最有效的衬里剂,治疗后,未感染的牙髓会经历一个相对简单的伤口愈合过程。

最近的证据表明,在牙制备中,放置在残余牙本质上的氢氧化钙也可能通过溶解非胶原蛋白,包括生长因子,如转化生长因子-1（TGF-β1）和来自牙本质的糖胺聚糖,对牙本质再矿化产生刺激作用。矿物三氧化物聚集体（MTA）具有相同的效果,甚至可能达到更大的程度。这也许并不奇怪,因为 MTA 的主要可溶成分已被证明是氢氧化钙。因此,当这些材料放置在与牙本质接触的地方,可能会导致这些生物活性分子的释放,然后这些作为信号剂的分子将未分化的细胞吸引到伤口部位。

然后这些细胞可能分化成成牙本质细胞,开始进行之前描述的牙本质桥的过程。在细胞培养和原位培养中都有证据表明,暴露于 MTA 的牙髓细胞会增殖和迁移,然后分化为成牙本质细胞样细胞。此外,研究表明,MTA 衍生产品可以刺激成骨细胞样细胞和成纤维细胞表达蛋白,如骨粘连素、骨钙素和骨桥蛋白,这些蛋白参与细胞外基质的形成和矿化。因此,在氢氧化钙和 MTA 等材料下牙本质桥的形成模式可能比简单的 pH 刺激反应更为复杂。

许多研究人员分析了在修复中使用薄衬垫的效果,如柯巴树脂基和聚苯乙烯。这些材料一般不用于树脂基材料,因为树脂成分会溶解清洗的薄膜。由于衬垫是在如此薄的层中使用的,它们不能提供隔热,但首先是准备要将牙本质小管内容物与窝洞隔离。它们也可以在一段时间内减少细菌或化学物质的渗透。然而,由于薄膜的厚度和精确孔的形成,这些材料的完整性不如其他的适用于更厚腔衬的材料可靠。

由于磷酸锌的导热系数与牙釉质的导热系数近似相等,而远小于金属的导热系数,因此磷酸锌被广泛用作固定铸件和固定正畸带的粘接,以及金属牙体修复体的隔热基板。体外筛选实验表明,磷酸锌骨粘接引起重度至中度细胞毒性反应,毒性随时间减少。锌离子的浸出和较低的 pH 可以解释这些影响。通过牙本质过滤稀释浸出的粘接制品已被证明可以保护牙髓免受这些细胞毒性的影响。在大鼠髓内注射磷酸锌粘接的植入实验中观察到灶性坏死,证实了这种粘接接触髓内组织时的细胞毒性作用。在深腔制剂的使用测试中,3 天内就会产生中重度局部牙髓损伤,可能是由于初始 pH 较低（3 min 时为 4.2）。然而,固化的粘接的 pH 在 48 h 后接近中性。到 5～8 周,只有轻微的慢性炎症出现,修复性牙本质通常已经形成。由于在深窝洞预备中使用这种粘接最初会对牙髓产生疼痛和损伤的影响,因此建议在预备中使用牙本质粘接剂、ZOE、清洗或氢氧化钙的保护层,使牙本质覆盖最小。

聚丙烯酸锌粘接剂（聚羧酸盐粘接剂）是一种生物相容性和化学粘接牙齿结构

的粘接剂。在短期的组织培养实验中,细胞毒性的新鲜组和完全组粘接已经与锌和氟离子释放到培养基减少,一些研究人员认为这种细胞毒性是由于材料中的某种物质渗出引起,因为培养基中的磷酸盐缓冲促进了锌离子的浸出粘接。支持这一理论的是,如果在培养基中加入能螯合锌的 EDTA,细胞生长抑制可以逆转。此外,细胞的抑制作用随着骨粘接的凝固而减弱。一方面,粘接的聚合物成分也可能会引起人们的关注,因为在组织培养实验中,聚丙烯酸浓度超过 1% 似乎就具有细胞毒性。另一方面,1 年的皮下和骨植入实验没有显示这些粘接的长期细胞毒性。因此,其他机制,如这些材料的缓冲和蛋白质结合可能会随着时间的推移在体内中和这些效应。聚丙烯酸酯粘接引起的髓质反应与 ZOE 类似,3 天后出现轻度至中度反应,5 周后仅出现轻度慢性炎症。这些粘接的修复性牙本质形成很小,因此只推荐在牙本质完整的窝洞预备中使用。

ZOE 粘接剂在牙科中已经使用了很多年。在体外,ZOE 提取的丁香酚可以修复细胞,抑制细胞呼吸,减少直接接触的神经传递。丁香酚的作用是剂量依赖和扩散通过牙本质将丁香酚稀释几个数量级。因此,尽管有报道称在 ZOE 下方的窝洞制剂中丁香酚的浓度为 10^{-2} mol/L(杀菌),但在牙本质髓质一侧的浓度可能为 10^{-4} mol/L 或更少。据报道,这种较低的浓度抑制神经传输及前列腺素和白三烯(抗炎)的合成。此外,如前所述,ZOE 可以形成一个临时的密封环境来抵御细菌的入侵。在灵长类动物牙齿的龋齿准备(使用测试)中,ZOE 在第一周内仅引起轻微至中度炎症反应。当蛀牙很深时,这就会变成一种轻微的慢性炎症反应,并伴有一些修复性牙本质形成(在 5~8 周内)。因此,在使用实验中,它被作为阴性对照物质与恢复性程序进行比较。

(6) 漂白剂

在重要的牙齿上使用漂白剂已变得司空见惯。这些制剂通常含有某种形式的过氧化氢(通常是尿素或过氧化氢),这种凝胶可以由牙医或患者涂抹在牙齿上。药物可能会与牙齿接触几分钟到几小时,这取决于材料的配方。在某些情况下,家用漂白剂可能需要几周甚至几个月的时间。体外研究表明,过氧化物可以迅速(在几分钟内)穿过牙本质,其浓度足以产生细胞毒性。细胞毒性在很大程度上取决于漂白剂中过氧化氢的浓度。其他研究甚至表明过氧化物能迅速穿透完整的珐琅质,并在几分钟内到达牙髓。在体内的研究已经证明了漂白对牙髓的不良影响,大多数报道都同意长期使用这些产品对重要牙齿的影响是合理的。在临床研究中发现,使用这些药物导致的牙齿敏感的发生是非常常见的,虽然这些反应的原因尚不清楚。如果漂白剂没有充分地储存在漂白剂盘内,也会对牙龈造成化学灼伤。这不是一个正确构造的问题,而长期、低剂量的过氧化物对牙龈和牙周组织的影响还没有完全阐明。

2. 口腔其他软组织对修复材料的反应

修复材料可能会引起口腔软组织如牙龈的反应。目前尚不清楚观察到的体内细胞毒性有多少是由修复材料引起的,有多少是由牙齿和修复体上积累的菌斑产物引起的。一般来说,促进斑块保留的条件,如粗糙的表面或开放的边缘,会增加这些物质周围的炎症反应。然而,从修复材料中释放出来的产品也直接或间接地导致了这种炎症。在唾液清洗效果极小的区域尤其如此。一些研究已经证明,在菌斑指数较低的修复体附近,炎症或牙龈退缩增加。在这些研究中,从材料中释放出来的产品可以在没有菌斑的情况下引起炎症,或者可以抑制菌斑的形成并引起牙龈炎症。体外研究表明,牙科材料和菌斑的成分可能会协同作用,增强炎症反应。

粘接在刚凝固状态下表现出一些软组织细胞毒性,但随着时间的推移,这种毒性显著降低。唾液的缓冲作用和蛋白质结合作用似乎可以减轻这些细胞毒性作用。

与成纤维细胞直接接触的树脂复合材料最初在体外具有很强的细胞毒性。这种细胞毒性很可能是由于空气抑制层中的未聚合成分从材料中渗出。在其他的体外研究中,复合材料在人工唾液中老化长达 6 周,结果表明,某些材料的毒性减弱,但对其他材料的毒性仍然很高。一些含有无双甲基丙烯甘油酯和无二脲烷二甲基丙烯酸酯基质的复合材料体外细胞毒性明显较低,可能是因为浸出的成分含量较低。抛光的复合材料在体外显示出明显的细胞毒性,尽管一些材料即使在抛光状态下也具有持久的毒性。

最近,关于双酚 A 和双酚 A 二甲基丙烯酸酯在体外引起雌激素样反应的能力引起了很大的争议,这些化合物是许多商业复合材料的基本成分。然而,没有证据表明任何商业树脂的体内异种雌激素效应是一个值得关注的问题。相对而言,关于释放的复合材料组分在体内对软组织的影响目前知之甚少,尽管关注类似于义齿基托树脂和软衬垫(见本节后面的讨论)。尽管很少有临床实验存在,仍有一些证据表明,甲基丙烯酸酯基复合成分可能会导致显著的过敏率。

汞齐已经被广泛使用了 150 年。尽管汞齐具有丰富的历史,但它的生物相容性仍不时引起人们的关注。对汞齐修复的过敏反应是罕见的,尽管有病例报告过敏接触性皮炎、牙龈炎、口炎。这种反应通常在几天内消失,如果不消失,则在移除汞合金或使用窝洞衬垫时消失。牙齿汞合金中所含汞对其他部位或全身的影响尚未得到证实。没有一项良好的科学研究表明,正确放置和使用牙齿汞齐会产生不良影响。尽管如此,全球已经达成共识,在包括牙科在内的所有行业中逐步减少汞的使用。由于对空气、水和土壤中汞污染的环境问题的担忧,汞合金的使用在全球范围内持续减少。

在口腔病变患者汞齐附近的阳性贴片实验已有研究者报道。然而,合适的补丁测试仍未确定。由于受腐蚀或细菌菌斑产物的影响,当银汞合金修复材料进入牙龈沟时,可能会引起牙龈炎症。汞齐放置后 7 天,牙龈结缔组织出现少量炎症细胞,部分上皮细胞出现水变性。某些上皮细胞在 30 天内也可向结缔组织增生,并且结缔组织的慢性单核细胞浸润明显。血管持续增生,更多的上皮细胞内陷到结缔组织中。其中一些变化可能是牙龈对汞合金边缘的菌斑的慢性反应。尽管如此,汞齐的腐蚀产物目前还不能排除,因为植入的汞齐会在动物的结缔组织中产生类似的反应。此外,虽然铜能增强汞合金的物理性质并具有杀菌作用,但它对宿主细胞也有毒性,并在植入实验中引起严重的组织反应。

有文献表明,汞齐和树脂复合材料会释放细胞毒性物质,至少在植入部位,引起组织反应。然而,一般来说,植入实验表明该材料在软硬组织中具有良好的耐受性。对于放置在唾液中清洗过的材料,这些细胞毒素可能在伤害牙龈之前就被冲走了。

然而,这些类型材料的修复表面粗糙度与体内炎症增加相关。使用实验中,将修复体延伸到牙龈沟,结果表明,修复后的材料比未修复材料的炎症反应要轻得多。表面粗糙度的不利影响之一是增加菌斑滞留在这些表面。然而,在没有菌斑的情况下,合金修复体的粗糙表面也被证明会导致体外细胞毒效应的增加。这项研究和其他体外研究再次表明,合金的细胞毒性反应可能与合金中元素的释放有关,粗糙表面表面积的增加可能会增强这些元素的释放。

在一项系列的研究中,研究者将低铜和高铜汞合金粉末与不同阶段的汞合金植入豚鼠皮下。1.5～3 个月后,含银、锡的细小二次颗粒在病灶内分布,产生了肉眼可见的皮肤纹身。在颌下腺淋巴结中检测到来自两种类型汞齐的次级物质和小的、降解的初级颗粒。在血液、胆汁、肾、肝、脾和肺中检测到较高的汞含量,在肾皮质中发现浓度最高。在另一项研究中,灵长类动物接受汞齐牙合填充物或上颌种植体 1 年。汞齐填料导致汞在脊髓神经节、垂体前叶、肾上腺、髓质、肝、肾、肺和肠淋巴腺沉积。上颌汞合金植入物将汞释放到相同的器官中,除了肝、肺和肠淋巴腺。对照动物的器官缺乏沉淀物。然而,目前的研究都没有证明任何一个负荷器官的生化功能有丝毫变化。

值得注意的是使用粉末汞合金的研究可能高估了分解产物的数量,从而高估了生物反应,因为粉末的表面积可能是固体成分表面积的 5～10 倍。还必须强调的是,对汞齐的任何反应,无论是在细胞培养、局部组织反应或全身反应,并不一定意味着对汞的反应。这种反应可能是对汞齐的其他成分或腐蚀产物的反应。例如,测量成纤维细胞受汞齐各种元素和阶段影响的体外细胞培养测试表明,纯铜和锌比纯银和汞表现出更大的细胞毒性。纯锡未显示有细胞毒性。γ1 期具有中度细胞毒性。添加 1.5% 和 5% 锡可降低细胞毒性。而在含 1.5% 锡的 γ1 中添加 1.5% 锌,其细胞毒性与纯锌相当。只要锌存在,就显示出较高的细胞毒性。高铜汞齐与无锌低铜汞齐具有相同的细胞毒性。硒的添加并不能降低汞齐的细胞毒性,过量添加硒会增加细胞毒性。汞齐的细胞毒性在 24 h 后降低,可能是由于表面氧化和进一步汞齐的共同作用。这些实验结果表明汞齐合金粉末的细胞毒性的主要贡献者可能是铜,而汞齐合金的细胞毒性是锌。

铸造合金在体内使用的历史悠久,具有良好的生物相容性记录。过去 10 年开发的许多配方中出现了一些关于元素释放的生物易感性的问题,但没有临床证据表明元素释放是一个问题,除了过敏。镍过敏是一个相对常见的问题,发生在 10%～20% 的女性中。这是镍基合金的一个重大风险,因为这些合金中镍离子的释放通常高于贵金属或金属合金。不锈钢,通常用于预成型的儿童牙冠和正畸器具,其成分中也含有大量的镍。钯敏感在一些国家也是一个令人担忧的问题,尽管真正的钯过敏的发生率是镍过敏的三分之一。有临床证据表明,钯过敏的患者几乎总是对镍过敏,但反过来就不正确了。

大量的体外研究已经检测了金属离子对牙龈组织细胞的影响,如上皮细胞、成纤维细胞和巨噬细胞。在大多数情况下,使这些细胞在体外产生问题所需的金属离子浓度要比大多数铸造合金中释放的离子浓度大。然而,最近的一些研究表明,长期暴露于低剂量的金属离子也可能有生物毒性。这是值得注意的,因为低剂量浓度接近从一些已知的合金中释放的离子浓度。然而,这项研究的临床意义尚不清楚。

义齿基托材料,尤其是甲基丙烯酸酯类材料,与牙龈和黏膜免疫过敏反应的关系最为密切。最可能发生超敏反应的是牙科和实验室人员,他们反复暴露于各种未反应的成分。对丙烯酸和双丙烯酸单体、某些固化剂、抗氧化剂、胺和甲醛的超敏反应已有文献记载。但对于患者来说,这些材料大部分都经历了聚合反应,超敏化的发生率相当低。敏化电位的筛选实验包括使用前面描述的体外实验测试未反应的成分,反应后的聚合物物质,油、盐或聚合物的水浸提物。除了过敏症外,可见光固化义齿基托树脂和义齿基托树脂密封剂在培养过程中对上皮细胞具有细胞毒性。

软组织对软义齿衬垫和义齿粘接剂的反应是值得关注的,因为这些材料与牙龈密切接触。增塑剂被加入到一些材料中,使其柔软和有弹性,并在体内和体外释放。细胞培养实验表明,其中一些物质具有极强的细胞毒性,并影响许多细胞代谢反应。在动物实验中,这些材料中的一些可能是由释放的增塑剂引起的,已经引起了显著的上皮细胞变化。在使用中,释放出的增塑剂的效果可能经常被这些材料所放置的组织中已经存在的炎症所掩盖。义齿粘接剂体外评估显示严重的细胞毒性反应。其中一些含有大量的甲醛。这种粘接剂还允许微生物显著生长。添加抗真菌或抗菌剂的新配方尚未被证明是临床有效的。

牙科材料的生物相容性取决于其成分、位置和与口腔的相互作用。金属、陶瓷和高分子材料由于成分不同而引起不同的生物反应。此外,对这些材料的不同生物反应取决于它们是否释放其成分,以及这些成分在释放浓度下是否具有毒性、免疫原性或诱变性。材料在口腔中的位置部分决定了其生物相容性。如果在口腔黏膜下方植入与表面接触时生物相容性良好的材料,也可能会引起不良反应。直接与牙髓接触时有毒的材料,如果放在牙本质或牙釉质上,可能会是无害的。材料与人体之间的相互作用影响材料的生物相容性。材料对 pH、作用力或生物液体作用的响应会改变其生物相容性。表面特征,如材料的粗糙度,可能促进或阻碍细菌、宿主细胞或生物分子的附着。这些影响也决定了材料是否会促进菌斑的保留,以及影响材料的骨整合及与牙本质的黏附。

第3章 生物材料的分类

牙科生物材料一般分为四类：金属和合金、陶瓷、聚合物和复合材料。这四种类型的材料在密度、刚度、透光性、加工方法、应用和成本方面都有明显的不同。复合材料是由两类或两类以上的材料组合而成的，这些材料可用于特定的应用。在一些应用中，如冠内和冠外修复体，多种材料都适用。而对于其他应用，如可摘局部义齿支架，只有一类材料是合适的。牙科材料的美学、硬度、刚度和生物活性等要求决定了选择何种材料。良好的修复设计结合合适的材料类别，可以使患者得到最好的治疗结果。本章介绍了前三类材料的基本概念，一些特定应用细节将在其他章节呈现。

3.1 金属和合金

金属和合金几乎被用于牙科实践的所有方面，包括牙科实验室、直接和间接牙齿修复、种植体及用于准备和清洁牙齿的工具。金属和合金具有光学、物理、化学、热和电学等特性，这些特性在基本材料中是独一无二的，适用于许多牙科。虽然牙齿着色的材料通常被用于修复，但金属提供了强度、刚度、抗断裂性和长期的口腔应用寿命，这往往也是其他类型的材料无法实现的。这类材料，在科学文献中提供了广泛的临床表现证据。作为一类具有韧性和可塑性的材料，金属表现出弹性和塑性行为；同时它们也是一种良好的电导体和热导体，密度高于其他类别，具有良好的抗断裂性、不透明性以及可抛光性。金属可以被铸造，拉成金属线，或者被加工成牙齿修复工具和器械。

金属是指在溶液中发生正电离的任何元素。作为一个群体，金属占了元素周期表的近三分之二。在电离过程中，金属释放电子。这种以自由的、带正电荷的、稳定的离子存在的能力是金属行为的关键因素，也是许多金属在牙科中具有重要属性的原因。虽然这类金属并不总是形成自由的正离子,但它们的导电性和电子特性使它们成为许多牙科合金的重要成分。

1. 原子结构

在原子水平上,纯金属以晶体阵列的形式存在,它们在三维空间中是连续的。在这些阵列中,原子核和核心电子占据了原子中心,可电离电子在原子位置之间自由浮动。价电子的迁移率决定了金属的许多性质,如导电性等。值得注意的是,带正电荷的原子核被电子聚集在一起,同时金属的正电荷被负电子中和。因此,纯金属没有净电荷。金属晶体阵列中原子中心之间的关系在所有方向上并不总是一致的。

如图3.1所示,在本例中为体心立方晶格。每个晶格都有一个单元格(以粗体显示),在三维空间中扩展(重复)较大的距离。电子只是相对松散地与原子核和原子核电子结合在一起。原子核在晶格中占有特定的位置(单位细胞中的点),而电子则相对自由地在晶格中移动。实际上,金属原子大到可以相互接触。这些轴之间的夹角可能是90°,也可能不是90°。总共有6个晶体系统,它们可以进一步分为14个晶体阵列。金属核可以出现在晶面的中心或晶面的顶点上。在每个数组中,捕获原子中心之间所有关系的最小重复单元被称为单元格。所有的金属都出现在图中所示的晶格结构中。晶体有6个族,其中4个族可以再细分。每个族都是由顶点之间的距离和顶点上的角度来定义的。体心立方、面心立方和密排六方晶格(星号)是牙科合金和纯金属中最常见的。牙科金属中最常见阵列的单元格如图3.2所示。在体心立方(BCC)阵列中,所有角度都是90°,所有原子在水平和垂直方向上彼此之间的距离都是相等的。金属原子位于单元格的角落,其中一个原

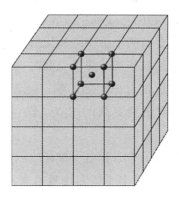

图3.1 一种典型的金属晶格

子位于单元格的中心(因此得名为体心立方)。这是铁的晶体结构,在许多铁合金中都很常见。面心立方阵列(FCC)具有 90°的角,原子中心在水平和垂直方向上也是等距的(和体心立方一样),但原子位于单元中心没有原子的面的中心(因此得名面心立方)。大多数纯金属及金、钯、钴和镍的合金表现出面心立方阵列。钛表现出更复杂的六边形密排阵列。在这个阵列中,原子在水平面上彼此之间的距离相等,但在垂直方向上却不相等。

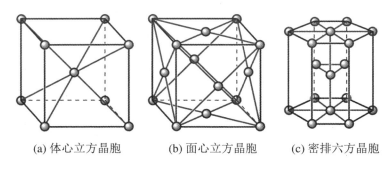

(a) 体心立方晶胞　　　(b) 面心立方晶胞　　　(c) 密排六方晶胞

图 3.2　牙科金属和合金中最常见的三种晶格单元晶胞

在金属晶体中,因为自由价电子漂浮在晶体中,所以原子中心是带正电荷的。虽然我们可能认为原子中心会互相排斥,但自由漂浮的电子将中心捆绑在一起,在原子中心之间产生了一种强大的力量。这被称为金属键,是一种重要的主键类型。金属键与其他主要键(如有机化合物中的共价键和陶瓷中的离子键)有本质上的不同。

2. 金属物理性能

金属的所有性质都是由金属晶体结构和金属键产生的。一般来说,金属的密度很高,这是由晶格中原子中心的有效堆积造成的。由于晶格中价电子的迁移性,金属具有电导率和热导率。金属的不透明度和反射性是由价电子吸收和反射光的能力造成的。当金属键的能量被施加的热量克服时,熔化就发生了。有趣的是,每个原子中心的价电子数对熔点都有一定的影响。随着价电子数目的增加,金属键发展了一些共价特性,有助于达到更高的熔点。铁(Fe^{3+})和镍(Ni^{2+})都有这种现象。

金属的腐蚀特性取决于原子中心和电子被释放以交换能量的能力。所需能量的大小取决于金属力的强弱(与价电子的自由度有关),以及释放离子在溶液中溶解所能获得的能量。对于像钠和钾等金属,金属键较弱是因为价电子分布松散,溶剂化能高。因此,这些金属在水中腐蚀时会释放出爆炸性的能量。对于金、铂等金属,金属键更强,价电子被束缚得更紧,溶剂化能相对较低。因此,金和铂不易被腐蚀。金属的腐蚀总是涉及氧化和还原。因为电子被释放,所以释放的离子被氧化。而电子(不能单独存在)被溶液中的一些分子获得(因此被还原)。

由于晶格中金属原子之间的距离在水平和垂直方向上可能不同(图3.3),如果观察到单晶,诸如电导率和热传导率、磁性和强度等特性也可能随方向而变化。金属和类金属的这些定向特性已在半导体工业中被用于制造计算机的微芯片。然而,在牙科中,单晶很少被观察到。相反,一组随机排列的晶体,每一粒都被称为颗粒,通常构成一种牙科合金。在这种情况下,定向性能平均分布在整个材料中。一般来说,为了使合金在任何方向上都具有均匀的性能,需要有细晶粒结构。方向性的不均匀性称为各向异性。如同物理性质一样,金属的机械支柱的特性也是金属晶体结构和金属键的结果。与聚合物和陶瓷相比,金属通常具有良好的延展性(被拉成电线的能力)和可压缩性(被锤成薄片的能力)。在很大程度上,这些特性源于原子中心在同一晶格内相互滑动到新位置的能力。因为金属键本质上是无方向性的,所以这种滑动是可能的。如果金属晶体是完美的,那么由计算得出的在晶格中滑动原子所需的力将比实验显示的要大数百倍。因为晶体不是完美的,所以需要更小的力;它们有一种叫作位错的缺陷。一般允许原子位错一次,即通过金属一个平面滑过另一个平面一次(A→B→C→D),因此金属形变所需的能量要少得多,同时这种运动不会导致晶格的断裂。就像通过在地毯上形成一个小褶皱或扭结来移动一个大而重的地毯,并将褶皱从地毯的一端推到另一端。位错有几种类型,但都使金属相对容易变形。所有提高金属强度的方法都是通过阻止位错的移动来起作用的。

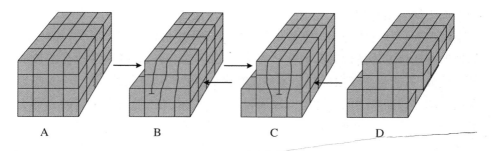

图 3.3　表示位错运动引起的晶体和滑移结构的示意图

当原子中心不能相互自由滑动时,金属就会断裂。例如,当杂质阻碍了位错的移动时,这种故障就会发生。由于位错不能通过固体移动,所以晶格会发生局部破裂。一旦这个小裂缝开始,只需很小的力就能使裂缝通过晶格。举个例子,假设有一块 15 cm 宽、6 mm 厚的钢板,它的一侧有一个 5 cm 长的裂缝,使裂缝扩展到剩余的 10 cm 所需的力大约是 1800 N。在没有裂纹的情况下,如果钢是最好的商业等级,则需要 220 万 N。

3.2 陶　瓷

陶瓷是指任何由非金属无机材料制成的产品,通常是通过高温烧制而获得理想的性能。它们是金属的氧化物。陶瓷是坚硬的,与金属相比,导热和导电性能差。牙科陶瓷的不透明度是可以定制的,其中颜色和半透明是美学的关键。与金属或聚合物相比,陶瓷通常表现出很少的塑性行为,因此被认为是脆性的。它们的应力应变曲线一般为无塑性应变的线性曲线。陶瓷在修复牙科中用作全冠和部分覆盖冠、义齿以及树脂基复合材料的颗粒填料。

狭义上,陶瓷指的是由高岭土、石英和长石混合在一起,在高温下烧制而成的陶瓷材料。用于金属陶瓷修复的牙科陶瓷属于这一组成范围,通常被称为牙科陶瓷。牙科陶瓷用于金属框架(金属陶瓷修复)和前牙,以及义齿的贴面。陶瓷修复研究通常是由熟练的技术人员在商业牙科实验室完成的,他们使用专门的设备,根据牙医提供的形状和色度进行修复。

牙科陶瓷的性能取决于其成分、显微结构和缺陷数量。晶相的性质和数量决定了材料的强度和抗裂纹扩展以及其光学性能。陶瓷是脆性的,并包含至少两种类型的缺陷:加工缺陷和表面裂纹。断裂机制包括裂纹都是由这些缺陷扩展而来的。加工缺陷是在加工过程中产生的,包括冷凝阶段的夹杂物或烧结过程中产生的空隙。夹杂物通常与金属框架清洁不当或使用不清洁的仪器有关。临床上失败的玻璃陶瓷修复体的内部孔隙被认为是断裂的起始部位。微裂纹也会在长石瓷冷却时形成,可能是由于白榴石晶体和玻璃状基体之间的热收缩不匹配,或者是由于瓷质冷却过快而产生的热冲击。表面裂纹是由机械加工或磨削引起的。平均自然裂纹尺寸为 20～50 μm。通常,陶瓷的失效是由最严重的缺陷引起的。牙科陶瓷在潮湿的环境(咀嚼)中受到重复(循环)的载荷,这种环境是扩展原有缺陷或裂纹的理想条件。这种现象称为缓慢的裂纹扩展,可以导致陶瓷修复体口内存留的时间显著降低。

3.3 聚 合 物

3.3.1 聚合物的化学成分

聚合物是指由许多(多聚)部分组成的分子。聚合物的末端代表的是组成聚合物的最简单的重复化学结构单元。构成聚合物的分子称为单体(其中一部分)。聚合物分子可以由不同类型的单体的混合物制备。如结构式Ⅱ和Ⅲ所示,含有两个或两个以上不同化学单元的称为共聚物,含有三个不同化学单元的称为三元共聚物。为了方便表达聚合物的结构公式,聚合物单元被括在括号中,下标如 n、m 和 p 表示组成聚合物分子的各种聚合物单元的平均数量。需要注意的是,在正常的聚合物中,聚合物单元是沿着聚合物链的方向随机排列的。然而,也有可能有些聚合物呈单元排列,使大量的一种聚合物类型连接到大量的另一种聚合物类型。这种特殊类型的聚合物称为嵌段聚合物。它也可能形成具有聚合物单元与特殊的空间安排相邻单元的聚合物,这些被称为立体定向聚合物。

聚合物通过共价键 C—C 键连接。通常,在聚合物化过程中,C═C 双键转化为 C—C 单键,一个聚合物附着在 C═C 双键的一部分碳原子上。3.3.3 节描述了各种网络配置配给的聚合物,包括交叉链接,其中链以非线性配置连接。

3.3.2 聚合物的分子量

聚合物分子的分子量等于各聚合物分子的分子量乘以聚合物分子的数量。根据制备条件的不同,聚合物分子的分子量从数千到数百万分子量单位不等。由单一单体制成的聚合物分子量越大,聚合度越高。术语聚合通常用于定性意义,聚合度定义为聚合物分子中聚合物的总数。因为重复单元的数量可能因分子的不同有很大的差异,所以聚合物的分子量通常被称为平均分子量。正如预期的那样,材料中低、中、高分子量分子的比例,或者换句话说,分子量分布,对物理性质的影响与平均分子量一样显著。因此两个聚甲基丙烯酸甲酯样本可以具有相同的化学成分,但物理性质却大不相同,因为其中一个样品含有高百分比的低分子量分子,而另一个样品含有高百分比的高分子量分子。通过改变聚合过程，可以获得分子量分布的变化。因此，这些物质不像普通小分子那样具有任何精确的物理常数，如熔点等。例如，分子量越高，聚合物的软化点和熔点就越高，聚合物就越硬。

3.3.3　聚合物的空间结构

除了化学组成和分子量外，聚合物分子的物理或空间结构在决定聚合物的性质方面也很重要。有三种基本的结构类型：线性的、分支的和交联的。线性的均聚物具有同类型的聚合物单元，而线性无规共聚物具有沿链随机分布的两个聚合物单元。线性嵌段共聚物沿链有段或块，而聚合物单元是相同的。支化的均聚物同样由相同的聚合物单元组成，而接枝支化的共聚物由主链上的一种结构单元和支链上的另一种结构单元组成。线性的和分支的分子是独立的和离散的，而交联的分子是一个网络结构，可能会产生一个巨大的聚合分子。聚合物的空间结构确实会影响它们的流动特性，但很难进行一般化，因为在一个特定的例子中，线性聚合物分子之间的相互作用或分支分子上分支的长度可能更重要。然而，一般来说，交联聚合物比线性或支链聚合物在更高的温度下流动。一些交叉链接的聚合物的另一个显著特征是，它们不像线性或分支的材料那样容易吸收液体。

3.3.4　热塑性塑料和热固性材料

另一种分类聚合物的方法，不是根据它们的空间结构，而是根据它们是热塑性还是热固性。"热塑性"塑料指的是可以通过加热软化和冷却固化的聚合物，这个过程是可重复的。这类聚合物的典型例子是聚（甲基丙烯酸甲酯）和聚乙烯-聚乙烯乙酸酯。"热固性"指的是在成型过程中固化但不能通过再加热软化的聚合物。由于交联反应和空间结构的形成，这些聚合物通常变得不熔合。典型的牙科例子是交联聚（甲基丙烯酸甲酯）、硅树脂、顺式聚异戊二烯和二甲丙烯酸酯。聚合物具有独特的性质，通过改变化学组成、分子量、分子量分布或聚合物单元的空间排列，可以改变聚合物的物理和机械性质。

第4章　金属修复材料

口腔科中常使用各种金属材料来修复牙体缺损,代替单个或多个缺失的牙齿以及整个牙弓。银汞合金和金可直接用于修复因为龋齿或折裂失去的牙体,尽管后者在当代口腔修复学中的应用非常有限。许多金属可用于牙体缺损修复,包括高贵金属、贵金属,但主要还是贱金属。这些类型的牙体金属材料的名称是根据它们的成分命名的。各种贱金属被用于牙体修复,如部分义齿,以及作为种植体来代替丢失的牙根。这些材料的组成、结构和性能方面的差异很大,表明这些材料会根据特定的临床情况要求而被指定于特定的应用。

4.1　汞(齐)合金

汞合金是汞和一种或多种其他金属混合的合金(金属元素的混合物)。口腔科的汞合金是由液态汞和主要含银、锡和铜的固体合金颗粒混合制成的,也可能存在少量锌和钯。区分口腔科用汞齐合金和汞齐合金是很重要的,后者是商业上制造销售的小颗粒,球状颗粒或者两者的混合形态,与液态汞混合可通过化学反应生产出牙科汞齐合金。

一旦汞齐合金与液态汞混合,它就具有可塑性,可以方便地将其放置到准备好的窝洞中。冷凝后,牙科银汞合金被雕刻成不同形状以适应不同的解剖需要,之后会随着时间的推移进一步硬化。汞齐合金可用于直接修复、永久修复、后牙修复和大型的全口修复等,在放置牙冠之前修复大面积缺损的牙体结构。口腔科用银汞合金修复使用方便,技术的敏感性也不高,可满足不同解剖形态要求,有足够的抗压强度和抵抗边缘微渗漏能力,可用于承压区域,具有相对较长的使用寿命。银汞合金的主要缺点是色泽与牙体颜色不匹配。另外,银汞合金修复体较脆,易受原电池影响而被腐蚀,可能会在牙体与银汞合金边缘表现出一定程度的破坏,并且不能保护剩余薄弱牙体结构。最后,还存在汞废水污染的风险。尽管有这些缺点,牙科银汞合金作为一种成本低、效益高并且成功的修复材料已经有很长的历史了。

4.1.1　汞(齐)合金的组成和形态

美国国家标准协会/美国牙科协会(ANSI/ADA)第 1 号规范〔国际标准化组织(ISO)24234〕对汞合金的成分提出了要求,指出它主要由银、锡、铜组成,也可能含有少量的铟、钯、铂、锌或汞。这个规范确定了标准合金的具体成分。ANSI/ADA规范也注释了包括汞齐合金中锌的存在,锌含量大于 0.01% 的为含锌合金,锌含量小于 0.01% 的为非锌合金。锌已经作为辅料包含在汞合金中,它可以帮助生产清洁、完整的铸件,用于生产车削汞齐合金。另外,必须确保汞合金内不存在污染,否则会降低修复体的完整性。在现代口腔医学中,由于强度、耐腐蚀性、边缘完整性和临床的整体性能的提高,低铜汞齐已经基本上完全被高铜汞齐所替代。

屑状汞合金是在车床上研磨合金锭产生的不规则形状的颗粒,而用特殊热喷涂技术可生产出各种大小不一的微球形颗粒或两者的组合(所谓的组合,即两类颗粒组成可能相似,也可能不相似)。不规则的车削颗粒由银和锡的合金制成,其中两种元素的比例接近金属化合物 Ag_3Sn,为混合合金的主要组分。球形颗粒可能主要含银和铜,在混合合金中为第二组分,或者在成分上可能与车削颗粒类似,并含有银、锡和铜(单组分)。

混合的规则合金中含 33%～60% 的球状颗粒,其成分接近于 Ag_3Cu_2 的共晶成分,这种平衡是不规则的粒子造成的。单组分球形合金的银含量为 40%～60%,铜含量为 13%～30%,锡含量为 22%～30%。另外还有一种高铜混合合金,其中球形和不规则颗粒成分相同,且铜含量为 29%～30%。混合合金总体上比球形汞合金更受欢迎。

一般来说,汞合金的特征性能由合金成分(颗粒大小、形状和分布)和热处理控制。以下几节将描述汞合金的汞齐反应和性能,并专门介绍目前在牙科中使用的高铜汞齐。

1. 汞齐合金:混合合金

所有口腔科用银汞合金的主要成分都是 Ag_3Sn,它与汞反应生成 Ag_2Hg_3,是汞齐的主要基质相。汞合金与液体汞紧密混合,采用研磨的方法润湿颗粒表面并促进其与汞的反应。在这个过程中,汞扩散到合金颗粒里,并与其中的银和锡部分发生反应,主要形成银汞化合物 Ag_2Hg_3,称为 γ1 相。这种形式相起到基体的作用,使未反应的汞合金结合在一起。γ1 相的晶体正在形成的时候,汞合金相对柔软,容易凝结和雕刻。随着时间的推移,更多的 γ1 晶体形成,汞合金会变得更硬、更强,不再凝结或雕刻。从研磨结束到汞合金变硬无法塑性的这段时间称为工作时间。若要反应完全可能需要几天到几周的时间,这反映了在这段时间内机械性能的变化。为了安全起见,尽管在最初几个小时内已经达到了相当大的强度,但仍通常建议患者在放置汞合金修复体后的 24 h 内避免直接使用修复体咀嚼。用来包裹合金颗粒的液态汞的量不足以与颗粒完全反应。因此,汞齐的设定质量包含大约 27% 的未反应颗粒,这实际上提高了最终材料的强度。在高铜混合合金中,一般通过向银锡合金中添加银-铜共晶合金的球形颗粒来提供额外的铜。银、锡和铜在汞中的溶解度差别很大。在相同温度下,大约 1 mg 铜、10 mg 银和 170 mg 锡可以溶解在汞中。因此,正如前面描述,当汞主要溶解 Ag_3Sn 中的银和锡时,银-铜共晶粒子的溶解度就很小。然而,一些锡和铜被汞溶解后反应生成一种锡-铜化合物 Cu_6Sn_5 称为 η′ 相。正是由于形成了这种锡-铜化合物,而不是一种弱的、易腐蚀的锡-汞化合物,才使高铜汞齐具有比先前的低铜汞齐更优越的性能。合并反应可简化如下:

$$\gamma(Ag_3Sn) + Ag\text{-}Cu(共晶) + Hg \longrightarrow \gamma1(Ag_2Hg_3) + \eta(Cu_6Sn_5) +$$
$$未反应 \gamma(Ag_3Sn) + 未反应 Ag\text{-}Cu(共晶)$$

在高铜单成分合金中,合金颗粒通常为球形,同时含有 $Ag_3Sn(\gamma)$ 和 $Cu_3Sn(\varepsilon)$。当液态汞与这些合金混合时,它会扩散到这些颗粒的表面,形成 Ag_2Hg_3 和 Cu_6Sn_5,就像在混合合金中一样。不同之处在于,由于所有的铜都以单个颗粒形式存在,因此铜和锡的反应发生在球形合金颗粒周围的一个环形区域中,外围被银汞基体包围着。

2. 汞合金的物理和机械性能

汞合金规范(ISO 24234)中有对商用口腔科汞合金质量的要求。该规范列出汞合金的三个物理特性作为衡量汞合金质量的指标:抗压强度、蠕变和尺寸变化。规定在凝固后 1 h 允许的最小抗压强度是 80 MPa,凝固后 24 h 允许的最小抗压强度为 300 MPa,允许的最大蠕变程度是 1%。在 5 min 到 24 h 内的尺寸变化必须在 $15\sim20\ \mu m/cm$ 的范围内。

(1)抗压强度

抗压缩力是汞合金的一个重要强度特性,由于银汞合金的抗压性最强,而拉力和剪力要弱得多,所以窝洞设计应让使用过程中的压缩力最大,拉伸或剪切力最小。当快速施加拉伸或压缩力时,口腔科用汞合金不会表现出明显的变形或伸长,因此,它是一种脆性材料。如果突然对汞齐施加过大的力可能会导致银汞合金修复体的断裂。

高铜单组分材料的早期抗压强度最高,可达 250 MPa 以上。早期高抗压强度对于银汞合金来说是一种优势,因为在达到最终强度之前,患者过早地施加高咬合力会降低折断的可能性。高铜单成分合金在 7 天时的抗压强度会再次提高,其他合金的抗压强度差别不大。

(2)抗拉强度

低铜汞齐和高铜汞齐在 7 天的抗拉强度大致相同。抗拉强度明显小于抗压强度,因此,在窝洞设计时,应减小由咬合力产生的拉应力。高铜单组分合金在 15 min 的抗拉强度比其他合金高很多。

(3)弹性模量

口腔科用汞合金的弹性模量或刚度在 40~60 GPa 的范围内,而树脂复合材料的弹性模量仅为 5~15 GPa。在临床应用中,这些数据对汞合金与复合材料的比较应用具有重要意义。

(4)蠕变

蠕变是材料在接近其熔点的温度下使用时随时间变化的非弹性变形。用绝对温度表示,口腔科用汞合金中主要基质相($\gamma1$)的熔点为 400 K,而在口腔温度为 310 K 时,所占熔点的比例约为 0.8。在金属中,比例超过 0.5 被认为是蠕变行为的先兆。因此,口腔科用汞合金是检测蠕变现象的适当候选者。

规范中的蠕变实验是在 37 ℃ 的环境下,对一个使用了 7 天的圆柱形试样施加 36 MPa 的压应力完成的。通过压缩实验样本 1~4 h 来测量蠕变,规范规定了蠕变的可接受极限为 1.0%。然而,汞合金的蠕变值在低于 1.0% 的范围内变化时并没有表现出临床上的差异。因此,物理特性有助于预测临床表现,但应注意其预测的局限性。蠕变反映了牙科汞合金在临床环境中永久变形的能力。

(5)尺寸变化

在汞合金凝固过程中,尺寸的变化是其最重要的特性之一。现代汞合金与机械汞合金混合通常会产生缩小的尺寸变化。短时间(前 20 min)合金的最初收缩被认为与合金颗粒在汞中的溶解有关。在这一时期之后,合金发生膨胀,这主要是汞与银反应以及基体相形成的结果。6~8 h 后,合金尺寸几乎不变,因此 24 h 后的值才是最终值。与这种说法唯一例外的是,有研究者在临床上观察到一些老旧的含锌合金在研磨或冷凝过程中被水基流体污染,从而发现过度延迟导致合金尺寸的变化。

尺寸变化是通过一个 8 mm 圆柱形样品在凝固后 5 min 到 24 h 之间的长度变化来测量的。长度的变化可以连续测定,尽管 ANSI/ADA 规范只要求 24 h 的值。各种合金的尺寸变化中,高铜混合合金的尺寸变化最小,为 1.9 $\mu m/cm$。所有汞齐均符合 ANSI/ADA 第 1 号规范 15～20 $\mu m/cm$ 的要求,但易受各种操纵因素的影响。

尺寸变化的另一个临床意义与新完成的银汞合金修复体相关的术后敏感的偶然发生有关。汞合金不会黏附在牙齿结构上,因此负的尺寸变化将导致汞合金修复体和牙齿结构之间存在界面间隙。当需要在修复的牙齿中形成一个贯穿牙本质的小洞时,牙本质小管中的牙髓液就会向外流出到界面间隙。这种液体的压力变化被认为是术后敏感的主要原因之一。显然,界面间隙的大小是决定是否出现敏感的关键因素,修复体间隙较大的牙齿更容易敏感。

尽管大多数通过 ANSI/ADA 第 1 号规范的负的尺寸变化为 15 $\mu m/cm$ 或更小的合金没有显示出不寻常的术后敏感性,但已有报道显示一些仅由球形颗粒组成的高铜汞合金有显示出这种敏感性的倾向。通过体外微泄漏研究发现了产生这种异常的原因,尽管球形颗粒合金与车削颗粒合金的尺寸变化没有显著差异,但球形颗粒合金的泄漏量大于车削颗粒合金。检测结果表明,与车削合金的光滑表面相比,球形颗粒合金的窝洞壁旁的汞合金表面表现出相对不均匀的纹理,因此球形颗粒合金牙髓液填充的界面间隙更大。

在放置汞合金修复体之前,使用成膜剂(如牙本质粘接剂)封闭牙本质小管,可以有效解决球形颗粒汞齐术后的敏感性。然而,这种做法并没有被业内广泛采用。

（6）腐蚀

一般来说,腐蚀是金属与环境发生化学或电化学反应而导致的逐渐破坏。过度的腐蚀会使孔隙度增加,边缘完整性降低,强度消失,并导致金属离子释放到口腔环境中。

在口腔科用汞齐中发现的腐蚀产物包括:氧化锡、羟基氯化锡、氧化铜、氯化铜以及其他更复杂的化合物。考虑到汞合金是在含盐溶液的充气环境中操作的,故氧化物和氯化物的形成并不奇怪。由于化学成分不同,汞合金的不同相具有不同的腐蚀电位。纯相的电化学测试表明 Ag_2Hg_3（γ1）相具有最高的耐蚀性,其次是 Ag_3Sn（γ）、Ag_3Cu_2、Cu_3Sn（ε）、Cu_6Sn_5（η′）和 $Sn_{7-8}Hg$（γ2）。然而,少量的锡、银和铜可能溶解在各种汞合金相中,这对它们的耐蚀性有很大的影响。例如,在 γ1 相中,总有一些锡溶解在银-汞相中,锡的浓度越高,其耐蚀性就越低。从汞合金/牙齿边缘测量,大多数汞合金的平均腐蚀深度为 $100\sim500~\mu m$。磷酸盐缓冲溶液会抑制腐蚀过程,在银汞合金表面形成蛋白质薄膜也会抑制腐蚀过程,因此,唾液可能为口腔科用银汞合金提供一定程度的腐蚀保护。

对已经使用了 $2\sim25$ 年的汞合金的研究表明,除了存在少量氯离子和其他污染物外,其本体元素组成与新制备的汞合金相似。除了 γ 粒子的内部合并外,相的组成也与新汞齐相似。然而,临床上老化的汞合金与新汞合金的相位分布有所不同,这证实了口腔科用汞合金是一种随时间变化的动态材料。高铜汞齐的表面失去光泽与富铜相有关。

(7) 汞齐合金粘接

虽然汞齐合金是一种非常成功的修复材料,但它不粘接牙齿结构,因此不能恢复临床牙冠的原始强度。其中大型修复体必须具备槽、孔和洞等特征,以提供大型修复的固位,但这些特征并不能加强汞合金或增加修复体的强度。

随着口腔科复合材料胶粘剂系统的发展,已有将汞齐合金粘接到牙齿结构上的可能性。含有 4-META(4-甲基丙烯氧基乙基偏苯三酸酐)的胶粘剂一直是其中最成功的产品之一。据报道,使用这些胶粘剂时,汞齐合金对牙本质的剪切粘接强度高达 10 MPa,而微填充复合材料对牙本质的剪切粘接强度的可比较值为 $20\sim22$ MPa。

汞合金与牙齿结构之间没有真正的粘连。剪切粘接实验表明,粘接是由粘接剂和汞合金在其共同界面处混合而产生的。用于放置粘接汞合金的技术包括:首先将粘接剂放置到窝洞中,在粘接剂完全聚合之前,汞合金被压缩到窝洞中。

采用粘接的近端-咬合-远端(MOD)汞合金修复体的抗断裂能力是未粘接汞合金修复体的两倍以上。此外,尽管银汞合金粘接到牙本质上的剪切粘接强度低于复合材料,但粘接的 MODS 银汞合金修复的断裂强度与复合材料一样高,尽管两者都没有完整牙齿的高($45\%\sim80\%$)。正如预期的那样,窄的复合粘接 MOD 修复体比宽的复合粘接 MOD 修复体强度高。其他研究表明,粘接的 MODS 银汞合金修复体与近中端箱装固位的汞合金固位体固位效果相当。此外,与未粘接汞合金相比,汞合金粘接修复体在 V 类窝洞中减少了边缘泄漏。

4.2　口腔铸造合金

本节主要介绍贵金属合金和贱金属合金。每种合金都有特定的物理和机械性能,会影响其操作和应用。牙齿预备和修复设计将决定所需的物理和机械性能的合金,所以在治疗计划的过程中应考虑到所有的因素。

4.2.1　类型和成分

ADA 牙科铸造合金规范按成分将合金分为三组:① 高贵金属:贵金属含量至少为 60 wt%[wt%是重量(质量)百分数的单位,表示重量比及一种物质占混合物的比重],含金量至少为 40%;② 贵金属:贵金属含量不低于 25%(黄金无规定);③ 以基体金属为主:贵金属含量低于 25%。

ANSI/ADA 第 5 号规范(ISO 1562)除了前面描述的成分分类外,还对每种被推荐用于特定应用的合金类型采用了从 I 型到 IV 型的分类系统。因此,高贵金属合金可能是 I 型或 IV 型,而这取决于其力学性能。这种情况会令人有些困惑,因为在旧的规范中,合金类型与其成分有关,并且几乎所有的合金都是以金为基础的。在目前的系统中,每种合金类型会根据修复体可能受到的力的大小,被推荐于口腔内使用。 I 型和 II 型合金的伸长率较高,因此易于打磨抛光,但只适用于低应力环境,如咬合力低的嵌体。而 IV 型合金适用于临床中涉及很高应力的情况,如大跨度的固定牙体修复。 III 型合金是牙科实践中最常用于牙冠和较短的固定牙体修复的牙科实践。

高贵金属合金有三类:Au-Ag-Pt 合金;金含量大于 70 wt% 的 Au-Cu-Ag-Pd 合金;金含量为 50%~65% 的 Au-Cu-Ag-Pd 合金。Au-Ag-Pt 合金通常由 78 wt% 的金和大致等量的银和铂组成。这些合金已被用作铸造合金和瓷金属合金。Au-Cu-Ag-Pd- I 合金通常含有 75 wt% 的金,大约 10 wt% 的银和铜,以及 2~3 wt% 的钯。而 Au-Cu-Ag-Pd- II 合金的金含量通常小于 60 wt%,并增加银含量以适应金含量的降低。有时这些合金中钯的比例会略高一些,而银的比例则相对较低。

贵金属合金有四类:Au-Cu-Ag-Pd 合金;Au-Ag-Pd-In 合金;Pd-Cu-Ga 合金和 Ag-Pd 合金。Au-Cu-Ag-Pd- III 合金通常含金量一般为 40 wt%。因为还原金主要以银作为补偿,所以 Au-Cu-Ag-Pd- III 中 Cu 和 Pd 的含量与 Au-Cu-Ag-Pd- II 中 Cu 和 Pd 的含量相比变化不大。Au-Ag-Pd-In 合金的金含量只有 20 wt%,银含量大约为 40 wt%,钯含量为 20 wt%,铟含量为 15 wt%。Pd-Cu-Ga 合金中几乎不含金,钯含量约为 75%,铜和镓含量大致相等。最后,Ag-Pd 合金不含金,但含有70 wt%的银和 25 wt%的钯。根据 ADA 规范,这些合金因其钯含量而被视为贵金属。

铸造合金的成分决定了它们的颜色。一般情况下,当钯含量超过 10 wt%时,合金呈白色。Pd-Cu-Ga 和 Ag-Pd 合金为白色,而其他合金为黄色(金)。但 Au-Ag-Pd-In 合金是一个例外,它的钯含量超过了 20%,因此表现为淡黄色。这种情况是合金中铟和钯相互作用的结果。故在黄色合金中,该成分会改变黄色的色调。一般来说,铜会使合金呈现红色,而银会使合金呈现淡红色或淡黄色。

4.2.2　应用于口腔合金的金属元素

在牙体修复方面,由于口腔环境的特殊性,单一金属的特性无法满足应用需要,往往需要多种金属组成合金来进行实际应用。这些合金既可以用于牙体修复,诸如铸造金属冠,也可以制成钢丝材料或其他形式。金属种类可主要分为两种:贵金属和贱金属。

1. 贵金属

贵金属是一种具有良好金属表面并且能够在干燥空气中保持其表面完好的元素。它们虽易与硫元素反应生成硫化物,但对于在加热、浇铸、焊合过程中发生的氧化、生锈和腐蚀的抵抗力以及在口腔中的应用是十分出色的。贵金属包括金、铂、钯、铱、铑、锇以及钌,并且可细分为两大类。第一类包括钌、铑、钯,其原子质量大约为 100 并且密度为 12～13 g/cm³。第二类包括锇、铱、铂、金,其原子质量大约为 190 并且密度为 19～23 g/cm³。两类金属的熔点都会随着原子质量的增加而降低。比如,第一类金属中钌的熔点为 2310 ℃,铑的熔点为 1966 ℃,而钯在 1554 ℃时开始熔化。第二类金属熔点的范围从 1064 ℃(金的熔点)到 3045 ℃(锇的熔点)。因为熔点和密度能够影响铸造合金的进程,并进一步影响最终产品的精确度和品质,所以它们是构成合金的重要条件。贵金属连同银有时被称为贵重金属,而"贵重"一词来源于提炼这些金属需要消耗巨大的成本并且它们在市场贸易中可作为一些价格昂贵的商品。虽然银被一些冶金学者称为贵金属,但因为它在口腔中会发生严重腐蚀,所以它在口腔学科中并不属于贵金属。因此"贵"与"贵重"在口腔学科中并不是同一种含义。

金是一种质地软且具有可塑性和延展性的金属,其呈黄色并伴随强烈的金属光泽。虽然纯金是所有金属中延展性与可塑性最好的,但其强度相对较低。金的密度在某种程度上取决于它是否被浇铸、卷曲甚至是拉成细丝后的状态。少量杂质会对金与其合金的力学性能产生明显的影响。比如含量低于 0.2%的铅会导致金变得极脆,而少量的汞也会对其产生有害的影响,因此牙体修复中的金不能与其他牙科合金的材料混用。金能在任意温度下的空气和水中保持稳定,并且不溶于硫酸、硝酸和盐酸中。但它能迅速地溶于硝酸与盐酸的混合物中(王水,体积分数为18%的硝酸和体积分数为82%的盐酸)形成金的三氯化物(三氯化金),并且也能被其他化学物质溶解,例如氰化钾以及溴或氯的溶液。因为金与铅相比几乎一样柔软,所以它必须与铜、银、铂以及其他金属构成合金以增强其在修复合金、硬币和首饰应用方面所需要的硬度、耐用性和弹性。经过合适的提炼和纯化,可生产出纯度极高的金,并且可通过加工硬化以改善其物理性质。但若不加以改善,铸造出来的金会缺少足够的强度和硬度。

铂是一种青白色金属,具有韧性、延展性和可塑性,并且可作为箔或细拉丝生产,其硬度与铜相似。而纯铂因其高熔点和对口腔环境中的腐蚀成分以及高温具有一定的抵抗力,在口腔科应用广泛。铂可增加金的硬度和弹性,还能淡化黄金基合金的颜色,并且一些口腔铸造合金和金属丝含有高达8%的铂以及其他与之结合的金属。

钯是一种白色但色度比铂稍微暗一点的金属,其密度略高于铂和金的一半。纯钯不单独应用,但广泛用于牙科合金中。钯可以与金、银、铜、钴、锡、铟或镓结合构成合金。其中,钯与金之间很容易形成合金,并且钯的质量分数低至5%时会对黄金基合金产生明显的增白效果,而当质量分数达10%或更多时钯金合金呈白色。钯合金和之前提到的其他元素都能够作为黄金合金的替代品,并且钯基合金的力学性能可能与许多传统的金基合金一样甚至更好。虽然许多钯基合金为白色,但有些诸如钯铟银合金表现为黄色。

铱和钌作为使晶粒保持较小粒度的晶粒细化剂在牙科合金中较少使用。因为晶粒度小的晶粒可以提高合金的力学性能以及其内部的均匀性,所以生产合金时会尽量使晶粒变小。低至0.005%(50 ppm)的铱能有效减小晶粒度并且钌也能产生同样的效果。这些元素的晶粒细化特性很大程度上取决于它们极高的熔点:比如铱的熔点为2410 ℃,钌的熔点为2310 ℃。因此这些元素在合金铸造过程中不会熔化,并且在其冷却时充当熔体的成核中心,最终产生细晶粒合金。铑也具有高熔点(1966 ℃)并已用于在合金中与铂形成热电偶导线,有助于测量用于制造牙齿修复体的瓷炉中的温度。

2. 贱金属

多种贱金属与贵金属结合,以构成用于口腔修复的合金。此类贱金属包括银、铜、锌、铟、锡、镓以及镍。

银是一种具有可塑性和延展性的金属。作为最著名的热导体和电导体,银比金更强、更硬,但是比铜柔软。其熔点为 961.9 ℃,低于铜和金。在任意温度下的洁净干燥的空气中,它能够保持稳定,而当它与硫、氯、磷以及含有这些元素或它们的化合物的蒸气接触时,其性质可能就会发生改变。因为含硫化合物的食物会使银发生严重的腐蚀,所以银在口腔中不属于贵金属。由于纯银在口腔中会与硫结合形成黑色硫化银,常不用于牙体修复,但在含银合金里添加少量钯可防止此类合金在口腔环境里快速腐蚀。银与钯和金可形成一系列固溶体,因此其在金基和钯基牙科合金中十分常见。在金基合金中,银可有效中和铜含量较多的合金所表现出的浅红色,并且可以通过固溶强化机制使金基合金硬化。而在钯基合金中,银使合金在增白方面发挥着重要作用。尽管银可溶于钯中,但在向这些合金中添加其他元素如铜或铟时,可能会导致多相的生成以及腐蚀的增加。

铜是一种具有可塑性和延展性的金属,同时具有高导热性和导电性以及呈特征性的红色。当铜添加到金基合金中时,能使金变为浅红色,并能通过固体溶液或有序溶液机制使该合金硬化。当该合金中铜的质量分数为 40%～88% 时可形成有序相。铜也常用于钯基合金中,当铜在 15wt%～55wt% 范围时可通过固溶硬化和有序相的形成来降低熔点并增强合金强度。因为银和铜不能混溶,所以在金基和钯基合金中银和铜的比率必须仔细平衡。况且铜也是大多数硬质牙科焊料中常见的成分。

锌是一种蓝白色并在潮湿空气中易腐蚀的金属。而纯锌是一种质地软、脆、强度低的金属。当在空气中加热时锌容易氧化形成密度相对较低的白色氧化物,这种氧化性质可在牙科合金中加以运用。虽然锌的质量分数可能只有 1%～2%,但当合金熔化时可作为氧气的清除剂,因此被称为脱氧剂。由于其密度低,生成的氧化锌在铸造过程中滞后于密度更高的熔体,进而在该过程中被除去,过量的锌可显著地增加其合金的脆性。

铟是一种质地软、灰白色的金属,具有低至 156.6 ℃ 的熔点。该金属不会在空气或水中腐蚀并可作为锌的替代品用于一些金基合金中,而且铟还是一些贵重陶瓷牙科合金常见的次要成分。目前,铟已被大量(质量分数高达 30%)用于黄化钯银合金。

锡是一种有光泽、质地软并在正常空气中不会遭受腐蚀的白色金属。一些金基合金含有有限数量的锡,通常其质量分数低于 5%。该金属也是金基牙科焊料中的一种成分,它与铂和钯结合可产生硬化效果,但也增加了其脆性。

镓是一种在干燥空气中稳定但在潮湿空气中易腐蚀的浅灰色金属。该金属具有非常低的熔点,仅为 29.8 ℃,并且密度也仅有 5.91 g/cm³。纯镓并不用于口腔中,但可作为一些金基和钯基牙科合金中的一种成分,特别是陶瓷合金,且镓的氧化物对于陶瓷与金属的粘合也很重要。

镍在金基和钯基牙科合金中的应用有限,但它是贱金属牙科合金中常见的成分。该金属的熔点为 1453 ℃,密度为 8.91 g/cm³,当镍少量用于金基合金中时,能使合金变白并增加其强度和硬度。

3. 贵金属合金

贵金属合金的结构包括固溶体、有序溶液和多相合金。其中固溶体所含元素在所有温度和组分下是彼此完全分散混合的;而有序溶液中元素在合金晶格中具有特定和规则的位置;至于多相合金,其形成原因是元素在所有组成和温度下不能完全互溶。

合金中第二相的存在非常重要,因为它能显著改变合金的腐蚀性。单相合金因为其成分很均匀,所以几乎没有可见的显微组分。而在多相合金中,人们能清晰地观察到含有不同成分的区域。当合金冷却时,元素不再完全互溶以形成单相,所以这些区域对应形成于不同凝固时期的相。此外因为不同的相可以产生电化学作用,多相合金的腐蚀性可能高于单相合金。

（1）贵金属合金的硬化

纯铸造合金缺少足够的强度和硬度,所以使用它对牙齿修复并不实用。故通常采用固溶体和溶液有序硬化这两种常见的方法去充分强化在口腔里使用的贵金属牙科口腔合金。通过随机混合在晶格中的两种元素(形成一种固溶体),能显著提高使晶格畸变所需的力量,进而提高合金强度。举例来说,仅在合金中增加 10% 的铜,其拉伸强度可从 105 MPa 增加到了 395 MPa,其布氏硬度可从 28 增加到 85。如果两种元素的位置开始变得有序(形成一种有序溶液),合金的性能会进一步提高。对于典型的金基铸造合金,形成有序溶液可能会使其屈服强度增加 50%,拉伸强度增加 25%,硬度至少增加 10%。但重要的是要注意合金的伸长率会因有序溶液的形成而降低,例如典型的金基合金,其伸长率会从 30% 降到约 12%。这一过程需要精确控制冷却速率。由于缓慢冷却会使其形成有序晶体,从而形成有序状态的正确组分,更具硬度和强度的合金。但是,因为在冷却过程中完全没有充足的时间使原子在晶格里正确排列,所以如果快速冷却铸造金属,例如在铸造过程完成后不久就将其放入冷水中,会使金属处于更柔软的无序状态。有序溶液和固溶体之间在固态状态下的转化是可逆的,因此,在恰当的条件和温度下加热存在于无序状态下的合金可以为有序结构的形成提供时间。以下是一个如何把这个过程用于口腔铸件的合金中的例子。合金在铸造后快速冷却,使其处于更柔软的无序状态,这样会使合金更容易在边缘被研磨和抛光以适应模具,并能最终用于准备治疗的牙齿。并且,因为合金一旦装在口腔里,会有助于其处于硬化状态,所以在实验室里已经加工过的铸件被再次加热会形成更坚硬并存在有序组分的结构,这种结构也是最终粘在病人准备治疗的牙齿里的材料。

(2) 贵金属合金的配方

贵金属合金要的质量决定了将用于制定合金的元素的选择种类。理想的贵金属铸造合金必须要有:① 低熔点范围;② 足够的强度、硬度和伸长率;③ 在口腔环境里腐蚀倾向较低;④ 低成本等性能。传统上,贵族元素金和钯通常是通过添加其他元素来制作口腔铸造合金的基础。因为金和钯有相对较低的熔点和相对低的腐蚀性,并能与其他合金元素形成固溶体,所以它们比其他贵族元素,例如金和铜,更具可取性。由于固溶体更容易制造和操控,相较于多相系统有更低的腐蚀倾向,并且通过固溶体和有序固溶体硬化能为贵金属合金提供更高的强度,所以固溶体系统是合金配方中所必需的。因此,这些元素的组合曾被广泛地用作贵金属口腔铸造合金的配方。

(3) 贵金属合金的晶粒尺寸

研究表明,无论哪种微量元素,都会影响铸造合金晶粒的尺寸。通过增加少量(0.005%或0.000005%)元素如铱和钌便能生产出小颗粒铸件。若在合金中增加其中一种元素,则该元素在整个合金中可能形成形核颗粒中心。如今大多数合金制造商在生产中使用了晶粒细化技术。铸件中的小颗粒结构能显著提高合金在抗拉强度和伸长率方面的力学性能,这有助于维持不同铸件之间的性能一致,并且晶粒细化对硬度和屈服强度等其他性能的影响极小。

(4) 贵金属合金的性能

熔化范围:口腔铸造合金是元素的组合,而不是纯元素,所以它们没有熔点,但有熔化范围。牙科口腔铸件合金必须有相对窄的熔化范围,因为在铸造中的合金会很长时间处于部分熔化状态,将增加氧化物的形成和污染的机会。

合金的熔化范围决定了在铸造中必须使用的燃尽温度、熔模类型和热源的种类。一般来说,燃尽温度必须低于熔化范围的最低温度即 500 ℃左右。因此,对于 Au-Cu-Ag-Pd-Ⅰ型合金,其燃尽温度为 450~475 ℃。如果燃尽温度接近 700 ℃,由于硫酸钙会分解并使合金脆化,所以不能使用石膏结合剂包埋材料。温度接近或大于 700 ℃，可使用磷酸盐结合剂包埋材料。Au-Cu-Ag-Pd-Ⅰ，Au-Cu-Ag-Pd-Ⅱ，Au-Cu-Ag-Pd-Ⅲ 以及 Au-Ag-Pd-In 合金可使用石膏结合剂包埋材料，但是在其他合金中建议使用磷酸盐结合剂包埋材料。汽油喷枪可以用于低于 1100 ℃ 的液体合金的加热。高于此温度，必须用汽油-氧气喷枪或电流感应加热方法。

熔化范围的最高温度对焊接和有序相的形成很重要，因为在这两个操作期间，合金的形状保持不变。因此，在焊接或硬化-软化期间，合金只有在熔化范围的最大值低于 50 ℃ 时才能被加热，以避免铸件局部熔化或变形。

密度：密度的不同会影响铸造过程中熔化的合金进入铸模腔的速度。通常高密度的合金将加速此过程，并且更容易趋向形成完好的铸件。

强度：合金的强度可以通过屈服强度或拉伸强度来衡量。由于拉伸强度是合金发生永久变形的应力，故虽然抗拉强度代表合金的最大强度，但屈服强度更常在口腔应用中使用。通常在口腔应用中不需要口腔铸件的永久形变，因此屈服强度才是合理实用的最大强度。对于一些合金，如 Au-Cu-Ag-Pd-Ⅰ，Au-Cu-Ag-Pd-Ⅱ和 Au-Cu-Ag-Pd-Ⅲ，有序溶液的形成可以显著提高合金的屈服强度。例如，随着有序相的形成，Au-Cu-Ag-Pd-Ⅱ合金的屈服强度会从 350 MPa 提高到 600 MPa。而如 Au-Ag-Pt 和 Ag-Pd 合金的一些合金，在硬化条件下，其屈服强度只是轻微增加。Pd-Cu-Ca 合金的屈服强度范围是 320～1145 MPa（硬条件），是因为钯和铜的比例不在有序相形成的合适范围内，钯-铜-钙合金不能形成有序相。在屈服强度 1145 MPa 时，最强的合金是钯-铜-钙，而其他合金的屈服强度范围为 320～600 MPa。后面一种合金的屈服强度范围为 495～600 MPa，其适用于口腔应用并且通常与贱金属合金的屈服强度范围相同。对这些合金来说，通过在金或钯基体上添加铜和银进行固溶体硬化，其具有显著的效果。纯金铸件有 105 MPa 的屈服强度。如前所述，加入10 wt% 铜（金硬币）后，通过固溶体硬化使其抗拉强度增加到 395 MPa。若进一步加入 10 wt% 银和 3 wt% 的钯（Au-Cu-Ag-Pd-Ⅰ），其伸拉强度会在硬化条件下增加到约 450 MPa 和 550 MPa。

硬度：硬度是提示合金抵抗咬合负荷下的局部永久变形的一个很好的指标。强度与屈服强度有关，并且给出一些关于抛光合金的困难程度的指示。高强度的合金经常有很高的屈服强度且更难去抛光。在硬化条件下，这些合金的强度范围从 Ag-Pd 合金的 155 kg/mm² 至 Pd-Cu-Ca 合金的 425 kg/mm²。更典型地是，贵金属铸造合金的硬度约为 200 kg/mm²。其中银-钯合金因银含量高而相对比较软，Pd-Cu-Ca 合金因坚硬金属钯含量高而特别硬。大多数贵金属铸造合金的硬度比牙釉质（343 kg/mm²）要低，比贱金属合金的硬度也低，如果合金的硬度超过牙釉质的硬度，会造成对牙釉质的磨耗。

延伸率：延伸率是合金延展性的量度。冠桥应用时，为了避免使用合金而产生永久损伤，所以通常选择延伸率较低的合金。同时，延伸率也是合金是否能够被抛光的主要指标，有着高延伸率的合金可以被抛光而不会断裂。延长率对有序相的存在与否也很敏感，在硬化状态下，延伸率将显著下降。例如，金-铜-银-钯-Ⅱ合金在软化条件延伸率为 30%，而在硬化条件下仅为 10%。在软化条件下，贵金属口腔铸造合金的延伸率为 8%～30%。这些合金的延展性显著高于延伸率为 1%～2%的贱金属合金。

生物相容性：贵金属口腔合金的生物相容性和其他物理或化学性能同等重要。贵金属口腔合金的生物相容性主要与这些合金释放的元素（即它们的腐蚀）有关。因此任何毒性、过敏性或其他不良生物反应主要会被这些合金释放到口腔的元素影响，不同种类的元素被释放，其浓度和口腔组织暴露的持续时间会显著影响生物反应。例如，锌的短期（超过 1～2 天）释放可能不具有显著的生物学意义，但长期（超过 2～3 年）释放可能具有更显著的作用。同样的，由于每种元素在其与组织的相互作用中都是独特的，所以等量（以 mol 为单位）的锌、铜或银将具有完全不同的生物学效应。

目前，关于元素释放对组织的影响还没有被完全理解，所以没有办法全面评估贵合金（或其他材料）的生物相容性。但是，有几个原理可应用于合金生物相容性。贵金属合金释放的元素与合金组成不成比例，而是受合金微结构中相的数量、类型和组成影响。一般而言，多相合金比单相合金能释放更多的原子。一些元素，如铜、锌、银、镉和镍，从本质上来说比金、钯、铂和铟等其他元素更容易从口腔合金里释放出来。含贵金属元素多的合金释放的原子一般少于含有极少或无贵金属元素的合金。但是，无论是体内外，相对于成分推算，直接测量生物反应是一种更加合理的方法。用在口腔中的不同合金组合也可能会改变它们的腐蚀性和生物相容性。

4. 贱金属合金

贱金属合金广泛应用于口腔学科中，铸造钴铬合金多年来一直用于制造可摘活动义齿框架，并在该方面几乎完全取代了Ⅳ型合金。此外镍铬和钴铬合金都可应用于金属烤瓷修复体。

通过在贱金属合金中添加铍，并降低熔融温度，减小表面张力以及增加瓷与金属键合的强度来提高铸造性能。然而，蒸气或颗粒形式的铍与多种疾病相关，包括接触性皮炎、慢性肺病、肺癌和骨肉瘤。实验室人员在执行熔炼、研磨、抛光和最后精细加工的程序时暴露于铍的风险最大。因此在铸造、精细加工和抛光含铍合金的过程中，应使用高效的局部排气和过滤系统，保证充分且全面的通风。ADA 科学事务委员会建议，含铍合金应尽可能不用于制造口腔修复体，如果必须使用含铍合金，则必须遵循职业安全健康管理局（OSHA）指南（OSHA 危害信息公告 02-04-19），因此多家制造商已去除所生产合金中的铍。此外 ISO 标准将铍的含量限制在 0.02 wt%，并已被美国食品和药物管理局（FDA）所接受，但是在 1976 年之前，市场上已赋予含铍合金"祖父级特权"，因此市场上仍有许多含铍合金在使用。

因为镍是一种已知的过敏原，所以镍的存在对于镍铬合金和不锈钢十分重要。据报道，女性对镍过敏的发生率是男性的 5～10 倍，其中 5%～8% 的女性表现出过敏反应，然而人们并没有发现口腔内的镍基修复体与过敏反应之间存在联系。但对于有病史证明的对镍有过敏反应的患者，仍应当使用不含镍或其他非镍合金的钴铬合金。如今在用于直接接触软组织（如在可摘活动的义齿框架中）的贱金属合金中，镍的使用量正在减少。该金属主要存在于金属烤瓷修复体和锻造应用（如电线）的合金中。为了尽可能减少患者暴露于含镍或铍的金属粉尘中，最好在潮湿的环境中利用高速抽离系统进行口内精细加工。

钛和钛合金在种植体、正畸钢丝和根管锉中的使用正与日俱增。而不锈钢合金主要用于正畸钢丝、制造根管器械和预成型牙冠。

（1）牙科基底金属合金的一般要求

在牙齿修复中用作贵金属合金替代品的金属和合金必须具有最低限度的基本特性：

① 合金的化学性质不应使患者或操作者产生毒性或过敏反应。

② 修复体在口腔环境中应具有耐腐蚀以及可发生物理变化的化学性质。

③ 物理和力学性质，如导热系数、熔融温度、热膨胀系数和强度，都应当满足各种修复体设计所需的最小值。

④ 普通口腔医生和技术人员需要掌握有关制造与应用方面的技术专长。

⑤ 用于制造的金属、合金以及配套材料应多样并相对便宜，且即使在紧急情况下也能轻易获得。

当在金属烤瓷系统中使用贱金属合金时，其使用要求与对贵金属合金的要求一样。

（2）用于可摘活动假体的钴铬和镍铬铸造合金

几乎所有可摘活动义齿的金属框架都是由钴铬合金制成的。根据 ANSI/

ADA 第 14 号规范,铬的质量分数应不低于 20%,铬、钴和镍的总质量分数应不低于 85%。含有其他成分的合金也可被 ADA 认可,前提是该合金符合对毒性、过敏性和腐蚀性的要求。此外在包装上必须标明最接近 0.5% 的元素成分和有害元素的含量、百分比以及对加工材料的建议。该规范还要求标明伸长率(1.5%)、屈服强度(500 MPa)和弹性模量(170 GPa)的最小值。

(3) 贱金属合金的主要元素组成

用于可摘活动义齿的铸造贱金属含有的主要元素是铬、钴和镍,它们共同占所用的大多数合金的 82 wt%~92 wt%。其中包括三种用于金属烤瓷修复体的合金。铬、钴和镍约占这些合金总质量的 85%,但因为这些合金的物理性质更多地受到碳、钼、钨、锰、氮、钽、镓和铝等次要合金元素存在的影响,所以铬、钴和镍对其物理性质的影响十分有限。

铬使这些合金具有抗变色性和耐腐蚀性。当合金中铬的含量高于 30% 时,会使其更难以铸造并且变得更脆。因此铸造贱金属牙科合金中铬的含量不应超过 28% 或 29%。此外,钴和镍高达一定比例时通常是可互换的元素,钴相比于镍更能增加合金的弹性模量、强度和硬度。

其他合金元素对这些合金性质的影响要显著得多。比如,增加钴基合金中的碳含量是提高其硬度的最有效的方法之一。大约 0.2% 的碳含量的变化便会改变该合金的性质,以至于使其变得太硬和太脆,因而不能用于制造任何义齿。相反,碳含量降低 0.2% 会使合金的产量和极限抗拉强度降到十分低的值,以至于该合金也无法用于口腔学科中。此外,这些合金中几乎所有的元素,如铬、硅、钼、钴和镍,都能与碳反应生成碳化物,从而改变合金的性质。

(4) 铸造贱金属合金的微观结构

材料的微观结构控制其性质。换言之,材料物理性质的变化表明其微观结构一定发生了某些变化。但有时候微观结构的这种变化无法通过普通的方法区别出来。比如,钴铬合金和镍铬合金的微观结构极其复杂,并且随着操作条件的轻微变化而变化。铸造贱金属合金中存在的许多元素,如铬、钴和钼都是能形成碳化物的元素。并且根据其成分和操作条件,它能以各种类型的排列形成许多类型的硬质合金。

(5) 贱金属合金的热处理

早期用于可摘活动义齿的贱金属合金主要是钴铬合金,这种义齿的结构相对简易。在 1000 ℃ 下对这些合金进行长达 1 h 的热处理并不能明显改变其力学性能。然而,如今用于可摘活动义齿的贱金属更为复杂。目前用于该目的的贱金属主要包括复杂的钴铬合金、镍铬合金和铁铬合金。

研究表明,针对钴基合金的许多热处理会降低其屈服强度和伸长率。如果由于各种原因必须在这些可摘活动义齿上进行焊接或熔接,则应当用尽可能低的温度以及尽可能短的加热时间处理。

（6）贱金属合金的物理性质

熔融温度:与熔点范围为800～1050℃的铸金合金Ⅰ～Ⅳ型铸造合金相比,贱金属合金的熔融温度要高得多,其范围为1150～1500℃。

密度:铸造贱金属合金的平均密度在7～8 g/cm³范围,大约是多数口腔科金合金密度的一半。密度在笨重的上颌骨假体中发挥着重要作用,其中重力作用使铸件对起支撑作用的牙齿施加了额外的压力。因此,对于某些假体,较低密度的贱金属合金能使重量减轻,这无疑是一种优势。

屈服强度:屈服强度指设备或设备的一部分(如义齿扣)何时发生永久性形变。因此,它是用于衡量可摘活动义齿合金品质的重要性质之一。目前研究者普遍认为,口腔科合金应至少具有415 MPa的屈服强度以承受用作可摘活动义齿扣时可能会发生的永久性形变,而贱金属合金的屈服强度一般大于600 MPa。

抗张强度:相比于其他的一些性质(如伸长率),铸造贱金属合金的极限抗张强度受样品制备和测试条件变化的影响较小。口腔铸造贱金属牙科合金的极限抗拉强度大于800 MPa,并与硬化可拆卸口腔金合金修复体的极限抗拉强度几乎相同。

伸长率:合金伸长率的百分比对于指出修复体会表现出的相对脆性或延展性具有十分重要的作用。因此在多数情况下,伸长率是比较可摘活动义齿合金品质的重要性质。例如,据本章所述,伸长率和极限抗张强度的综合效果可显示出材料的韧性。而正因为其韧性,具备高伸长率和高抗张强度的合金所制造出的可摘活动义齿扣在使用中不会像伸长率低的合金那样经常断裂。少量的微观孔隙将大大降低铸造金属假体的伸长率,而其对屈服强度、弹性模量和抗张强度的影响则十分有限。因此,人们假设实际铸件在从一个铸件转化为另一个铸件时其伸长率可能会表现出相似的变化。而在某种程度上,这种假设在实践中得到了证实:来自同一产品的某些铸件表现出比其他铸件更脆的倾向。所以这一观察结果表明,如果要获得可复制的结果,控制熔融和铸造的变量至关重要。虽然镍和钴在钴镍铬合金中是可互换的,但通过增加镍的含量并相应地减少钴的含量通常会增加该合金的延展性和伸长率。通过在正常熔融温度下铸造并且不将合金加热至高于其正常铸造温度100℃的范围内,可获得伸长率较高的合金。而在不牺牲强度的情况下实现高伸长率,是碳、氮、硅、锰和钼含量精准并且组合得当的结果。

弹性模量:弹性模量越大,结构刚性就越强。因此一些口腔专家建议使用设计精良的刚性假体,具体原因是其在使用过程中可以适当地分配力的作用于支撑组织上,所以有了更大的弹性模量,人们可以设计出尺寸更小的修复体。贱金属合金的弹性模量大约是Ⅳ型铸造牙科金合金系数的两倍。

硬度:铸造贱金属合金成分的差异对其硬度有一定的影响。并且铸造贱金属合金的硬度值通常比用于相同目的的金合金高出约三分之一。硬度表示结构精细加工的难易程度以及其在使用过程中所具有的耐刮擦性。与金合金相比,硬度更高的铸造贱金属合金需要使用不同的抛光设备和化合物原料,但经验丰富的操作人员可以毫无困难地完成该合金的精细加工操作。

抗疲劳强度:当人们考虑到每天安置和移除这些假体时所带来的麻烦时,便会涉及可摘活动义齿合金所具有的抗疲劳性,其重要性显而易见。在这种安置和移除的过程中,扣子在固定齿周围滑动时会绷紧,进而使合金经受疲劳。钴铬合金、钛合金和金合金之间的比较表明,钴铬合金具有更好的抗疲劳性,通过该合金使扣子断裂需要更多的循环(戴与摘)次数得以证明。任何导致增加合金孔隙率或碳化物含量的程序都会降低抗疲劳性。此外,含有杂质或孔隙的焊点通常代表假体抗疲劳性的薄弱环节。

腐蚀:体外腐蚀测试评估了许多重要的变量,包括电解介质和人造唾液的影响,合金成分,合金微观结构和金属的表面状态。这些变量导致释放的金属离子量变化了2~4个数量级。其中因为表面成分几乎总是与块状合金的不同,所以金属的表面状态是影响腐蚀的极其重要的因素。另一个重要的考虑因素是腐蚀和磨损。比如,镍铬合金在咬合摩擦过程中所释放的镍离子质量是镍铬合金单独腐蚀时释放的三倍。然而目前还没有长期的释放如此高浓度的金属离子对患者整体健康产生的影响的研究。

5. 用于固定口腔修复的贱金属铸造合金

大多数镍铬合金含有60%~80%的镍,10%~27%的钴和2%~14%的钼。相比之下,钴铬合金含有53%~67%的钴,25%~32%的铬和2%~6%的钼。它们可能还含有少量的铝、碳、钴、铜、铈、镓、铁、锰、铌、硅、锡、钛和锆。贱金属铸造合金相比于贵金属合金表现出更高的硬度和弹性模量,但它们在铸造和焊接中需要用稍微不同的方法以适应其更高的凝固收缩率以及通常比贵金属更低的密度。

镍铬合金:铬具有耐变色性和耐腐蚀性,而含有铝(Al)的合金则通过形成Ni_3Al的相干沉淀得以加强该性质。合金中通常会加入钼(Mo)以降低其热膨胀系数。但值得注意的是,由于镍和铬的原子质量相差很大,2 wt%大致等于 6 at%。

这些合金比贵金属合金更硬但通常有更低的屈服强度。同时还具有更高的弹性模量,在某些情况下可用于更薄的冠和金属基托。其密度要低得多(7~8 g/cm³),而铸造温度通常要更高。所以铸件是否得到充分的校正以及应对措施是否得当有时是一个需要考虑的问题。

钴铬合金:铬也具有耐变色性和耐腐蚀性。与钴铬可摘活动义齿合金不同的是,用于金属烤瓷修复体的合金是通过固溶硬化而不是形成碳化物来增强该性质的。此外钼有助于降低合金的膨胀系数,而钌能够提高其可铸造性。钴铬合金比贵金属和镍铬合金更强、更硬,并且具有与镍铬合金大致相同的密度和铸造温度。但因为要在铸造过程中获得高精度的钴铬合金,其铸造和焊接要比贵金属合金更困难。

钛和钛合金:纯钛(Ti)和与铝、钒组成合金的钛(Ti-6Al-4V)已被尝试用于铸造修复体中,并且它们还在种植体和正畸钢丝中应用。与其他贱金属合金相比,它们具有更好的生物相容性,但其中因为 Ti 和 Ti-6Al-4V 的铸造温度高(1760~1860℃)、密度低、易于氧化,所以存在一些加工上的困难。不过通过利用其他加工方法如计算机辅助加工和用于制造顶盖的电火花刻蚀,可能会进一步增加这些金属的使用。有关钛和钛合金更深入的讨论将于以下章节中展开。

6. 铸造贱金属合金的其他应用

铸造钴铬合金也用于骨科的外科修复,特别是参与组成骨板、螺钉、各种骨折矫治器和夹板。而铸造贱金属合金可用于各种目的的金属闭孔器和种植体。如今钴铬合金已被认可用于手术中,并且这些合金还有着许多口腔外科的用途。比如,它们可以长时间直接植入到骨骼结构中并且不产生有害的反应。而组织上这种有益的反应可能归功于该合金的低溶解度和电磁作用,并且金属是惰性的,不产生炎症反应。所以这种被称为外科活合金的产品已被广泛应用于此目的。不过当今口腔科种植体中使用的金属主要还是钛。

称为直接金属激光烧结的先进的快速制造技术如今正被用于制造纯钴铬牙冠和固定义齿框架。该技术使用高功率激光器以熔合连续 0.02 mm 厚的粉末金属层。在构建完所有金属层后,从机器上取下坚固的顶盖和框架,喷砂、抛光和清洁,为应用于陶瓷中做好准备。此外钴铬也可以使用计算机辅助设计和制造工艺进行加工。其中数控高速铣床模拟出来源于扫描仪或其他牙科计算机辅助设计系统软件中创建的几何形状。这些设备通常用于处理锆、钴铬、钛和塑料。其中五轴加工无需手动修剪和调整便能够创建孔口、切口和其他复杂的几何形状。

4.2.3　口腔锻造合金

加工成用于口腔科修复的预制形式的合金称为锻造合金。锻造形式是已经经过加工或塑形并制成修复体的可用形式。该加工通常在远低于合金熔化范围的温度下进行,因此被称为冷加工。其中锻造形式可包括精密附件、人造牙齿衬垫和各种横截面形状的金属丝。而锻造合金在义齿中有两种使用方式。首先,它们可以焊接到先前的铸造修复体上,比如可摘活动义齿框架上的锻造钢丝扣。其次,它们可以通过铸造合金来嵌入铸造框架,就像精密附件被铸造到冠、桥或可拆卸假体的固位体上一样。此外,铸造合金所需的物理性质会取决于现有修复体中使用的技术以及合金的成分。

1. 微观结构

锻造合金的微观结构是纤维状的。这种纤维结构是在将合金塑造成最终形式的操作过程中使用冷加工得到的结果。与相应的铸造结构相比,钢丝或其他变形形式通常表现出可测量的抗拉强度和硬度的增加,并且这些性质的增强是由于冷加工产生的纠缠性纤维内部结构。

除非谨慎操作,否则锻造形式将会在加热操作期间重新结晶。而在重结晶过程中,纤维微观结构会被转化为类似于铸件形式结构的晶粒结构。并且当加热时间过长、温度过高时,重结晶量通常才会增加。例如,在大多贵重口腔科金属丝中,即使温度接近熔融温度,如果在焊接操作过程中的加热周期较短也不足以使金属丝发生明显地重结晶。而 30～60 s 甚至更长时间的加热处理可能会发生明显的重结晶,具体取决于时间、温度、合金成分和制线方式。此外,重结晶会导致力学性能与重结晶量成比例地降低。严重的重结晶甚至会导致锻造形式在重结晶区域变脆。因此,在处理锻造形式时必须尽可能减少有关加热方面的操作。

2. 组成

据目前 ADA 所定义的,除了贵金属合金,所有用于锻造形式的合金都是高贵金属合金。与铸造合金一样,已有多种方式用于配制具有适当性能的合金中的组成,不包括所有可用的锻造合金,其实是为了展示一些典型的合金,并提供一系列适于锻造合金应用的熔点范围和力学性能。首先,Pt-Au-Pd 合金主要含有铂以及等量(27 wt%)的钯和金且通常用作可摘活动义齿上的卡环圈。而 Au-Pt-Pd 合金主要是金、铂和钯。其次 Au-Pt-Cu-Ag，Au-Pt-Ag-Cu 和 Au-Ag-Cu-Pd 合金约含有 60 wt% 的金，但人们对其剩余 40% 的质量采用了不同的处理方式。这些合金的前两种含有约 15 wt% 的铂，其余为银、铜和钯，而第三种合金不含铂但含银更多。Au-Ag-Cu-Pd 锻造合金与 Au-Cu-Ag-Pd-Ⅱ 铸造合金相似，并且在金/银比例上略有不同。而其他锻造合金与铸造合金的不同之处主要在于锻造合金铂的含量较高，并且没有铱或钌作晶粒细化剂。其中添加铂是为了提高合金的熔融温度。因为这些合金的最终形式是通过冷加工形成的，所以不必对其进行晶粒细化。

3．性能

锻造合金的固相线（合金完全冻结时的温度）范围从 Au-Ag-Cu-Pd 的 875 ℃ 到 Pt-Au-Pd 的 1500 ℃。如果变形形状是铸造或焊接的，则固相线必须足够高，以便该形式在燃尽或铸造操作中不会熔化或失去其纤维结构。所需的固相线取决于将连接的金属、焊料以及所用的燃尽和铸造温度。一般来说，有着高固相线温度的合金也有着较高的再结晶温度。由于铂和钯含量高，这些合金大多数是白色的。其中 Au-Pt-Ag-Pd 合金为淡黄色，Au-Ag-Cu-Pd 合金为黄色。与锻制合金相关的性能是屈服强度、伸长率和硬度。锻件的屈服强度一般必须低到允许调整（卡环或附件），但又要高到在使用中不会发生永久性变形。此外，伸长率必须允许其在不发生断裂的情况下进行调整。Au-Pt-Ag-Cu 和 Au-Ag-Cu-Pd 合金由 Au-Cu 有序相硬化，而 Pd-Ag-Cu 合金由 Pd-Cu 有序相硬化。与铸造合金一样，有序相可显著增强合金的强度和硬度，并降低伸长率。

4．锻制不锈钢合金

钢是一种铁-碳合金。"不锈钢"是指含铬、镍、锰或其他金属的铁-碳合金，这些金属能改善不锈钢性能并赋予其质量。通常，不锈钢合金不是铸造的，而是在口腔中以锻制形式使用。因此，这两种材料形成的假体类型不同。目前，最常见的口腔中不锈钢的应用是正畸器械的准备和牙髓器械的制造，例如根管锉针和根管扩孔钻。不锈钢的一些专业应用是用于暂时保持器、成品牙冠或置于口腔内的其他修复体，以及各种临床和实验室器械中。

（1）成分

各类的不锈钢合金包括铁素体、马氏体和奥氏体，它们具有不同的成分、性能和应用。铁素体不锈钢是铬钢，用于需要具有一定程度的抗变色性的器械或设备部件的制造。在铁素体不锈钢组分中存在丰富的成分，其中影响不锈钢质量的主要元素是铬,其范围可能是 15%～25%。还包括例如碳、硅和钼等元素,但均保持在较窄的范围内。马氏体钢也主要是铬含量较低(12%～18%)的铬钢。这些合金在某种程度上是通过热处理硬化的,并且有适当的抗变色性。它们主要用于器械制造,并且在有限的程度上用于正畸器械。奥氏体钢是口腔修复体使用的最广泛的合金。牙科口腔最常用的奥氏体钢是 18-8 不锈钢,之所以这么命名,是因为它含有大约 18%的铬和 8%的镍。其中碳含量为 0.08%～0.20%,钛、锰、硅、钼、铌和钽以少量的形式存在,对性能可以做出重要的改变。

(2) 合金元素的功能和耐化学腐蚀性

合金中存在铬是不锈钢耐腐蚀的主要原因。因为氧化铁(Fe_2O_3)或铁锈不会附着在块状金属上,所以铁不能单独使用。在纯铁中需要约 11%的铬才能产生耐腐蚀性,并且形成钢的必要的比例随着碳的加入而增加。铬具有良好的耐腐蚀性,因为它在表面形成了强黏附的氧化物涂层,能阻止与此表层金属的进一步反应。这种氧化层的形成过程称为钝化。即使在放大率很高的情况下,也看不见表面涂层,但是这种涂层却能增加金属光泽。钝化程度受许多因素的影响,例如合金成分、热处理、表面条件、假体中的应力以及假体放置的环境。因此,在口腔的应用中,在组装或适应过程中的过度加热,使用研磨剂或活性清洁剂(尤其是其中含氟),这可能改变假体的表面状况,甚至长期以来不良的口腔卫生习惯都可能使合金的不锈钢特性改变或丧失。

通常在不锈钢合金的使用中,18-8 不锈钢的奥氏体型表现出最强的耐腐蚀性。这些合金中的铬成分必须在 13%～28%范围,才能获得最佳的耐腐蚀性。如果铬含量小于 13%,则不会形成黏附的氧化铬层。如果超过 28%,则会在晶界处形成碳化铬,使钢变脆。碳的含量也必须严格控制,否则碳将与铬反应,在晶界处形成碳化铬,导致单个晶粒中的铬的损耗,并且会在敏化的过程减小合金的耐腐蚀性。

对于少量存在的元素其倾向于阻止合金中的碳和铁或铬两者形成碳化物,因此,它们通常被描述为稳定元素。一些被称为稳定不锈钢的钢含有钛、铌或钽,因此形成的碳化物是碳化钛而不是碳化铬。

(3) 消除应力处理

通过热处理,18-8 不锈钢的性能不会提高,但是在合金形成假体的调整和适应过程中,它们会由于冷加工而产生加工硬化现象。若热处理温度高于 650 ℃,会导致合金微观结构的再结晶、成分变化以及铬碳化物的形成,而这三种因素都可能会降低其力学性能和耐腐蚀性。

但是,这些合金形成的假体可能需要进行应力消除操作,以消除制造过程中冷加工的影响,增加延展性,或对某些合金产生一定程度的硬化。如果进行热处理,这将取决于温度、假体类型和被加热的合金,而一般热处理应保持温度在 400～500 ℃范围 5～120 s。用在正畸器具上平均热处理条件为 450 ℃,1 min。650 ℃以下的温度将会使合金软化或是退火,并且其性能不能通过进一步处理恢复。但低热处理操作的主要优点是,它在适应和制造后建立了整个假体的性能均匀性,这可能会减少使用中的破损趋势。影响合金热处理和应力消除能力的因素包括合金成分,工作历史(即制造工艺),以及热处理的持续时间、温度等条件。

4.2.4　锻制镍钛合金

锻造镍钛合金是在口腔正畸使用的正畸丝材料,其以高弹性、有限的成形性和热记忆为特点。

1.锻造镍钛合金的组成和形状记忆效应

工业镍钛合金含有 55%的镍和 45%的钛,其相转变具有一定的转变温度范围(TTR)。在低于 TTR 的温度下,合金可以发生塑性变形;当合金从 TTR 下方加热到上方时,其会发生马氏体向奥氏体的温度诱导结晶转变过程,使合金恢复到原来的形状。因此,镍钛被称为形状记忆合金。正畸合金中微量的钴可降低 TTR。并且镍-钛合金的许多变化都已在牙科口腔中被研发出来,其成分的改变会导致马氏体和奥氏体起始和结束温度和力学性能的改变。只有奥氏体结束温度低于 37 ℃的金属丝才会展现出超弹性,且在这种情况下,金属丝可以显著变形,而不会发生加工硬化。

2.性能和操作

镍钛合金有最低的弹性模量和屈服强度,但有最高的回弹性(最大弹性挠度)。在用于正畸金属丝的三种合金中,镍钛合金有最低的回弹率,但有最高的弯曲和扭转弹性。临床上,低弹性模型和高弹性意味着激活时可以施加更低、更恒定的力,并增加工作范围。如果应用中需要大挠度,例如牙齿排列不整齐,则高回弹至关重要。镍钛合金丝需要特殊的弯曲技术,并且不能沿着锋利的边缘弯曲或弯曲成完整的环,因此,金属丝更适合与预扭矩、预角托架一起使用。这种合金质脆,因此不能焊接或熔接,其必须用机械方法连接。

第 5 章　陶瓷及陶瓷修复材料

　　"陶瓷"是指由非金属无机材料制成的任何产品,通常在高温下烧制以获得理想的性能,更具限制性的术语"金属烤瓷"是指最初由高岭土(水合铝硅酸盐)、石英(二氧化硅)和长石(钾铝硅酸盐和钠铝硅酸盐)混合并在高温下烧制而成的材料。用于金属陶瓷修复的口腔修复陶瓷属于这一组成范围,通常被称为口腔金属烤瓷。陶瓷修复体的实验室部分通常在商业牙科实验室中通过熟练使用专业设备制作,以按照牙医提供的规格对修复体进行成型和着色。人工义齿的制造商也雇用熟练的技术人员和工匠来生产所需的多种形式、类型和色调的金属烤瓷应用。然而,通过计算机辅助设计/计算机辅助制造(CAD/CAM),各种可加工陶瓷也可用于全瓷修复体的椅旁制造。

5.1　口腔修复陶瓷的分类

　　口腔修复陶瓷可根据其应用、制造方法以及结晶相进行分类。

5.1.1　按应用分类

　　陶瓷在口腔方面有两个主要应用:① 用于金属烤瓷冠和固定义齿修复(FDPs)的陶瓷;② 用于冠修复、嵌体、高嵌体、贴面和固定义齿修复的全瓷材料。此外,还用于陶瓷正畸托槽、牙种植体基台和成品义齿瓷牙。

5.1.2　按制造方法分类

　　表5.1总结了按制造方法进行的分类,其中还包括商用陶瓷及其制造商的示

例。金属-烤瓷修复体最常见的制造技术称为烧结。烧结是在高温下烧结压实的瓷粉以达到最佳致密化的过程。当温度上升至烧结温度,逐渐发生瓷胚体的孔隙消除和粘性流动。全瓷修复体也可以通过烧结生产,但它们包括更广泛的加工技术,包括滑动铸造、热压和 CAD/CAM 加工。其中一些技术,如机械加工和热压,可结合产生最终的修复体。

表 5.1 口腔修复陶瓷材料分类及其产品和制造商示例

应用	制作	晶相	产品	制造商
全瓷	软加工	氧化锆(3Y-TZP)	Cercon	Dentsply International
			Lava	3M 公司
			IPS e. max ZirCAD	Ivoclar Vivadent
			In-Ceram YZ	Vident
		氧化锆(立方 & 四方晶型)	Zpex Smile	Tosoh Corporation
	硬加工	二硅酸锂($Li_2Si_2O_5$)	IPS e. max CAD	Ivoclar Vivadent
		硅酸锂 ($Li_2Si_2O_5$ 和 Li_2SiO_3)	Vita Suprinity Celtra Duo	Vident Dentsply
		长石[$(Na,K)AlSi_3O_8$]	Vita Mark Ⅱ	Vident
		白榴石($KAlSi_2O_6$)	IPS Empress CAD	Ivoclar Vivadent
	热压铸	白榴石($KAlSi_2O_6$)	IPS Empress	Ivoclar Vivadent
		二硅酸锂($Li_2Si_2O_5$)	IPS e. max Press	Ivoclar Vivadent
		氟磷灰石[$Ca_5(PO_4)_3F$]	IPS e. max ZirCAD	Ivoclar Vivadent
	烧结	白榴石($KAlSi_2O_6$)	IPS Empress Layering ceramic	Ivoclar Vivadent
		氧化铝(Al_2O_3)	Procera AllCeram	Nobel Biocare
		氟磷灰石[$Ca_5(PO_4)_3F$]	IPS e. max Ceram layering ceramic	Ivoclar Vivadent
金属-烤瓷	烧结	白榴石($KAlSi_2O_6$)	VMK-95	Vident
义齿瓷牙	模压	长石	TruByte	Dentsply International
		长石	VITA LUMIN Vacuum	Vident

5.1.3 按晶相分类

无论其应用或制造技术如何,在烧制后,口腔修复陶瓷由玻璃(或玻璃质)相、一个或多个晶相以及各种孔隙率组成。口腔修复陶瓷的机械和光学性能因晶相和孔隙率的性质和数量而异。增加结晶相的数量可能导致结晶增强和抗裂纹扩展的能力提高,但也可能导致半透明性降低。全瓷修复体材料可以增加晶相含量(对于白榴石增强烤瓷,晶相含量在 35% 左右,对于氧化锆多晶瓷,如 3Y-TZP,晶相含量高达 99%)来获得更好的力学性能,但是全瓷修复体材料通常比具有低结晶度的金属-烤瓷修复体的金属烤瓷材料更透明。表 5.1 列出了口腔修复陶瓷中发现的制造技术和结晶相的各种组合。

5.2　陶瓷在口腔修复中的一般应用

陶瓷代表了可用于匹配复杂人类牙齿结构美学的最佳材料。随着新型材料和制造技术的引入,它们在口腔中的应用正在稳步拓展。如前所述,它们用于单个和多单元金属-烤瓷修复体。全瓷材料的应用包括嵌体、高嵌体、贴面和冠修复。高强度氧化锆基系统的发展使牙种植体基台和固定义齿修复的制作成为可能。此外,陶瓷还应用于制作义齿。然而,陶瓷较脆、张力弱,其性能高度依赖于其微观结构和从原始部件到最终着色或上釉步骤的加工质量。

5.2.1　金属-烤瓷冠与固定义齿修复

陶瓷广泛应用于金属-烤瓷冠与固定义齿修复的贴面材料。这一发展是成功匹配烤瓷和基底合金的热膨胀系数并实现适当的金瓷结合的结果。完成的上釉修复体的颜色稳定性、组织相容性、生物惰性和化学耐久性均较好。虽然逐渐被替换为全瓷材料,但金属-烤瓷修复体仍被广泛应用。然而,虽然在单个修复体中,大多数全瓷冠的存活率比金属-烤瓷冠的存活率高,但是在多单元修复体中,全瓷固定义齿修复的长期存活率较低。

5.2.2　全瓷冠、嵌体、高嵌体和贴面

自 20 世纪初以来,陶瓷已应用于制作套冠。当时,长石陶土是用于套冠制作的首选材料。20 世纪 60 年代早期,人们开发了具有改良机械性能的氧化铝增强烤瓷。在过去的 50 年中,许多新型材料和技术被应用于全瓷修复体的制作。正如

本章前面提到的,它们包括热压铸、滑动铸造和切削的全瓷材料。这些新型材料和技术拓宽了陶瓷的应用领域,使得加工过程更简便与可靠。同时,随着技术的不断发展,一些技术,如滑动铸造,已经被其他技术所取代,切削成型陶瓷越来越受欢迎。

陶瓷嵌体和高嵌体作为后牙树脂复合材料的替代品越来越受欢迎。它们比后牙树脂复合材料具有更好的耐磨损性能,因此更耐用。然而,调牙合更加困难,如果没有适当抛光,可能会导致对牙合牙齿后续的磨损。边缘间隙在临床上是可以接受的,但比黄金嵌体或高嵌体更大。美学瓷贴面(薄层贴面)是一层陶瓷,通常是为了美观而粘接在已经牙体预备的牙齿的唇面。瓷贴面是定制的,并且是在牙科技工室制造的。最初,瓷贴面由长石质烤瓷制造并烧结而成。目前,大多数瓷贴面是通过热压铸或切削,使用白榴石增强或二硅酸锂陶瓷制成的。为了获得足够的附着力,用磷酸酸蚀牙釉质,用 5%～9%的氢氟酸凝胶酸蚀陶瓷的结合表面,并用硅烷偶联剂处理,专用于粘接陶瓷的树脂复合材料用作粘接剂。

5.2.3　口腔修复陶瓷的力学性能和热学性能

玻璃和陶瓷的增韧机制要么是材料"内在的"(固有的)机制,并依赖于化学成分或晶相,要么是通过外部加工步骤引入的。结晶强化和相变增韧是"内在"增韧机制的示例。外部处理步骤,如回火、化学强化或施釉,过去也用于实现强化。通过结晶强化增韧的原理即通过引入具有高韧性的分散结晶来提高陶瓷的抗裂纹扩展能力。当晶体的热膨胀系数(CTE)大于周围玻璃基质的热膨胀系数时,晶体也可以导向产生裂纹,当陶瓷冷却至室温后,因为它们比周围玻璃基质收缩得更多,晶体会承受巨大的压缩应力。例如,应力诱导的相变增韧可以在由部分稳定的四方晶型氧化锆组成的陶瓷中获得。氧化锆(ZrO_2)以几种晶体形式存在。在低于 1170 ℃的温度下,单斜晶型是稳定的;在 1170～2370 ℃范围,四方晶型是稳定的。冷却时,从四方晶型向单斜晶型的转变与晶胞的体积增加有关。这就是在室温下无法获得纯的非合金的氧化锆的原因;由于晶型转变和体积增加,压坯在冷却时会自发产生裂纹。通过掺杂各种氧化物,例如氧化钇(YO)或氧化铈(CeO_2),四方晶型可部分稳定至室温。通过高温烧结和切削制备的氧化锆基口腔修复陶瓷由四方晶型氧化锆多晶组成,部分由 3 mol%的钇(3Y-TZP)稳定。在外部应力下,部分稳定或亚稳定的四方相会发生从四方晶型到单斜晶型的转变。这种转变也称为应力诱导转变,伴随着裂纹尖端附近相关压应力的体积膨胀,最终导致转变区域的裂纹弥合和停止。相变增韧是3Y-TZP力学性能优异的原因。回火和化学强化是一种基于在玻璃或陶瓷表面形成压应力层的外部强化技术。回火是通过使用快速可控的冷却速度来实现的,而化学强化适用于玻璃和玻璃基含量较多的陶瓷,并依赖于在基体内和玻璃转化温度以上的大离子从陶瓷或玻璃所浸泡的熔盐浴中扩散而替换小离子。尽管这些技术广泛应用于玻璃行业,但由于可控性问题以及研磨调整带来的潜在消耗和利益损失,这些技术不再用于口腔修复陶瓷。

上釉是制作金属-烤瓷修复体的最后一步。这种标准技术也称为自动上釉,不会显著提高长石质烤瓷的弯曲强度。然而,一种称为釉的低膨胀玻璃也可应用于陶瓷表面,然后进行高温烧制。直至冷却,由于表面下的陶瓷收缩更明显,釉层处于压缩状态。该层还可以减少表面缺陷的深度和宽度,从而提高陶瓷整体的抗裂纹扩展能力。

5.3 口腔修复陶瓷的光学性能

色度的匹配是替代天然牙的一个关键问题。此外,金属-烤瓷在结构上大多是无定形的,与透明的釉质的光学特性无法完全匹配。结果,与金属-烤瓷相比,紫外线(UV)和可见光在牙本质/牙釉质的结合处不均匀地反射、折射和吸收。因此,从一个入射角度观察的修复体可能与从不同入射角度观察的修复体不一样。粘接介质是全瓷修复体最终外观的一个重要因素。由于不存在玻璃相,氧化锆基全瓷材料不可酸蚀,但由于其不透明性的特点,可使用各种粘接剂进行粘接,而无需特定的色度匹配。然而,半透明性更高的全瓷修复体,例如白榴石增强热压铸瓷或切削成型嵌体,冠修复,或贴面,或切削成型嵌体或贴面,通常需要使用颜色匹配的树脂粘接剂,可应用于不同的色度。

市售的预混合牙科瓷粉的色度在黄色至黄红色范围内。由于天然牙的色度范围远大于一套预混合金属-烤瓷中的色度范围,因此改良的金属-烤瓷也可用于精确的色度调整。这些改良剂是天然色深的金属-烤瓷,通常有蓝色、黄色、粉色、橙色、棕色和灰色。在制作牙冠的过程中,牙科技师可以将改良的金属-烤瓷添加到不透明瓷和体瓷中。外源性表面染色是改变烤瓷冠外观的另一种方法。它涉及高色素釉的应用。与内源性染色相比,表面染色的主要缺点是耐久性有限(由于溶解性)和半透明性降低。

半透明性是口腔修复陶瓷的另一个关键特性。遮色瓷、牙本质瓷(体部)和牙釉质瓷(切端)的半透明性差别很大。通过设计,遮色瓷的透光率非常低,可以有效遮盖金属底冠。氧化锡(SnO_2)和氧化钛(TiO_2)是遮色瓷的重要不透明化氧化物。牙本质瓷的半透明度介于 18%～38% 范围。牙釉质瓷的半透明度最高,介于 45%～50% 范围。全瓷修复体材料的半透明性随增强结晶相的性质和数量而变化。氧化铝和氧化锆基陶瓷是不透明的,而白榴石增强和二硅酸锂基陶瓷半透明性更高。最近,半透明性增加的氧化锆陶瓷已成为可能。通过减少 3Y-TZP 成分中的氧化铝添加量,或使用更多的氧化钇稳定剂来增加具有更高半透明性的立方晶相的量,可获得更大的半透明度。为了模仿人类牙釉质的光学特性,乳光也是一种理想的光学特性。乳光是光散射的一种形式,当晶粒的大小等于或小于光的波长时发生。乳色玻璃在透射光下呈橘红色,在反射光或散射光下呈蓝色。氧化锆和氧化钇由于其光散射效应,已被证明可增加基底牙本质瓷的乳色。

牙釉质也显示出荧光。这一特性是通过添加稀土氧化物(如氧化铈)在金属烤瓷中实现的。因为烤瓷冠的外层是半透明的,所以表面的颜色受内部遮色瓷或瓷核反射的影响。对于金属-烤瓷修复体,色度混合是由内部瓷的反射光、遮色瓷表面的反射光和透过体瓷的光组合而成的。体瓷层的厚度决定了给定的遮色瓷的最终的色度。

5.4　全瓷修复体

用于全瓷修复体的材料使用多种晶相作为增强剂,并且按体积计算,含有高达 99% 的晶相。晶相的性质、数量和粒度分布直接影响陶瓷材料的机械性能、热学性能和光学性能。晶相的折射率与玻璃基质的折射率的匹配是控制陶瓷、微晶玻璃以及如氧化锆多晶瓷的半透明性的重要因素。如前所述,有几种加工技术可用于制造全瓷材料:烧结、热压铸、滑动铸造和 CAD/CAM。

5.4.1　氧化铝基陶瓷

1965 年,McLean 开发的铝烤瓷冠中使用的铝核烤瓷是通过晶相分散进行强化的典型示例。与长石质烤瓷相比,氧化铝具有高弹性模量(350 GPa)和较高的断裂韧性$(3.5\sim4\,MPa\cdot m^{\frac{1}{2}})$。它在近似的热膨胀系数的玻璃基质中的分散导致显著的强化效果。有人提出,与含白榴石的陶瓷相比,氧化铝和玻璃相之间的良好结合是强度增加的原因。按重量计算,第一种铝核烤瓷含有$40\%\sim50\%$的氧化铝,分散在低熔点玻璃基质中。核在白金箔上烘烤,然后用相匹配的膨胀烤瓷贴面。铝核烤瓷也可以直接在耐火模具上烧结。铝芯瓷的弯曲强度约为长石质烤瓷的两倍$(139\sim145\,MPa)$。

致密烧结全氧化铝瓷也可通过干法模压成型,然后烧结而成。为了补偿烧结产生的收缩$(12\%\sim20\%$的线性收缩$)$,人们用CAD制成了一个扩大的模具。在高温$(1550\,℃)$下,经干法模压成型并烧结制备了高纯度氧化铝基陶瓷。最终产生一种高度结晶的陶瓷,平均晶粒尺寸约为$4\,\mu m$,弯曲强度约为$600\,MPa$。整个过程必须由制造商仔细控制。最后的步骤包括用半透明烤瓷贴面、染色和上釉。15年后,这种陶瓷在体内的临床表现极好。氧化锆基核烤瓷已逐渐取代氧化铝基陶瓷。类似的技术也可应用于制造。

5.4.2　白榴石增强陶瓷

按体积计算,白榴石增强陶瓷含有高达45%的四方晶型白榴石,用于制造烧结全瓷修复体。白榴石作为增强相,其含量越高(与用于金属-烤瓷修复体的传统长石质烤瓷相比),弯曲强度$(104\,MPa)$和压缩强度越高。材料中大量的白榴石也有助于提高热收缩系数。此外,由于白榴石$(20\times10^{-6}\sim25\times10^{-6}/℃)$和玻璃基质$(8\times10^{-6}/℃)$的热收缩极度不匹配,导致冷却时白榴石晶体周围的玻璃基质产生切向的压应力,因为晶体比周围的玻璃基质收缩更明显。这些应力可导向产生裂纹,并有助于增加陶瓷抗裂纹扩展的能力(断裂韧性)。如前所述,烧结和滑动铸造的全瓷修复体现在已被热压铸或切削成型全瓷修复体所取代,该修复体含有相似的晶相,但具有可控的加工步骤。

5.4.3　热压铸全瓷材料

热压铸依赖于在高温下施加外部压力来烧结和成型陶瓷。热压铸在口腔中用于生产全瓷冠、嵌体、高嵌体、贴面和最近的固定义齿修复。在热压铸过程中,陶瓷铸模放入通过失蜡法生产的高温磷酸盐包埋蜡型。热压铸温度接近陶瓷的软化温度。然后通过耐火材料柱塞施加$0.3\sim0.4\,MPa$的压力。使得软化的陶瓷填充蜡型。高温保持 10～20 min。因此,与烧结全瓷相比,热压铸瓷的机械性能最大化,结晶度更高,晶粒尺寸更小。

5.4.4　白榴石基陶瓷

第一代热压铸瓷含有四方晶型白榴石(或 $K_2O\text{-}Al_{12}O_{34}SiO_2$)作为增强相,按体积计算,含量在 35%～55%。该系统的热压铸温度在 1150～1180 ℃ 范围,停滞温度约为 20 min。陶瓷铸模有多种色度可供选择。这些热压铸瓷的最终微观结构由 1～5 μm 的白榴石晶体组成,分散在玻璃基质中。热压铸瓷的孔隙率为 9 vol%。有两种可应用的技术:一种是染色技术,另一种是涉及饰瓷应用的分层技术。这两种技术可使所得的陶瓷的平均弯曲强度值具有可比性。为确保与饰瓷的热膨胀系数的相容性,贴面技术($14.9 \times 10^{-6}/℃$)的核材料的热膨胀系数低于染色技术($18 \times 10^{-6}/℃$)的核材料的热膨胀系数。这些陶瓷(120 MPa)的弯曲强度几乎是传统长石质烤瓷的两倍。这种强度的增加可以通过以下事实来解释:这些陶瓷具有更高的结晶度,并且热压铸过程使这些细白榴石晶体分散良好。此外,如前所述,白榴石晶体周围的残余热应力促进裂纹偏转,有助于改善机械性能。白榴石增强陶瓷的主要优点是其优良的美学效果和半透明性,而其局限性在于它的中度的机械性能限制了其用于前牙单个修复体。

5.4.5　二硅酸锂基材料

第二代热压铸瓷包含的二硅酸锂($Li_6Si_2O_7$)为主要晶相。在 910～920 ℃ 的温度范围内进行热压铸,使用与白榴石基瓷相同的设备。随后,用相匹配的热膨胀的瓷对热压铸修复体进行贴面或染色。按体积计算,最终的微观结构由约 65% 的高度互锁的棱柱状二硅酸锂晶体(长度为 2～5 μm,直径为 0.8 μm)组成,分散在玻璃基质中。热压铸后的孔隙率约为 1 vol%。与第一代白榴石基陶瓷相比,二硅酸锂基陶瓷的主要优点是可以提高弯曲强度(350 MPa)和断裂韧性(2.75 MPa · $m^{\frac{1}{2}}$)。这可以用较高的结晶度和由细长、高度互锁的针状二硅酸锂晶体组成的卡片屋微结构来解释。此外,二硅酸锂晶体和玻璃基质之间的热膨胀不匹配导致残余的压应力,这种残余压应力与多晶体取向相结合,可有效促进多裂纹偏转,从而提高抗裂纹扩展的能力。最后,一些研究报道,由于晶体的高纵横比,热压铸促进了晶体沿施压方向的排列。这导致在垂直于晶体排列的方向上的抗裂纹扩展的能力更高。第二代热压铸瓷机械性能的提高扩大了其在口腔应用的范围,使多单元固定义齿修复的制造成为可能。

5.5　切削成型全瓷材料

全瓷材料可以在完全烧结的状态下进行切削,这就是所谓的硬加工,以这种方式生产的修复体可以直接加工成最终尺寸。一些全瓷材料也可以在软的、部分烧结的状态下进行切削,然后再进行完全烧结,这一过程被称为软加工。后一种技术需要对扩大的修复体进行铣削,以补偿烧结产生的收缩,并且非常适应于在完全烧结状态下难以切削的陶瓷,例如氧化铝和氧化锆。

5.5.1　硬加工

切削成型陶瓷可以在一次诊疗中通过 CAD/CAM 技术铣削完成嵌体、高嵌体、贴面和冠修复。牙体预备后,准备进行光学扫描,并对图像进行计算机处理,然后用数控铣床切削瓷块形成修复体,铣削过程只需要几分钟。用树脂粘接剂将修复体粘接在已预备的牙齿上。最新型的附有数字印模重建软件的口腔扫描仪(3M公司的 3M 真彩扫描器;西诺德牙科系统公司,LLC 的 CEREC AC,PlanScan 修复系统,Planmeca;iTero 口内数字扫描器,艾利安科技)可以用虚拟定位能力对预测的修复体进行完整的三维可视化。在加工之前,虚拟修复体的各种表面可以在所有的三维空间中进行修改。目前有几种可加工的玻璃陶瓷可用于硬加工:长石基、白榴石基和二硅酸锂基。① 长石基玻璃陶瓷含有约 30 vol%的长石[(Na,K)AlSi$_3$O$_8$]作为主要晶相,分散在玻璃基质中。长石基玻璃陶瓷的弯曲强度中等(120 MPa)。白榴石增强和二硅酸锂玻璃陶瓷块也可通过 CAD/CAM 进行硬加工。② 白榴石增强瓷块的微观结构和机械性能与第一代白榴石增强热压铸瓷相似。③ 二硅酸锂玻璃陶瓷块是在部分结晶状态下切削加工的,与完全结晶状态相比,处于更软和更易切削的状态。在部分结晶(有核)状态下,玻璃陶瓷含有偏硅酸锂(Li$_2$SiO$_3$)和二硅酸锂(Li$_2$Si$_2$O$_5$)的晶核。

通过控制成核和结晶的热处理,可以调整成核点的数量、晶体的大小和结晶相的性质,来调节这种玻璃陶瓷的半透明性。低、中、高度半透明瓷块用于 CAD/

CAM 加工。切削后,在 850 ℃ 下对修复体进行 10 min 的热处理,以完成结晶过程,从而确保玻璃陶瓷在上釉和粘接前具有最佳的机械性能。根据半透明性的不同,微观结构也略有不同,高度半透明的玻璃陶瓷在玻璃基质中存在二硅酸锂晶体($1.5\ \mu m \times 0.8\ \mu m$),而低度半透明的陶瓷含有更多较小的($0.8\ \mu m \times 0.2\ \mu m$)交错的二硅酸锂晶体。根据制造商的数据资料,完成结晶化热处理后的弯曲强度在 $360 \sim 400$ MPa 范围。

最近引入了另一种硅酸锂基玻璃陶瓷,约 10 wt% 的二氧化锆添加入硅酸锂成分中,并在玻璃基质中保持溶液状态。这种改良使得更多的玻璃基质处于预结晶(成核)状态,由于存在偏硅酸锂晶体而易于加工。在完成结晶热处理(840 ℃,8 min)后,最终的微观结构由偏硅酸锂($0.1 \sim 0.2\ \mu m$ 的小板)与二硅酸锂晶体($0.5 \sim 0.8\ \mu m$ 长度的棱柱)交错组成,所以玻璃陶瓷具有优良的半透明性和与二硅酸锂玻璃陶瓷相当的机械性能。

5.5.2　软加工

2002 年,第一个软加工的氧化锆基陶瓷被引入口腔市场。该材料由四方晶型氧化锆多晶组成,通过添加 3 moL% 的钇(3Y-TZP)进行部分稳定。研究者对预烧结的 3Y-TZP 块进行直接陶瓷加工(DCM),生产得到单个或多个单元的修复体。与完全烧结的氧化锆相比,这些瓷坯块是软的且易于切削,从而节省大量时间和工具损耗。这个过程包括制作修复体的全轮廓蜡型,随后用激光扫描仪进行数字化扫描。在设计和加工阶段,修复体的尺寸过大,以补偿高温烧结过程中发生的显著收缩($20\% \sim 25\%$)(1350 ℃,2 h)。

自从引入 DCM 技术以来,各种部分烧结的 3Y-TZP 块可以通过 CAD/CAM 进行软加工。在这种情况下,省去制备蜡型的过程,制备了数字印模,并通过计算机完成修复设计。与 DCM 技术类似,切削成型修复体在高温下进行完全烧结。这些 3Y-TZP 多晶瓷的微观结构由致密的四方晶型氧化锆晶粒组成,平均晶粒大小为 $0.2 \sim 1.0\ \mu m$,取决于烧结的温度和持续时间,根据制造商的不同,烧结温度和时间分别在 $1350 \sim 1600$ ℃ 和 $2 \sim 6$ h 范围变化。在目前所有可用的口腔修复陶瓷中,氧化锆陶瓷的弯曲强度($900 \sim 1500$ MPa)和断裂韧性(大于 6 MPa $\cdot$ m$^{\frac{1}{2}}$)最高。它们可以作为瓷核,用热膨胀系数相匹配的烤瓷贴面。据报道,早期的临床问题包括饰瓷和氧化锆核之间的界面发生开裂和脱层。这些现象是因为饰瓷和氧化锆核的低导热性,当快速加热或冷却时,可能会产生热梯度,导致瞬时应力和微渗漏。

在进行磨削或喷砂等表面处理时,应记得 3Y-TZP 瓷的亚稳定性。鉴于可变换性随晶粒尺寸的增大而提高,这种处理可能引发从四方晶型到单斜晶型的转变,产生表面压应力的直接有利结果。然而,由于表面处理产生的缺陷和底面的拉应力,可能带来长期的有害影响。这就是应该在制造商的指导说明下使用部分稳定的氧化锆基陶瓷的原因。

硬加工技术使得在一次诊疗中椅旁制备修复体成为可能。然而,使用这些技术的全瓷材料只表现出低到中等的强度,限制了其在单体修复或短跨度固定义齿修复的应用。由于修复体在切削后需要高温烧结数小时,因此在一次诊疗中用软加工技术完成修复体制作的好处就不复存在。3Y-TZP 的优异的机械性能抵消了这一缺点,使得单个和多单元的前后牙修复体的实现成为可能。最初,边缘准确度是一个问题,但是目前用这些技术使它在临床上是可以被接受的。通过将金属底冠的厚度减少到 0.4～0.5 mm,可以减小氧化锆的高度不透明性带来的负面影响。此外,最近还引入了更多半透明的氧化锆成分。通过减少氧化铝的含量至 0.05 wt%或更少,或添加更多的钇(高达 5.3 mol%)以稳定氧化锆的立方多晶体作为主要的晶相,可以增加半透明性。与各向异性和双折射的四方晶型氧化锆相比,立方晶型氧化锆由于其各向同性的晶体的对称性而更加半透明。在室温下,立方晶型氧化锆的保留也伴随着晶粒大小的显著增大。立体形式的氧化锆是不可转化的,并表现出较低的断裂韧度,这反映在立方晶型氧化锆配方较低的机械性能上,据报道,其弯曲强度为 609 MPa,断裂韧性为 $2.4 \, \mathrm{MPa \cdot m^{\frac{1}{2}}}$。

5.6　金属-烤瓷修复体

金属-烤瓷修复体由一个铸造的金属支架组成,在上面至少有两层陶瓷被烘烤。第一层是一个薄的不透明层,由不透明的氧化物改性的烤瓷组成。它可以掩盖氧化金属支架的深灰色外观,以实现适宜的美学效果。这层薄的不透明层也建立了金属-烤瓷的结合。下一步是制成牙本质和牙釉质(最半透明的)瓷,以获得类似于天然牙的美学外观。牙本质和牙釉质的瓷粉与调和液(主要是蒸馏水)混合成粉浆,再涂在不透明层上。然后,通过振动和吸水棉吸除多余的水,使烤瓷压紧。制备的烤瓷必须过大,以补偿烧结过程中的显著收缩(25%～30%)。堆塑瓷粉后,缓慢干燥金属-烤瓷修复体,使水分充分地扩散和蒸发,并在瓷炉中真空烧结。在真空下烧结有助于消除孔隙。随着炉门的关闭,压力降低到 0.01 MPa(0.1 个大气压)。提高温度直到烧结温度,然后释放真空,将炉子的压力恢复到 0.1 MPa(1 个大气压)。与高温下的粘性流动相结合,压力的增加有助于闭合残留的孔隙,最终形成一个致密的、相对无孔的烤瓷。

5.6.1　金属-烤瓷形成的一般要求

(1) 合金的熔化温度须较高。其熔化范围必须远高于(大于 100 ℃)饰瓷和用于连接固定义齿修复各部件的烧制温度。

(2) 饰瓷的熔融温度须较低,因此在烧结过程中框架不会发生蠕变、下垂或变形。

(3) 烤瓷作为粉浆使用时必须能轻易润湿合金,以防止在金属-烤瓷界面形成空隙。一般来说,接触角应该是 60°或更小。

(4) 陶瓷和金属之间的牢固结合是必不可少的,是通过遮色瓷与金属表面的金属氧化物发生化学反应,以及通过对金属底冠进行粗化处理而实现的机械联锁来实现的。

(5) 烤瓷和金属的热膨胀系数须相匹配,因此饰瓷不会受到拉应力的影响,从而产生裂纹。因此,金属-烤瓷系统的设计是使金属的热膨胀系数略高于烤瓷的热膨胀系数,从而使饰瓷在冷却后受到轻微压缩。假设烤瓷和金属的线性膨胀系数与线性收缩系数相同。

(6) 对于固定义齿修复体和后牙牙冠,金属支架足够的刚度和强度特别重要。通过限制偏转的幅度和变形(应变),金属的高刚度可以减少烤瓷的拉应力。高强度在固定义齿修复体的邻面接触区是必不可少的。

(7) 高温下的高抗变形能力是必不可少的。金属底冠较薄(0.4~0.5 mm),在烧制烤瓷的过程中不应该发生变形,否则会影响修复体的适应性。

(8) 充分的修复设计是至关重要的。牙体预备时应该为金属底冠提供足够的厚度,同样也为厚度足够的烤瓷提供充足的空间,从而达到美学修复。在制备金属支架的过程中,在使用烤瓷之前,必须消除所有的尖角并使其圆滑,以避免以后在烤瓷中出现应力集中。如果不用烤瓷覆盖所有牙面(如金属咬合面),金属-烤瓷连接处的位置应与所有正中咬合接触区相距至少 1.5 mm。

5.6.2 金属-烤瓷结合

金属和烤瓷之间的粘接强度是金属-烤瓷修复体长期使用的一个重要条件。一般来说,粘接是由于合金表面氧化层和烤瓷之间的扩散而产生的化学吸附作用。对于不易氧化的金属合金,使用遮色瓷之前,在特殊烧制周期中形成这种氧化层。对于易氧化的金属合金,在合金被烤瓷润湿和随后的烧制周期中形成这种氧化层。对于金属-烤瓷修复体,最常见的机械失败是烤瓷与金属的脱粘。许多因素影响金属-烤瓷的粘接:形成较强的化学结合,两种材料之间的机械联锁,以及热残余应力。此外,如前所述,烤瓷必须湿润并与表面融合,形成一个没有空隙的均匀界面。这些因素对金属种植体上的陶瓷涂层也很重要。

从实际角度来看,金属-烤瓷界面的表面粗糙度对金属-烤瓷的结合影响显著。在空气中的砂磨通常用于金属-烤瓷修复体的金属支架上,以产生一个粗糙度可控的洁净的表面。在烧制周期中,烤瓷变软,其粘度降低,在烤瓷和金属之间产生互锁之前,烤瓷首先润湿金属表面。粗糙金属表面的面积增加也使得化学结合的密度更大。在某种程度上,烤瓷和金属之间的接触角是衡量润湿性的一个标准,也是衡量结合状况的一个标准。低接触角表明润湿性好。烤瓷在金(Au)合金上的接触角约为 60°。然而,如果烤瓷没有润湿表面,界面上存在空隙,粗糙表面的黏附力会降低。

在金属表面形成的氧化层已被证明是金属-烤瓷充分结合的关键。不易氧化的贵金属合金,通常添加其他更易氧化的元素,如铟(In)和锡(Sn),以形成氧化层并改善结合。氧化层是在使用烤瓷之前的特殊烧制周期中形成的。一些含银的贵金属合金已被证明会导致烤瓷变色,这是由于在烤瓷中的银离子扩散。基底金属合金含有易氧化的元素,如镍(Ni)和铬(Cr),必须注意避免形成的氧化层太厚。制造商规定形成最佳氧化层的烧制条件,并通常说明氧化层的颜色。富含镍的氧化物(NiO)往往是深灰色的,而富含铬的氧化物(Cr_2O_3)是绿色的。如果未遵循烧制建议,这些氧化物在烧制过程中可能会溶解在烤瓷中,导致烤瓷最薄处出现变色,例如,修复体的牙龈边缘。有些合金会形成富含 Cr_2O_3 的氧化层,这些氧化层不能与合金很好地结合或黏附。这些合金通常需要在合金表面使用粘接剂,以改变所形成的氧化物类型。在某些情况下,制造商建议在减压状态下进行氧化烧制,以限制氧化层的厚度。在空气中的氧化烧制可能会导致氧化层更厚。金属和烤瓷之间较大的热残余应力会导致失败。如果金属和陶瓷的热膨胀系数差异显著,两种材料在冷却过程中会以不同的速度收缩,沿着金属-烤瓷界面会形成较大的热残余应力。如果这些应力非常大(无论是拉应力还是压应力),烤瓷将从金属上开裂和/或脱层。即使这些应力不会导致立即失败,仍然可以减弱粘接效果,并导致延迟失败。为了避免这些问题,烤瓷和合金的热膨胀系数需要相匹配。大多数烤瓷的热膨胀系数在 $13.0 \times 10^{-6} \sim 14.0 \times 10^{-6}/℃$ 范围,而金属的热膨胀系数在 $13.5 \times 10^{-6} \sim 14.5 \times 10^{-6}/℃$ 范围。因为金属和烤瓷之间 $0.5 \times 10^{-6}/℃$ 的热收缩差异,金属在冷却过程中的收缩比烤瓷略大。这种情况使烤瓷处于残余的轻微受压状态,这使得它对机械负载引起的拉应力不太敏感。

5.6.3 金属-烤瓷修复体的陶瓷

用于金属-烤瓷修复的陶瓷必须满足五个要求:① 它们必须模拟天然牙的外观;② 它们必须在较低的温度下进行融合;③ 它们的热膨胀系数必须与用于金属支架的合金的热膨胀系数相匹配;④ 它们必须在口腔环境中良好地老化;⑤ 它们的磨损性须较低。经过精心配制使烤瓷达到这些要求。这些陶瓷是由分散在玻璃(无定形)基质中的结晶相(白榴石)组成的。其化学成分包括二氧化硅(SiO_2)、氧化铝(Al_2O_3)、氧化钠(Na_2O)和氧化钾(K_2O)。加入遮光剂(TiO_2、ZrO_2、SnO_2)、各种热稳定的着色氧化物和少量的荧光氧化物(CeO_2),与牙本质-牙釉质复合结构的外观相适应。烤瓷中大量的玻璃相(80 vol%~90 vol%)使其具有与牙釉质相似的半透明性。着色氧化物和遮光剂可以对最终的外观和色度进行微调。烤瓷是以颗粒度可控的瓷粉形式提供的。

1. 金属烤瓷

(1)构成

任何陶瓷的质量都取决于成分的选择、每种成分的正确配比以及烧制程序的控制。由于对光学性能和化学惰性的严格要求与足够的强度、韧性和热膨胀,高纯度成分用于制造金属烤瓷。长石是用于金属-烤瓷修复的烤瓷的主要原料成分,在矿物形式时是结晶的,不透明的。在化学方面,它被认为是铝硅酸钾,其成分为 $KAlSi_3O_8$ 或 K_2O-Al_2O_3·$6SiO_2$。长石在 1150 ℃ 左右不均匀熔化,形成白榴石($KAlSi_2O_6$ 或 K_2O-Al_2O_3·$4SiO_2$)和熔融的玻璃。

(2)制造

许多金属烤瓷制造商在购买长石时,已经按照他们的标准筛选和清洗了杂质的粉末。其他用于制造金属烤瓷的原材料是各种二氧化硅（SiO_2）细粉、氧化铝（Al_2O_3），以及作为助熔剂的碱和碱土碳酸盐。在制造过程中，这些研磨好的成分被仔细地混合在一起，并在大型坩埚中加热到 1200 ℃ 左右。如前所述，长石在 1150 ℃ 左右不均匀熔化，形成具有无定形结构的玻璃相。

然后将白榴石和玻璃相的混合物在水中迅速冷却（淬火），使其碎裂成小块。获得的产物称为熔块，经过球磨，以达到适当的颗粒大小分布。在这个阶段加入少量的着色颜料，以获得类似天然牙的精美色度。金属颜料包括黄褐色的氧化钛、淡紫色的氧化锰、棕色的氧化铁、蓝色的氧化钴、绿色的铜或铬氧化物，以及棕色的氧化镍。氧化铀曾被用于产生荧光，然而，由于镧系氧化物（如氧化铈）具有少量的放射性，在该用途上已被替代。锡、钛和锆的氧化物被用作遮光剂。

制造完成后，长石质烤瓷由玻璃相（或无定形相）和白榴石（$KAlSi_2O_6$）的结晶相组成。在制造过程中形成的玻璃相具有玻璃的典型特性，如低韧性、低强度和高半透明性。白榴石的结晶结构在室温下是四方晶型的。白榴石在 625 ℃ 时发生了可逆的晶体相变，温度超过 625 ℃ 时，其结构转变为立方晶型。这种转变伴随着热膨胀，导致单元格增加 1.2 vol%。这解释了与四方晶型白榴石相关的高热膨胀系数（大于 $20 \times 10^{-6}/℃$）。因此，白榴石含量（10 vol%～20 vol%）控制烤瓷的热膨胀系数，使其与口腔用合金的热膨胀系数相匹配。

2. 设计对金属-烤瓷修复体的影响

由于陶瓷的张力弱，在断裂前能承受的应变很小，所以金属支架必须是刚性的，以减少烤瓷变形。然而，金属底冠应尽可能薄，为遮盖金属支架的烤瓷留出空间，而不至于使烤瓷的外形过大。这一观点对灰色的合金来说尤其重要。可由此得出结论，镍铬（Ni-Cr）或钴铬（Co-Cr）合金优于贵金属合金，因为它们的弹性模量（刚度）是 1.5～2 倍，使牙冠的厚度减半。然而，对修复体的加载使其处于弯曲状态，弯曲挠度仅是模量的一次方的函数，而它是厚度的立方的函数。对于典型的金属-烤瓷修复体，由于其弹性模量较高，金属底冠的厚度只能减少约 7%。因此，较高的弹性模量对金属底冠合金的优势是最小的。

金属-烤瓷修复体的唇缘是设计的一个关键区域，由于边缘的烤瓷厚度过小，因此无法遮盖金属底冠的外观，抗断裂的能力过小。推荐的边缘设计包括 90°的肩台、120°的肩台或肩台斜面。如果肩台深度至少为 1.2 mm，那么这些设计都应提供足够的烤瓷厚度，以减少烤瓷断裂的风险。当使用部分瓷覆盖时，如需要金属咬合面时，金属-烤瓷结合处是至关重要的。由于瓷和金属的弹性模量相差很大，当修复体受力时，在结合界面会产生应力。应将金属-烤瓷结合处与正中咬合接触区相距至少 1.5 mm，以尽量减少这些应力。在设计金属-烤瓷固定义齿修复体时，基牙冠和假牙之间的邻面接触区的形状至关重要。因为弯曲挠度随着厚度的立方而减少，邻面接触区的牙颈部的厚度应足够大，以防止变形或断裂；厚度越大，支架的挠度越小，这可能会导致烤瓷的脱粘或断裂。值得注意的是，固定义齿修复体不是均匀的；加载时的最大挠度发生在最薄的地方。最大的挠度将发生在最薄的截面上，也就是邻面接触区。然而，邻面接触区的厚度不能影响到牙龈组织或口腔清洁。

3．金属-烤瓷修复体的失败和再修复

金属-烤瓷修复体仍然是冠桥修复中最受欢迎的材料组合，其 10 年使用寿命的成功率约为 95%。大部分的再治疗是由于生物性失败导致的，如牙齿断裂、牙周病和继发龋。修复体断裂和美学失败只占单体修复体再治疗病例的 20%。对于金属-烤瓷固定义齿修复体，修复体断裂是最常见的再治疗原因，与短跨度固定义齿修复体相比，长跨度固定义齿修复体（5 个或更多单元）的失败发生率约为其两倍。

当金属-烤瓷修复体失败时，通常是由于烤瓷和金属之间的粘接失败或金属-烤瓷界面附近的陶瓷内聚失败所致。理想情况下，应取回修复体，清洁金属表面，并在涂瓷和烧制前，在金属的暴露区形成新的氧化层。然而，这无法在口内实现，而且取出修复体对患者来说既不愉快又费时。因此，人们开发了各种使用树脂复合材料的烤瓷修复技术。所有这些技术都面临着化学性质不同的材料的粘接问题。当有烤瓷碎片并且没有对断裂处施加功能负荷时，可以使用硅烷偶联剂来实现复合材料和烤瓷之间的良好粘合；然而，金属合金没有这种粘接剂，这种修复方式被认为只是临时修复。有一些系统可以通过空气中的砂磨，在金属表面涂上二氧化硅颗粒，颗粒在受到冲击时被嵌入金属表面，然后可以使用硅烷偶联剂。另外，基底金属合金可以先涂上锡，然后涂上酸蚀剂。这两种方法都能达到足够的粘接强度，并可能推迟最终需要重新制作修复体的时间。

第6章 复合树脂

复合生物材料的概念,可以被描述为包含两种和两种以上不同的组成材料或相的固体。复合材料与单一相组成的均质材料相比,弹性模量等力学性能发生了显著的变化。例如,牙釉质、牙本质、骨骼和增强聚合物被认为是复合材料,但黄铜等合金则不是。基于控制独立成分的能力来改变宏观对象的属性是使用复合材料的一个显著优势。在牙科学中,"树脂复合"通常被用于修复硬组织,如牙釉质和牙本质的增强聚合物系统。正确的材料科学术语是"聚合物基复合材料",或者是那些含有填充颗粒的复合材料,通常用作直接放置的恢复性复合材料,即"颗粒控制强制聚合物基复合材料"。在本章中,"树脂复合材料"是指用作修复材料的增强聚合物基体材料。传统玻璃离聚物(GIs)和树脂改性玻璃离聚物(RMGIs)也属于复合材料,但由于这些材料是水基的材料,具有独特的酸碱沉降反应,所以在传统上它们被归为一类。然而,值得注意的是,大多数生物材料,包括牙釉质、牙本质、骨骼、结缔组织、肌肉,甚至细胞,都被归类为复合材料,属于广义的生物工程材料。

树脂复合材料用于修复缺失的牙齿结构,改变牙齿颜色和外形,从而提高美观度。许多商业树脂复合材料可参与各种应用。传统上,有些已经为美学而优化,而另一些则被设计用于承受更高应力的区域。近年来,纳米复合材料已成为可用的材料,这优化了优良的美学和高机械性能的应力承重领域。GIs 和 RMGIs 被选择性地用作填充材料,通常用于小的病变,特别是在一个或多个边缘在牙本质和龋齿活动区域。

树脂基复合材料最早于 20 世纪 60 年代早期开发出来,它具有比丙烯酸和硅酸盐更高的机械性能、更低的热膨胀系数、更低的硬度变化和更高的耐磨性,从而改善了临床性能。早期复合材料经化学活化后,再以紫外光(UV)引发光活化复合材料。这些后来被在可见波长中激活的复合材料所取代。复合材料技术的不断改进使得现代材料具有优良的耐久性、耐磨性和模仿天然牙齿的美观性。特别地,纳米技术在控制填料结构方面的应用,使这些材料得到了显著的改进。此外,将复合材料粘接到牙齿结构的粘接剂的发展也提高了复合材料修复体的寿命和性能。表 6.1 列出了制剂类型和推荐修补复合材料类别。表6.2总结了各复合材料的特性。

表6.1 修复类型和推荐的树脂复合材料

复合材料类型	推荐树脂复合材料
Ⅰ类洞	多用途、纳米复合材料、体积填充、微填充(后)、复合材料(后)
Ⅱ类洞	多功能纳米复合材料、散装、实验室、微填充(后)、复合物(后)
Ⅲ类洞	多用途、纳米复合、微填充、复合材料
Ⅳ类洞	多用途、纳米复合材料
Ⅴ类洞	多用途、纳米复合、微填充、树脂改性玻璃离子、异构体
Ⅵ类洞	体积填充、纳米复合材料
牙颈部修复	流动的树脂改性玻璃单体、共聚物
乳牙修复	流动的树脂改性玻璃单体、共聚物
三单元桥或冠	技工室加工的间接修复体(纤维加固)
合金底座	由技工室加工
桩核冠	桩核修复专用树脂
临时修复体	临时树脂
高龋风险患者	玻璃离子、树脂改性玻璃离子

表6.2 各类树脂复合材料的特性

复合材料	填料颗粒体积的大小(mm)	无机填料(%)	优势	劣势
多用途材料	0.04,0.2～3.0	60～70	高强度、高模量	
纳米复合材料	0.002～0.075	72～79	高抛光、高强度、高模量、高保留	
微填充材料	0.04	32～50	高抛光,美观	更高的收缩率,更低的强度
大块填充材料	0.04,0.2～20	59～80	用于较深窝洞充填,减少步骤	边缘微渗漏
流动材料	0.04,0.2～3.0	42～62	可同步,低模量	较易磨损
实验室材料	0.04,0.2～3.0	60～70	最佳的解剖结构和接触方式,较低的磨损率	实验室费用高,特殊设备

GIs是在20世纪60年代开发的,其基础是氟铝硅酸盐(FAS)玻璃粉之间的酸

碱交联形成反应,类似于硅酸盐粘合剂和聚羧酸水溶液的聚合物。与硅酸盐相比这些材料不容易溶解,但早期材料存在操作困难、技术敏感性和美感较差的缺陷。随着这些材料的不断改进,现代材料的属性也得到了改良。RMGIs 是在 20 世纪 80 年代末发明的。它保留了传统 GIs 的氟释放和临床黏附的优点,同时又提供了树脂基材料的易光固化性和良好的美观性。在 RMGIs 中使用纳米技术已经增强了这些材料的美学。

6.1　多功能复合树脂

6.1.1　成分

树脂复合材料由有机聚合物基体、无机填充颗粒、偶联剂和引发剂-促进剂体系四种主要成分组成。目前大多数商用树脂复合材料中的有机聚合物基体是交联的二甲基丙烯酸酯单体基体。最常见的单体是芳香二甲丙烯酸酯。这些分子两端的双键通过自由基引发加成聚合反应。虽然这些单体可以提供最佳的光学、机械和临床性能,但它们相当黏稠,必须与低分子量稀释单体混合,以便在掺入填料后获得临床操作的一致性。最近,低收缩的复合材料已经被应用到临床中,例如,在末端含有环氧(也称为环氧烷)官能团的单体可降低复合材料的收缩性。这些单体的聚合是由阳离子引起的。其他商用树脂复合材料利用各种单体和填充技术来降低聚合收缩或应力。

所述分散的无机填充颗粒可由一种或多种无机材料组成,如细磨石英或玻璃、溶胶-凝胶衍生的陶瓷、微细二氧化硅,或近年来的纳米颗粒。

偶联剂是一种有机硅烷(通常称为硅烷),制造商将偶联剂应用到无机颗粒上,对填料进行表面处理后与未反应的单体混合物混合。硅烷被称为偶联剂,因为它们在复合材料的无机和有机相之间形成键。分子的一端含有官能团(如甲氧基),可以水解并与无机填料反应,而另一端则含有与单体共聚的甲基丙烯酸酯双键。引发剂-催化剂系统的作用是聚合和交联单体最终固化成块。聚合反应可由光活化、自固化(化学活化)、双固化(化学光固化)三种方式触发。

6.1.2 树脂基质

1. 甲基丙烯酸酯单体

用于树脂基体的绝大多数单体是二甲基丙烯酸酯化合物。常用的两种单体是2,2-双[4(2 羟基-3-甲基丙烯氧基丙氧基)-苯基]丙烷[双酚 A-甲基丙烯酸缩水甘油酯(BisGMA)]和聚氨酯二甲基丙烯酸酯(UDMA)。两者两端都含有活性碳双键,都可以进行由自由基引发剂引发的加成聚合反应。芳香基团的使用提供了一个很好的折射率用以匹配辐射不透性玻璃,从而提供了更好的整体光学性能的复合材料。少数产品同时使用 Bis-GMA 和 UDMA 单体。

由于单体,特别是 Bis-GMA 的粘度很高,必须加入稀释剂,因此当树脂混合物与填充物复配时,可以达到临床的稠度。低分子质量的化合物具有双官能碳双键,例如,三乙二醇二甲基丙烯酸酯(TEGDMA)或双酚 A 乙氧基酰二甲基丙烯酸酯(Bis-EMA6),常常被制造商添加用来降低和控制复合材料的粘度。

2. 低收缩甲基丙烯酸酯单体

自 2008 年以来,各种其他的甲基丙烯酸酯单体被用于新的商业产品中,以控制复合材料的体积收缩和聚合应力。一般的方法依赖于增加甲基丙烯酸酯基团之间的距离,从而降低交联密度或增加单体的硬度。例如,二聚体酸的使用,环脂肪族单元的结合,光裂解单元等,目标都是缓解聚合后的压力。

3. 低收缩硅烷单体

一种称为"硅烷"的新单体体系已经被开发出来,以减少缩孔和内部应力的积累,这是由于聚合引起的。硅氧烷这个名字是由它的化学成分硅氧烷和环氧烷(也被称为环氧)创造出来的。硅氧烷官能团提供复合物的疏水性。环氧乙烷通过阳离子聚合进行开环交联。硅氧烷的聚合需要特殊的引发剂体系(见"引发剂和加速剂")。在选择填充系统时必须小心。如果填料表面有任何残留的碱度(如一些玻璃和溶胶凝胶衍生系统),复合材料可能变得不稳定。此外,在临床应用时,必须使用特定的粘接剂来粘接这些材料。

6.1.3 复合树脂填料

填料在复合材料的体积和重量上占了很大的比例。填料的作用是增大并形成树脂基体适当的透光度,控制复合材料在聚合过程中的体积收缩。填料传统上是通过研磨石英、玻璃或溶胶-凝胶陶瓷等矿物获得的。由于大多数玻璃含有重金属氧化物,如钡或锌,具有放射不透性,因此可以使用 X 射线对其显影。填料直径多分布是有利的,较小的颗粒能够适应较大颗粒之间的空间。近年来,纳米填料被广泛应用于复合材料中,这些在"纳米填料复合树脂"的内容中进行了描述。牙科复合材料的一种有效的分类方法,是通过填料颗粒大小、形状和分布来分类的。

1. 大颗粒填充复合树脂

早期的复合材料是大颗粒填充材料。这些复合材料均含有粒径在 $20\sim30~\mu m$ 范围的球形或不规则颗粒。合成的复合材料不透明,耐磨性低。

2. 混合和微混合复合树脂

在混合复合材料中,两种填料混合在一起:平均粒径为 $2\sim4~\mu m$ 的细颗粒和 $5\%\sim15\%$ 的微细颗粒,通常为二氧化硅,粒径为 $0.04\sim0.2~\mu m$。在微混合复合材料中,平均粒径较小($0.04\sim1~\mu m$)的细颗粒与微细二氧化硅混合。细颗粒可通过研磨玻璃(例如,硼硅酸盐玻璃、锂或钡铝硅酸盐玻璃、锶或锌玻璃)、石英或陶瓷材料获得,且形状不规则。填料颗粒的多分布可以实现复合材料中高填料比例,同时在临床应用中具有良好的操作性。根据大多数制造商报告的填充物浓度的重量百分比(wt%),微混合复合材料按体积可包含 $60\%\sim70\%$ 的填料,根据填料的密度,复合材料中按重量可包含 $77\%\sim84\%$ 的填料。杂交种和微杂交种具有良好的临床耐磨性能和力学性能,适于承受应力的应用。然而,它们的表面会随着时间的推移而失去光泽,从而变得粗糙和暗淡。

3. 纳米填料复合树脂

近年来,纳米技术在设计和制造复合材料方面的应用大大提高了复合材料的性能,复合材料技术的最新进展是利用纳米技术开发填料。纳米技术是通过各种物理和化学方法生产 $1\sim100~nm$(即纳米尺度)范围内的功能材料和结构。纳米技术需要设备和系统来创造具有新特性和功能的结构,因为它们的尺寸很小。因此,它意味着在原子和/或分子尺度上控制和操纵结构的能力。虽然真正的纳米复合材料应该具有纳米尺寸的填充颗粒,但纳米技术这个术语存在一些炒作,有时在描述一种材料时被误用。迄今为止,氧化物纳米颗粒是牙科复合材料中最常见的纳米材料类型。目前,有两种不同类型的树脂复合材料含有纳米颗粒:① 纳米填充复合材料:这些纳米尺寸的颗粒(1~100 nm)遍布树脂基体,并且不存在较大的初级粒子;② 纳米混合复合材料:它们由大颗粒(0.4~5 μm)与添加的纳米大小的颗粒组成。因此它们是混合材料,而不是真正的纳米填充复合材料。

(1)纳米填充复合材料

所有真正的纳米填充复合材料的填充颗粒都在纳米范围内。在牙科复合材料中加入纳米填料有几个目的。一方面,纳米粒子的尺寸低于可见光波长(400~800 nm),这为制造高透明度材料提供了可能性。另一方面,纳米粒子的表面积体积比相当大。最小的纳米粒子的尺寸接近聚合物分子,因此它们可以与树脂基体进行分子尺度的相互作用。

两种类型的纳米粒子已被合成并用于制备这类复合材料。第一种类型由纳米颗粒组成,本质上是硅或氧化锆的单分散非聚集颗粒。纳米粒子的表面经过硅烷偶联剂处理,使其能够在复合材料固化后与树脂基体结合。纳米单体是由溶胶合成的,可以产生同样大小的粒子。因此,如果单独使用纳米颗粒来制备高填充复合材料,其流变性能相当差。为了克服这个缺点,一家制造商设计了第二种类型的纳米填料,叫作纳米团簇。纳米团簇是通过轻烧结纳米氧化物来形成一个可控的颗粒大小分布的团簇。纳米团簇由二氧化硅溶胶和二氧化硅与氧化锆的混合氧化物合成。用于制备团簇的纳米单体的主要粒径范围为5~75 nm。

最重要的是,在纳米团簇中,纳米粒子仍然保持各自的形式,就像在一串葡萄中一样。团簇的尺寸分布较宽,从100 nm到1 μm,平均尺寸为0.6 μm。到目前为止,只有一种真正的纳米填充牙科复合材料可用。在这种合成的复合材料中,纳米颗粒和纳米团簇的组合是最佳的一组。

纳米填充复合材料的独特之处在于,它具有微混合材料的机械强度,但同时在使用过程中保持像微填充材料一样的光滑性。许多修复材料的初始光泽度相当好,但在混合复合材料(微混合、纳米混合)中,较大填料的脱落会导致光泽的丧失。相比之下,在纳米填充复合材料中,纳米团簇在磨损过程中的剪切速率与周围基质相似。这使得修复能够保持一个更光滑的表面,以便长期保持抛光效果,使用原子力显微镜可以对牙刷磨损后的材料光滑度进行光学分析。

纳米填料在光学性能方面也具有优势。一般来说,理想的情况是在无色泽的牙科复合材料中能提供高透明度。而纳米填料正好可以在很大可变范围内调控纳米复合材料的不透明度和色度,借此临床医生可设计出一个高度美观的修复体。

在混合型复合材料中,填料颗粒的尺寸为 $0.4\sim3.0\ \mu m$。当微粒和树脂的折射率不匹配时,微粒就会散射光并产生不透明的效果。纳米填料粒子尺寸远小于光的波长,因此它们无法用折射率来衡量。当光入射时,波长长的光直接通过,材料表现出高透明度。

基于良好透明度的纳米复合材料可以大范围调控色度和不透明度。例如,在切口边缘以及多层修复的最后一层,需要非常透明的色泽,而对于牙釉质、牙体和牙本质,则需要更不透明的色泽,这使得临床医生可以根据美学需求灵活地选择单一色度或多色度分层技术。在临床应用 $3\sim5$ 年后的研究发现,该材料的耐磨性与人牙釉质相似。

（2）纳米混合复合材料

一些制造商在他们的微杂交体中加入了纳米大小的粒子。这些复合材料被称为纳米杂化物。由于任何复合材料的平滑度和耐磨度通常取决于其最大的填充颗粒,如微杂化物的大小,纳米杂化物的表面在经历几年的临床应用后会逐渐变得暗淡。

6.1.4　耦合剂

为了使复合材料在临床上有较好性能,在凝固过程中必须使无机填料颗粒和有机树脂基质之间形成良好的结合。这是通过使用被称为耦合剂的化合物来实现的,其中最常见的是有机硅化合物——硅烷偶联剂。在复合材料的制造过程中,填料的表面用耦合剂进行处理。3-甲基丙烯酰基丙基三甲氧基硅烷是一种典型的硅烷耦合剂,其化学结构如图 6.1 所示。

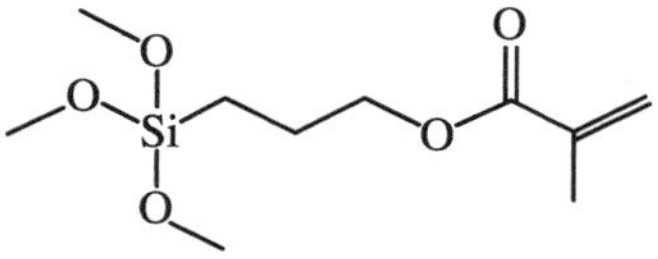

图 6.1　3-甲基丙烯酰基丙基三甲氧基硅烷的结构

在低收缩率的硅烷复合材料中,则可使用环氧功能化耦合剂 3-甲基丙烯酰基丙基三甲氧基硅烷的结构将填料粘合到含氧硅烷基体上。

在填料处理过程中,甲氧基通过由酸或碱催化的反应水解生成羟基。然后,这些羟基与填料表面的羟基发生缩合,并通过共价键连接。与水解硅烷的相邻羟基基团或填料表面吸收的水也可能发生缩合。这导致在填料表面形成非常薄的单层或多层聚合物膜,并有未反应的双键。在复合材料固化过程中,处理后表面的甲基丙烯酸氧基的双键可与单体树脂共反应。耦合剂在复合材料中起着至关重要的作用。它的功能如下:

(1) 形成一个界面,将填充物与树脂基质紧密结合。

(2) 增强了复合材料的力学性能,并在临床磨损期间尽量减少了基质中填料的脱落。

(3) 由此产生的界面相充当了相邻粒子和聚合物基体之间应力分布的介质。

(4) 提供一个疏水环境,尽量减少了复合材料的吸水率。

6.1.5　引发剂和加速剂

复合材料的固化是由光活化或化学反应引发的,其中前者更为常见。光活化是用波长峰值约为 465 nm 的蓝光来完成的,蓝光通常可被光敏剂吸收,如樟脑醌(在制造过程中添加到单体混合物中,含量从 0.1%～1.0% 不等)。在甲基丙烯酸酯复合材料中,光活化后会产生自由基,而有机胺的存在可以加速这个反应。现在包括芳香族和脂肪族在内的各种胺都已被验证并使用。

6.1.6　颜料和其他成分

为了与牙釉颜色相近,材料中通常还会添加少量无机氧化物。最常见的颜料是铁的氧化物,它能模拟从浅白色到黄色和灰色等很多釉质的颜色。不同颜色的尺度被用于表示复合材料的色度。材料中还可以添加紫外线吸收剂来减少由氧化引起的颜色变化。但亮度和透明度更低的复合材料不能调控到更浅的色度。

胺和樟脑醌在室温下就可以以低聚物的形式稳定存在。虽然樟脑醌是最常见的光敏剂,但有时出于美学考虑,常在樟脑醌中添加少量的黄色染料来给未固化的复合物染色。虽然在治疗过程中需要进行漂白,但临床医生发现有时由于颜色变化导致色度很难匹配。

化学活化是在室温下通过有机胺(催化剂粘贴物)与有机过氧化物(通用粘贴物)反应来完成的,产生的自由基反过来与碳双键反应,从而导致了聚合。一旦将两种原料混合,聚合反应就会迅速发生。

在硅烷复合材料中,引发剂系统在受光照射时产生阳离子。其中系统的一种成分便是樟脑醌光敏剂,使该复合材料可以通过牙科固化来达到单元固化。引发剂体系的其他组成部分是碘盐和电子供体,它们负责启动开环聚合的过程。

为了增强复合材料的光学活力并模拟天然牙齿的外观,有时还会添加荧光剂。这些染料或色素可以在电磁光谱的紫外和紫色区域(通常是 340～370 nm)吸收光,并在蓝色区域(通常是 420～470 nm)重新发射光。这些添加剂通常被用来增强颜色的色度,引起一种可感知的"美白"效果,如通过增加蓝光的总反射量,来降低材料的黄色色度。

6.1.7　复合材料的性能

为了具有良好的临床使用寿命,复合材料必须满足一定的性能标准。本节将描述其重要的物理性质、机械性能和临床性能。

1. 物理性质

(1) 工作和时间设置

对于光固化复合材料(图 6.2),固化被认为是需要"随需应变"的。当复合材料第一次暴露在固化光下时,聚合开始。高强度固化光源照射后几秒钟内发生硬化。

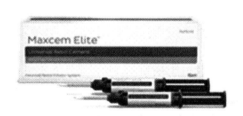

图 6.2　双固化复合材料(Kerr 公司)

虽然暴露于固化光源后,复合修复材料看起来很硬且完全固化,但凝固反应持续 24 h,甲基丙烯酸酯基复合材料的不饱和碳双键并未反应完全;研究表明,在整个修复过程中约有 25% 未发生反应。在聚合层的表面上保留了一层薄薄的受空气抑制的、未聚合的材料,这有利于随后的分层固化(即表层未反应双键参与到下一层的聚合当中)。用透明基质保护轮廓修复的表面可有效地在最终修复中减少未聚合树脂的数量。虽然对于某些复合材料,最终所需的物理性能可能在反应开始约 24 h 后才能达到,但在固化后可立即达到足够的机械强度,因此修复过程可以用磨料完成和抛光,并同样具备功能性。

对于大多数由可见光引发固化的复合材料,如果在混合板上进行混合时暴露于明亮环境,则会过早地引发固化。在环境光中暴露 60~90 s,复合材料的表面可能会失去其易透过牙齿的能力,并且使进一步处理材料变得困难。因此材料可以用不透明或橙色覆盖物,以避免过早暴露在光线下。

化学活化复合材料的活化设定时间范围为 3~5 min。这种时间范围是通过控制引发剂和加速剂的浓度来调节的。

(2) 聚合物的收缩和应力

如聚合反应部分所述,所有复合材料在凝固时都会发生体积收缩。体积收缩导致复合材料和牙齿结构之间的收缩应力高达 13 MPa。这些应力严重破坏了复合材料和牙齿之间的界面键,导致了一个非常小的间隙出现,使得唾液和微生物的边缘泄漏,可能导致复发性龋齿和边缘染色。这种应力会超过牙釉质的抗拉强度,导致应力开裂和牙釉质断裂。由于收缩应力的大小取决于复合材料收缩时的体积收缩应变和刚度,如果复合材料具有高弹性模量,那么低收缩复合材料可能也会表现出高应力。以 2 mm 的增量一层层地构建复合材料,每个增加层内部独立聚合,可以减少聚合收缩的净效应。

因为复合材料的体积较小,净收缩应力也较小。最近的一篇论文综述了几种低收缩/低应力复合材料的临床和实验室性能。这些产品大多是通用的复合材料,但有两种产品被称为可流动的复合材料。收缩值取决于所使用的方法。使用压力计的低收缩通用复合材料的体积聚合收缩率为 0.9%~1.8%,而低收缩流动的体积聚合收缩率为 2.4%~2.5%。当使用 ACTA 测度计时,它们的收缩率分别为 1.0%~1.4% 和 2.6%~2.9%。聚合应力测量范围为 1.2~1.6 MPa。相比之下,传统的通用复合材料的聚合应力为 0.8~2.4 MPa,而流动复合材料的应力值为 1.3%~3.2%。

(3) 热性质

复合材料的热膨胀系数(α):细粒复合材料为 $25 \times 10^{-6} \sim 38 \times 10^{-6} / ℃$,微粒复合材料为 $55 \times 10^{-6} \sim 68 \times 10^{-6} / ℃$。复合材料的 α 值小于各成分的平均值;但该值高于牙本质($8.3 \times 10^{-6} / ℃$)和牙釉质($11.4 \times 10^{-6} / ℃$)。对于微填充复合材料来说,聚合物的含量越高,热膨胀系数越大。拥有一种以上的填料的树脂可以补偿不同的热膨胀速率。

热应力对齿结构的结合施加了额外的应变,这增加了聚合收缩的不利影响。热变化在本质上也是循环的,虽然整个恢复在热或冷刺激过程中可能永远不会达到热平衡,但循环效应会导致材料疲劳和早期粘接失效。如果形成间隙,复合材料和牙齿的膨胀热系数之间的差异会导致口腔体液的渗透。

因为无机填料的电导率高于聚合物基体,复合材料的热导率[$25 \times 10^{-4} \sim 30 \times 10^{-4}$ cal/(s·cm²)(℃/cm)]会大于微细颗粒的热导率[$12 \times 10^{-4} \sim 15 \times 10^{-4}$ cal/(s·cm²)(℃/cm)]。然而,面对高瞬态温度时,复合材料的温度变化速度不如牙齿结构快,不过这种差异并不存在临床问题。

(4) 吸水作用

混合颗粒复合材料($5 \sim 17$ μg/mm³)的吸水率是低于微细颗粒复合材料($26 \sim 30$ μg/mm³)的,因为细颗粒复合材料中的聚合物体积分数较低。硅烷耦合剂的质量和稳定性对于提高填料和聚合物之间的结合至关重要,这直接影响到吸水量。与从口腔液体中吸水相关的膨胀可以缓解一些聚合应力,但与聚合收缩和应力发展相比,吸水是一个缓慢的过程。在初始聚合后 15 min 开始的吸湿膨胀测量中,大多数树脂 4 天左右才能显示大部分膨胀,需要 7 天才能达到平衡。由于细颗粒复合材料的水吸附率低于微细颗粒复合材料,因此它们暴露在水中时的膨胀率较小。

(5) 溶解度

复合材料的水溶度为 $0.25 \sim 2.5$ mg/mm³。光强和持续时间不足会导致聚合不足,特别是在离表面较深的地方。聚合不足的复合材料具有较大的吸水率和溶解度,可能表现为早期颜色不稳定。

而微杂化复合材料在水中储存的过程中,可以检测到无机离子的浸出;这种离子与界面键的断裂有关。在水中储存的前 30 天内,硅的释放速度达到最大值($15 \sim 17$ μg/mL),并随着暴露时间的推移而减少。微填充复合材料浸出硅的速度更慢,在第二个 30 天的时间内,硅的数量增加了 100%(14.2 μg/mL)。玻璃填料中存在的硼、钡和锶,从各种树脂填料系统中不同程度地浸出($6 \sim 19$ μg/mL)。键的断裂和无机离子的释放可能是降低复合材料耐磨性和耐磨损性的一个促成因素。

(6) 颜色和颜色稳定性

颜色和混合的色调是临床匹配的美学修复中重要的一点。目前上市的产品颜色各不相同。现代复合材料通常在制造商制造时产生多种色泽。使用不同透明度的多种色泽来构建修复体可呈现出更好的美学效果。

颜色的改变、釉质的缺失与周围牙齿结构不相适应是修复失败的主要原因。聚合物基体内的应力裂纹和由于水解而导致填料与树脂的部分脱粘合,往往会增加不透明度和改变外观。变色也可以通过氧化发生,这是由于聚合物基体内的水交换,其与未反应的聚合物位点和未使用的引发剂或加速剂的相互作用造成的。

通过将复合材料置于风化室中人工老化(暴露在紫外线和 70 ℃的高温下)和将其浸泡在各种污渍(咖啡/茶/蔓越莓/葡萄汁、红酒和芝麻油)中,人们研究了电流复合材料的颜色稳定性。复合材料可以抵抗氧化引起的颜色变化,但其容易被染色。

2. 机械性能

虽然复合材料继承了每种组成材料的选定性能,但复合材料的物理和力学性能不同于那些单独的组成材料。

影响复合材料性能的因素包括:① 第二(分散)相中的物质状态;② 第二相的几何形状;③ 第二相的取向;④ 分散相和连续相的组成;⑤ 相的比例;⑥ 相的键。可以改变的性能(如果复合材料得到合理开发,可以改进)包括:① 模量;② 强度;③ 断裂韧性;④ 耐磨性;⑤ 热膨胀;⑥ 化学和耐腐蚀性。

(1)强度和模量

抗压力很重要,因为材料要受到咀嚼力。微填充和可流动复合材料的弯曲模量和压缩模量比多用途混合材料和可包装复合材料低约 50%,这反映了微填充和可流动复合材料中填料体积较低(表 6.2)。相比之下,汞合金的压缩弹性模量约为 62 GPa,牙本质为 19 GPa,牙釉质为 83 GPa。

(2)努普硬度

复合材料的极高硬度($22\sim80$ kg/mm^2)低于牙釉质(343 kg/mm^2)或牙科汞合金(110 kg/mm^2)。由于填料颗粒的硬度和体积分数不同,细颗粒复合材料的结点硬度略高于微细颗粒复合材料的硬度。这些值表明,更高填充率的复合材料在功能应力下具有中等的抗压痕能力,但这种差异似乎不是抗磨损的主要原因。对于具有大填料颗粒(直径>10 μm)的复合材料可能会产生误差,其中仅可在有机或无机相上进行小压痕。然而,目前大多数产品的填料粒径要小得多(<1 μm),显微硬度值似乎更可靠。

3. 临床性能

(1)固化深度(光固化复合材料)

当光源远离物体表面时,光强度降低,此外,当光线穿过散射介质(树脂里的填料即散射介质)时,光强度降低。光穿透复合修复体的深度取决于光的波长、辐照度以及在修复过程中发生的散射。光固化后,再给定深度的聚合程度。复合材料中光引发剂或光吸收剂的浓度必须使其能在适当的波长时发生反应,并要保证足够的浓度。填料含量和粒径对光束的色散都至关重要。因此,具有更小、更多颗粒的微填充复合材料比具有更小、更少玻璃颗粒的微混合复合材料能散射更多的光,需要更长的曝光时间才能获得足够的微填充复合材料的聚合物。

另一个重要的考虑因素是所使用的复合材料的特殊颜色和不透明度。许多色泽是故意混入的,以便有更多的色素来匹配变色的牙齿。这些材料具有较高浓度的混浊剂和色素,会散射更多的光,因此固化深度较低。在这种情况下,较长的暴露时间和较小的树脂层增量是临床成功的关键。

表面的光强度是表面和材料内部固化完整性的关键因素。光源的尖端应保持在距离表面 1 mm 的范围内,以提供最佳的曝光效果。更不透明的材料减少光传输,固化只有最小的深度(1 mm)。多数牙科固化灯的标准曝光时间是 20 s。一般来说,假设光导紧邻修复表面,这就足以将树脂的浅表面固化到 2 mm 或 2.5 mm 的深度。然而牙齿的解剖结构往往阻碍了光导器紧贴修复表面。因此 40 s 的暴露可以提高所有深度的固化程度,并且需要获得足够的深色固化。由于光束大部分是准直的,并且不能充分扩散来超过发射表面的尖端直径,因此有必要将光"穿过"大型修复体的表面,从而使整个表面完全曝光。生产商已经制造出更大的尖端用以放置在光固化单元上面。然而,当光束分布在较大的表面积上时,在给定点上的强度就会降低。因此当使用更大的发射尖端时,应使用更长的曝光时间,如高达 60 s。

(2) 放射不透过性

由于复合材料的放射不透明度相对较低,因此很难从放射学上定位釉质复合材料的边缘。现代复合材料包括具有高原子序数原子的玻璃,如钡、锶和锆。一些填料,如石英、锂铝玻璃和二氧化硅,并不是不透光的,必须与其他填料混合才能产生不透光的复合材料。即使填料的体积分数达到最大,放射不透明的程度也明显小于汞合金等金属修复剂。一些微杂化复合材料通过加入精细分割的重金属玻璃颗粒来实现一定的放射不透明度。另一些则使用含有重金属氧化物的陶瓷颗粒。在纳米研磨复合材料中,放射不透过性是通过使用纳米氧化锆(5～7 nm)或将氧化锆与二氧化硅结合到纳米团簇中来实现的。

(3) 磨损率

在临床情况下,复合材料修复体会与其他表面接触,如对立的牙齿、食物颗粒和口腔液体,这会导致表面磨损和降解。许多体外磨损研究已被报道,但由于使用了许多不同的方法,因此无法将这些结果与实际临床表现进行标准化和直接比较。在选择复合材料时,最好参考对照临床研究,特别是后牙段修复。

临床研究表明,对于具有美学要求和低咬合力的前牙修复,复合材料是理想的应用材料。磨损率在后牙段更值得关注,它的咬合力和侧向非连续接触高于前段。虽然早期的复合材料表现出摩擦磨损,但改进的工艺减小了这一问题。复合材料制备设计不当、粘连不足、聚合收缩和边缘微裂纹会导致材料边缘明显的降解。此外复发性龋也有可能导致边缘退化和着色。目前进入开发应用的复合材料需要经过临床研究,18 个月内其表面轮廓损失不得大于 $50~\mu m$。一些临床研究已经表明最新一代填充复合材料(纳米复合材料)具有优异的耐磨性。在一项为期 3 年和 5 年的临床研究中,纳米填充复合材料显示出与天然人类牙釉质相似的耐磨性。

(4) 生物相容性

如果作为本体单体进行测试,几乎所有复合材料的主要成分(Bis-GMA、TEG-DMA 和 UDMA 等)在体外都具有细胞毒性,但固化复合材料的生物稳定性取决于这些成分从复合材料中释放的程度。虽然复合材料可能会在固化后的几周内释放出一些低水平的成分,这些成分的释放量取决于复合材料的类型以及复合材料固化的方法和效率,但对其生物效应仍存在相当大的争议。牙本质屏障显著降低了这些成分到达牙髓组织的能力,从而降低了浓度,但尽管这样,这些成分仍可以穿过牙本质屏障。细胞长期低剂量接触树脂成分的影响目前尚不清楚。

尽管目前没有研究证明从复合材料中释放出来的成分有不良的生物效应,但这种成分对口腔或其他组织的影响尚不确定。ISO 牙科材料毒性测试标准要求先对浸泡在各种水和有机洗脱介质中的复合材料进行测试,然后对洗脱剂进行不良生物反应的测试。这种类型释放的最高风险组织是与复合材料长期密切接触的黏膜。复合材料的成分是已知的过敏原,因为已经有一些被证实接触过敏的复合材料。这些反应大多发生在牙医或牙科人员身上,他们经常接触未固化的复合材料,因此他们的暴露程度最大。但目前还没有很好的研究来记录普通人群对复合材料过敏的频率。

最后,关于复合材料成分作为一种雌激素的能力存在一些争议。在体外测试中,通过乳腺癌细胞的生长来测量这种效应并且研究已经证明了双酚 A 是雌激素。虽然目前人们还未确定从固化的商业复合材料的雌激素,但在一些未固化的复合材料中已发现了这些成分的微量含量。此外,使用乳腺癌细胞进行体外测试来衡量真正的雌激素效应,其准确性和实用性存在相当大的争议。该领域的一项早期研究声称,牙齿密封剂和复合材料对儿童具有雌激素效应,但这一研究结果现已被推翻。

6.2 特殊用途复合材料

6.2.1 微填充复合材料

这些复合材料推荐用于3级和5级低应力修复,高度抛光和美学是最重要的。其中主要由光活化的二甲基丙烯酸酯树脂与 $0.04~\mu m$ 硅胶填料和预聚合树脂组成的一种产品已成功用于后牙修复,这些树脂有时会填充硅胶颗粒。无机填料的总负荷量按体积计为32%~50%(表6.2)。

由于微填充复合材料的填充度较低,它们比微混合复合材料或纳米复合材料表现出更多的吸水性和热膨胀。根据预聚合树脂的数量,收缩率可以超过微混合或纳米复合材料。

6.2.2 块体填充复合材料

块体填充复合材料的开发使修复层能够建立在厚达4 mm的层上,与传统的层层固化树脂相比,制造商更推荐使用该复合材料以简化临床技术和节省时间。块体填充的想法不是新提出的,在过去几年已经发现有多种材料可用。许多新产品,包括可流动的和高粘度的膏体,已经可以从各种厂家获得。新材料增加了透明度,从而允许更大的光透射,以此增加了固化深度。其中一种产品采用了新的锗引发剂,使固化深度更大。由于半透明的限制,这些材料只能在有限的色度范围内被使用。这些复合材料主要用于第Ⅰ类和第Ⅱ类龋洞制剂,但只要与周围牙齿有足够的色度匹配,并不限制它们的使用(表6.1)。

目前采用了多种方法来控制聚合收缩应力,同时由于充填体的存在而对窝洞轴向壁和底壁提供良好的边缘适应性。例如,具有声响应的流变性能改良剂已用于复合浆料,降低了最初稠浆的粘度以适应窝洞表面。又如,加入特殊成分来调节聚合反应,从而减轻收缩时的效应力。其中包括加入应力缓解单体、破碎单体,以及特殊的低弹性模量填料来吸收聚合过程中的应力。

流动填充复合材料的固化效果优于高粘度复合材料。与传统复合材料相比，更大的固化深度是非常重要的性能。在一些情况下，体积收缩可能与传统的复合材料相似，但其收缩应力较低。最近关于填充复合材料的临床性能数据比较缺乏，其评估大多数来自体外研究。块体填充的边缘适应性似乎可以与层层固化复合材料相媲美，但也有一些研究表明，块体填充材料的结果尚不确定。只有取得长期临床研究的结果，才能考察新型填充复合材料最终的有效性。

6.2.3 可注射复合材料

光固化的低粘度复合材料常用于牙颈病变、乳牙修复体和其他小的、低应力或无应力的修复体(表6.1)。在许多早期的牙科文献中，这些材料也被称为可流动复合材料。它们通常是通过连接在注射器头部的针头来输送的，也会被用作坑和裂缝的密封剂。这些颗粒尺寸为$0.4\sim3.0\ \mu m$的复合材料含有二甲基丙烯酸酯树脂和无机填料，填料的体积负载量为$42\%\sim53\%$(表6.2)。这些低粘度复合材料典型地表现为剪切稀释(假塑性)。当通过注射器尖端表达时，由于聚合物和填充物之间氢键的破坏，存在一个可逆的结构破坏。在材料静置后，氢键很快地重组，所以材料不会四处流淌。

最新一代的可注射复合材料含有纳米颗粒，其体积载荷略低于通用或多用途复合材料。最近，自粘式可注射复合材料(通常称为自粘式可流动材料)已经出现。双固化可注射复合材料结合粘接剂已被用于治疗内部吸收。这种技术封闭了牙本质小管，加强了剩余的牙齿结构。

可流动复合材料的低弹性模量可能在牙颈退化区有用。由于其填充量较低，它们比通用复合材料有较高的聚合收缩率和较低的耐磨性。针头注射器可以调制这些复合材料的粘度。对高粘度复合材料进行温和加热可以改善其流动性，使其成为可流动的复合材料。

6.2.4 实验室复合材料

实验室通过用复合材料制造出口腔修复体，然后在粘接剂的帮助下粘贴在牙体上。虽然最新一代的复合材料具有优异的性能，然而聚合应力有可能会导致微渗漏、术后敏感性和复发性龋病，所以它们的使用对于C因子高的大龋齿仍然是一个挑战。在这种情况下,临床首选预制和间接放置的实验室复合材料。其基本组成类似于聚合步骤之前的新一代直接复合材料。与金属覆盖件粘接的冠、嵌体和贴面可以在之前与实验室加工的复合材料进行对比(表 6.1),使用光、热、压和真空等各种组合来增加聚合度、密度、机械性能和耐磨性。

实验室复合材料的最终力学性能不如陶瓷修复体高,但由于其较低的模量和应力吸收能力,这些聚合物复合材料往往是某些临床情况下的选择,在这些情况下,大量的咀嚼力传递到修复体(例如,冠状修复在牙科种植体)。为了增加强度和刚度,实验室复合材料可以与纤维增强相结合,且修复体通常用树脂水门汀粘接。

6.2.5 桩核用复合树脂

复合材料通常用于此种情况:有足够的牙齿结构保留和支持冠修复,但却因疾病而丢失大面积的牙本质,则可以在预备和印模之前进行桩核修复。桩核树脂有自固化、光固化和双固化产品。桩核修复用复合树脂材料通常着色(蓝色、白色或不透明),以提供与牙齿结构形成对比的颜色。

与银汞合金相比,桩核复合树脂具有以下优点:可与牙本质粘接,可立即完成,易塑形,在全瓷修复体下具有更自然的颜色。复合芯用粘接剂粘接到剩余的牙釉质和牙本质上。因一些自固化复合芯材与一些光固化粘接剂不相容,所以应选用厂家推荐的粘接剂。值得注意的是,最终修复体不可以仅依靠桩核树脂支持,因为桩核树脂与剩余牙本质的黏附不足以抵抗冠的旋转和脱位。

6.2.6 临时修复复合材料

临时修复体保持预备牙的位置,密封和隔离预备牙的配给以及保护边缘,建立适当的垂直尺寸,帮助诊断和治疗计划。临时嵌体、牙冠和固定局部义齿通常由丙烯酸树脂或复合材料制成。由复合材料制成的临时材料通常比由丙烯酸制成的材料更硬、颜色更稳定。

第 7 章 印 模 材 料

口腔印模材料用于记录或重现牙齿和口腔组织的外形和关系。水胶体和合成弹性体聚合物是最常用的材料,用于制作牙弓不同区域的印模。每种材料都有特定的优缺点。了解每种材料的物理特性和局限性是其成功应用于口腔的必要条件。

7.1 印模材料的用途

印模材料是用来制作精确的复制品或模型的。所涉及的区域可能从单个牙到整个牙列或形成无牙牙合印模。印模是这些组织的阴模,通过用牙科用的人造石或其他模型材料灌入印模,制成阳模,模型材料凝固后可以取出。当涉及正畸、咬合或其他问题时,口腔模型用于评估牙列状况,并用于修复体和赝复体制造的实验室。

通常印模材料在托盘中以不固定(可流动)的状态放入口内的修复区域。当印模材料凝固后,将托盘从口内取出。制作模型的方法是用牙科用人造石或其他模型材料灌入印模,或者通过扫描印模并从获得的数字化印模打印出塑料模型。最终复制品的准确性、细节和质量至关重要。当取得上下颌组织的阳模,并用于构建义齿、冠修复体、固定义齿修复体和其他修复体时,它被称为模型。预备过的牙的阳模作为嵌体或固定义齿修复体预备的模具。当正畸治疗中复制出与牙弓或牙齿类似的形状时,有时被称为模型(model),尽管铸型(cast)是更恰当的说法。在其他情况和口腔的其他分科中,这些术语是可以互换使用的。当有时需要多个阳模时,印模材料用于复制铸件或模型。

材料放在托盘上并与口腔组织相接触,然后保持不动,直到印模材料成型。然后将带有印模材料的托盘从口内取出,消毒印模和灌入模型材料以制成阳模。临床印模技术和模型制作因印模材料的不同而不同。个别托盘的特性将在本章后面的内容中讨论。

7.2 印模材料的理想特性

根据与口腔组织的安全接触,并满足临床需要,是决定口腔印模材料的物理性能的关键要求。没有一种印模材料能满足所有的要求,所以最适合特定临床情况和技术的材料的选择取决于牙医。印模的理想特性可以简单地总结如下:

(1) 令人愉快的气味、味道和可接受的颜色。

(2) 无毒、无刺激性成分。

(3) 有足够的保质期,以满足储存和分配的要求。

(4) 在经济上成本与获利相称。

(5) 使用设备较少,应用方便。

(6) 特性满足临床需要。

(7) 适当的稠度和质地。

(8) 易润湿口腔组织。

(9) 良好的弹性,使凝固后的材料易从口内取出,弹性恢复良好。

(10) 有足够的强度,避免从口内取出时发生破裂或撕裂。

(11) 一定温度和湿度范围内的尺寸稳定性,通常在临床和技工室处理中体现,使得有足够长的时间制成模型或模具。

(12) 模型和模具材料的配伍性。

(13) 符合临床应用的精确性。

(14) 易消毒且不损害精确性。

(15) 在印模或模型材料的凝固过程中,不释放气体或其他副产物。

7.3 印模材料的类型

藻酸盐水胶体和弹性体印模材料是目前应用最广泛的材料。弹性体印模材料已经取代了非弹性凝固材料,如石膏、印模化合物和氧化锌丁香酚,用于记录软组织和咬合关系。

7.3.1 藻酸盐凝胶

由于化学反应,口腔藻酸盐印模材料由溶胶相转变为凝胶相。一旦凝胶转变完成,材料就不能再液化为溶胶,区别于可逆的琼脂胶体,藻酸盐的吸水液化成胶是不可逆的。藻酸盐印模广泛应用于研究模型,用于治疗计划、变化监测与临时修复体和可摘义齿的制造。藻酸盐印模产品具有良好的弹性。使用前的准备工作只需要将一定量的粉末和水混合。产生的膏体流动性良好,可以记录解剖的细节。石膏模型的制作是将牙科用硬石膏灌入印模中,不需要分离介质。粉末装在大包装中,并通过适当的测量来分配正确数量的粉末和水。粉末也可装在小密封包装中,其中包含一次印模使用量,然后与一定量的水混合。

1. 成分和化学性质

海藻酸的钾盐和钠盐具有适用于合成口腔印模材料的特性。海藻酸来自海洋植物,是一种由无水 β-D-甘露糖醛酸和无水 β-D-古洛糖醛酸组成的高分子量嵌段共聚物。藻酸盐原料的性质在很大程度上取决于聚合程度和聚合分子中古洛糖和甘露糖的嵌段比例。甘露糖区域被拉伸变平,而古洛糖区域的灵活性较低。此外,主要是古洛糖嵌段与 Ca^{2+} 结合。因此,富含古洛糖的藻酸盐形成强而脆的凝胶,而富含甘露糖的藻酸盐形成软而有弹性的凝胶。当这些可溶性盐溶液与钙盐反应时,产生一种不溶性弹性凝胶,通常称为藻酸钙。与水混合后,藻酸盐印模材料首先形成溶胶。经过上述化学反应后,形成凝胶以制成凝固的印模材料。藻酸盐的成胶能力主要与 L-古洛糖嵌段的比例有关。

钠盐的这种化学反应的性质如上所述。同样常见的钾盐也有类似的反应。在藻酸盐印模化合物中,粉末中包括二水硫酸钙、可溶性藻酸盐和磷酸钠。当把水加到粉末中,化合物会发生电离。二水合硫酸钙中的钙离子优先与磷酸钠和焦磷酸盐中的磷酸盐反应,形成不溶性磷酸钙。因为磷酸钙的溶解度较低,所以会形成磷酸钙而不是藻酸钙;因此磷酸钠被称为缓凝剂,并为藻酸盐的混合提供工作时间。

磷酸盐离子耗尽后,钙离子与可溶性藻酸钙反应生成不溶性藻酸钙,并与水形成不可逆的藻酸钙凝胶。藻酸钙不溶于水,它的形成导致混合材料转变为凝胶。这个反应是不可逆的;在藻酸钙凝固后,不可能将其转化为溶胶。为了满足口腔印模材料的关键要求,必须控制这种反应,以达到石膏模型的稠度、工作时间、凝固时间、强度、柔软度、弹性质量和光滑、坚硬的表面等理想性能。通过添加助剂来控制反应速率,提高凝胶的强度和弹性,以及抵消藻酸盐对石膏制品凝固的延迟作用,以达到上述要求。使用适当量的填料产生的稠度适用于各种临床用途。

　　典型藻酸盐印模材料的组成及其成分的作用如表 7.1 所示。制造商通过调整磷酸钠的浓度来生产普通型和快速型凝固的藻酸盐。他们还调整了填料的浓度,以控制凝固印模材料从软到硬的柔软度。虽然藻酸盐印模通常是在托盘中制造的,但注射类型在混合后流动性更好,在凝固后弹性更好。制造商在藻酸盐粉中加入有机二醇以减少粉尘。硅藻土或细硅颗粒可用作填料。因为这些颗粒可能会对呼吸有刺激作用,所以应该尽量减少粉尘的吸入。从口内取出印模,在灌入模型材料前,应该用喷剂对印模进行消毒。一些产品中的其他成分包括抗菌剂和凝固时变色的 pH 指示剂。新的藻酸盐配方已经增加了保存时的尺寸稳定性,例如,可以将正畸用印模送到正畸技工室制成模型。

表 7.1　藻酸盐印模材料的组成及其成分的作用

组成成分	重量(%)	作用
藻酸钾	18	溶解在水中并与钙离子发生反应
二水硫酸钙	14	与藻酸钾反应形成不溶性藻酸钙凝胶
硫酸钾、锌钾	10	为了抵消水胶体对氟、硅酸盐或石膏硼酸盐的凝固的抑制作用,在模具上形成高质量表面
磷酸钠	2	优先与钙离子反应,在转变为凝胶前提供工作时间
硅藻土或硅酸盐	56	控制混合藻酸盐的稠度和凝固印模的粉末柔软度
有机二醇类	少量	使粉末无尘
鹿蹄草、薄荷、茴香	微量	使味道舒适
染料、色素	微量	提供颜色
消毒剂(如季铵盐和洗必泰)	1～2	有助于消毒活性有机体

2. 配比

　　粉末和水在混合前的比例是获得重复性结果的关键。水粉比(W/P)的变化会改变混合材料的稠度和凝固时间,也会改变印模的强度和质量。通常由制造商提供适合的容器来按体积配比粉末和水,该精确度足以供临床使用。普通藻酸盐搅拌时间为 1 min;快速凝固型藻酸盐与水混合的时间为 45 s。因为搅拌时间太短和搅拌时间过长都对凝固印模的强度有影响,所以应该仔细控制搅拌时间。最好在弹性橡皮碗中用印模调刀或混合石膏的刮刀大力搅拌粉末和水,也可使用机械搅拌设备。

3．性能

表 7.2 列出了藻酸盐和重体琼脂水胶体印模材料的一些典型特性。

表 7.2　藻酸盐和重体琼脂水胶体印模材料的典型特性

	工作时间（min）	凝固时间（min）	凝胶（℃）	恢复率（%）	弹性（%）	压缩强度（MPa）	撕裂强度（kN/m）
藻酸盐	1.25～4.5	1～5	—	98.2	8～15	0.49～0.88	0.4～0.7
琼脂	—	—	37～45	99.0	4～15	0.78	0.8～0.9

4．工作时间

快速凝固型材料的工作时间为 1.25～2 min,而普通凝固型材料的工作时间通常为 3 min,但也可能长达 4.5 min。快速凝固型的搅拌时间为 45 s,在印模完全固定前,需要 30～75 s 的工作时间。对于 3.5～5 min 的普通凝固型材料,搅拌时间为 60 s,还有 2～3.5 min 的工作时间。在这两种情况下,混合的藻酸盐必须装入托盘,并立即印模。

5．凝固时间

藻酸盐印模材料的凝固时间为 1～5 min。ANSI/ADA 规范第 18 条(ISO 1563)要求制造商说明的工作时间至少比规定的工作时间长 15 s。降低水温比减小粉末占比所延长的凝固时间更长。降低粉末与水的比例会降低藻酸盐的强度和准确度。选择不同凝固时间的藻酸盐是替代改变水粉比的更佳选择。

凝固反应是一种典型的化学反应,温度每升高 10 ℃,其速率可增加约一倍。然而,不应该使用低于 18 ℃ 或高于 24 ℃ 的水,因为水温也会影响患者的舒适度。临床上一般通过表面粘性丧失来检测凝固时间。可能的话,在粘性丧失 2～3 min 后,应将印模留在原地,因为在此期间撕裂强度和弹性恢复(变形恢复)显著增加。变色藻酸盐提供了工作时间和凝固时间的视觉指示。变色机理是 pH 相关染料的变化,其中一种藻酸盐的颜色从淡粉色变为白色。

6. 弹性恢复

在取出材料的过程中,典型的藻酸盐印模在倒凹区被压缩约 10%。实际大小取决于倒凹程度和托盘与牙之间的空间。ANSI/ADA 规范要求,在被压缩 20% 5 s 后,当材料从口内正常取出时,弹性恢复率应大于 95%。如表 7.2 所示,典型的弹性恢复率为 98.2%。相应的永久形变为 1.8%。

永久形变(或无弹性恢复),表示为压缩百分比集,是压缩百分比、压缩时间和去除压力后时间的函数。永久形变是一种随时间变化的特性。发生较低的永久形变(较高的弹性恢复)的情况:① 压缩百分比较低;② 印模在压缩状态的时间较短;③ 恢复时间较长,释放负载后约 8 min。临床上,这些因素可影响在托盘和牙之间形成体积适宜的藻酸盐,在托盘中保留适当的藻酸盐并快速取出口内的印模。按照常规程序消毒印模和制作石膏模型,为可能的弹性恢复提供足够的时间。

7. 柔软度

ANSI/ADA 规范要求,在 0.1 MPa 的压力下材料的柔软度为 5%～20%,大多数藻酸盐的典型值为 14%。然而,一些硬型材料的值为 5%～8%。为了便于取出印模,需要适当的柔软度。

8. 强度

藻酸盐的压缩强度和撕裂强度见表 7.2。这两个特性都与时间有关,在较高的加载速率下的值较高。压缩强度范围为 0.5～0.9 MPa。ANSI/ADA 规范要求认证产品的压缩强度至少为 0.35 MPa。撕裂强度为 0.4～0.7 kN/m,这一特性可能比压缩强度更重要。撕裂强度测量的是力和厚度比,撕裂发生在印模最薄处,撕裂的概率随着取出速率的增加而降低。托盘材料在 20 mm/min 时取值范围为 0.38～0.48 N/mm,在 500 mm/min 时取值范围为 0.6～0.7 N/mm。注射型材料在相应速率下的撕裂强度较低,反映了注射型材料中藻酸盐的减少。

9. 与石膏的配伍性

产生良好的表面质量和细节的藻酸盐-石膏组合的选择是至关重要的。印模必须用冷水冲洗干净,以去除唾液和血液,然后消毒。在制备石膏模型之前,应该去除所有自由表面流动的水。唾液和血液会影响石膏的凝固,如果游离水积聚,就会聚集在印模的深层,并稀释石膏模型材料,形成柔软的白垩质表面。当反射表面变得暗淡时,表面多余的水已被除去。如果在制备模型之前,藻酸盐印模保存30 min或以上,则应该用冷水冲洗,以去除因藻酸盐凝胶凝溢产生的表面渗出物,渗出物会阻碍石膏的凝结。然后,应该用潮湿的纸巾轻微包裹,并密封在塑料袋中,以避免水分流失。石膏模型不应该与藻酸盐印模保持数小时的接触,因为微溶性二水硫酸钙与含有大量水的藻酸盐凝胶接触会影响模型的表面质量。

10. 尺寸稳定性

藻酸钠印模因蒸发而失水,并在空气中收缩。保存 30 min 的印模可能会变得不准确,需要重新制作印模。即使将在空气中保存超过 30 min 的印模浸入水中,也无法确定正确的吸水量,并且在任何情况下,都不能再现之前的尺寸。为了使准确度最大化,应尽快将模型材料灌入藻酸盐印模中。如果由于某种原因无法直接制备模型,则应将印模保存在 100% 相对湿度的塑料袋中,或用潮湿(但不是很湿)的纸巾包裹。印模保存的时间越长,变形的可能性越大。目前,新型藻酸盐在塑料袋中的保存时间已提高到 48~120 h。目前,正畸医生通常将藻酸盐印模寄送给提供数字化制造设备的公司。

11. 消毒杀菌

印模的消毒与病毒性疾病(如乙型肝炎、获得性免疫缺陷综合征和单纯疱疹)有关,因为病毒可能会转移到石膏模型中,给口腔科技人员和操作人员带来风险。

在灌入石膏形成模型前,应该对所有藻酸盐印模进行消毒。最常见的消毒方式是喷雾,但研究表明,藻酸盐印模也可以浸泡在消毒剂中。浸泡 10~30 min 后,测量在 1% 次氯酸钠或 2% 强化戊二醛溶液中消毒对精确度和表面质量的影响。虽观察到有统计学意义的尺寸变化,但尺寸变化约为 0.1%,并未影响表面质量。在临床应用方面,如研究模型和工作模型的制作,这些变化是无关紧要的。在另一项研究中,藻酸盐的浸泡消毒对准确度和表面质量有极小的影响,但结果表明,一种藻酸盐产品最好浸泡在碘伏中,而另一种产品最好浸泡在乙二醛或戊二醛中。消毒对琼脂印模材料的影响尚未报道,但考虑到两种水胶体的相似性,给予类似的建议。

7.3.2　弹性体印模材料

四种可用于记录印模的人工合成弹性体印模材料:聚硫橡胶、缩合型硅橡胶、加成型硅橡胶(聚乙烯硅氧烷)和聚醚橡胶。聚硫橡胶是第一种人工合成弹性体印模材料(1950年)。1955年,口腔医生使用缩合型硅橡胶,1965年使用聚醚橡胶,1975年可使用加成型硅橡胶。目前,世界上绝大多数弹性印模材料使用的是聚乙烯硅氧烷和聚醚橡胶。近年来的变化已经为稠度和新的混合技术提供了更好的选择。

1．稠度

弹性体印模材料通常有不同的稠度(粘度)来适应不同的印模技术。此外,还提供加成型硅:超低稠度、低稠度(注射型或流动型)、中等稠度(常规型)、单相稠度、高稠度(托盘型)和腻子型(极稠)。聚醚橡胶印模材料有低稠度、中稠度和高稠度。

2．混合系统

在制备印模前,有两种可完全混合催化糊剂和基质糊剂的系统:静态自动混合和动态机械混合。混合催化糊剂和基质糊剂的一种流行方法是所谓的自动混合系统。基质糊剂和催化糊剂分别装在塑料枪盒的不同管中。枪盒置于混合枪中,混合枪包含两个柱塞,通过棘轮机构推进柱塞,以挤出等量的基质糊剂和催化糊剂。通过包含在固定塑料内螺旋的静态混合头挤出基质糊剂和催化糊剂;当这两种成分被推过螺旋时,它们会相互覆盖多次,从而在枪头形成均匀的混合物。因为一个管的填充量可能比另一个管稍多,因此应丢弃新枪盒中第一次挤出的混合物。此外,在安装搅拌枪头之前,先确保枪盒头未被堵塞。

混合材料可直接挤压到注射器或印模托盘中。口内输送头可放置在静态搅拌枪头的末端,将混合材料注射到已预备的洞形及周围。取出输送头,将额外的混合材料挤到印模托盘中。自动混合系统的混合已被证明比手动混合产生的空隙要少得多。尽管每次混合的搅拌头中都会浪费残存的材料,但根据制造商所制的搅拌枪头,平均损失仅为1~2 mL,而手动搅拌由于高估所需用量而比自动混合系统浪费3~4倍。起初,自动混合仅适用于低稠度印模,但新设计的枪和搅拌枪头适用于除腻子型外的所有稠度的印模。加成型硅橡胶和聚醚橡胶就适用于这种混合方式。

第二个也是最新的系统为动态机械混合器。催化糊剂和基质糊剂装在一个枪盒的大箔袋中,箔袋插入混合器顶部。在机器前部放置一个新的塑料搅拌头,按下按钮时,平行柱塞推动可折叠箔袋,从而打开袋并将材料输送入动态搅拌头。因为内部螺旋由电机驱动而旋转,所以该搅拌头不同于自动搅拌。因此,通过螺旋时,向前并旋转移动来实现材料的混合。通过这种方式,可确保充分混合,并可轻松混合较高粘度的材料。与手动和自动混合相比,该系统的优点是操作简便、速度快、混合充分,但必须投入更多资金购买设备。此外,与自动混合相比,混合端残留的材料略多,但比手动混合时浪费的材料少。聚醚橡胶和加成型硅橡胶印模材料可用于动态机械混合器。

混合的一种变化是手动混合双组分加成型硅酮腻子系统。制造商提供的勺子用于分配,通常用手指揉捏腻子直至无条纹。带有液体催化剂的腻子材料最初用刮刀混合,直到催化剂充分掺入,然后手动完成混合。应注意的是,正如下文所述,乳胶手套可能会影响加成型硅橡胶印模材料的凝固。

3.印模技术

为固定修复体制作印模的三种常用方法分别是一次双粘度技术、单粘度或单相型技术以及腻子流动技术。在几乎所有的情况下,印模材料都直接注射到已预备的牙上,然后放上堆积印模材料的托盘。印模凝固后,取出托盘。

一次双粘度技术是一种将低稠度材料用注射器注入关键区域,并将高稠度材料搅拌后放在印模托盘中的技术。注入低粘度材料后,将装有高粘度材料的托盘放入口中。通过这种方式,粘度越高的托盘印模材料迫使粘度较低的材料流入研究区域的精细部分。因为它们几乎同时被混合,所以这些材料相互结合并凝固在一起。材料凝固后,取出托盘和印模。

硅橡胶和聚醚橡胶印模材料非常适用于这种技术,因为它们都具有剪切稀化能力。用注射器注射时,中等粘度材料的粘度降低,而用托盘时,相同材料的粘度不受影响。通过这种方式,此类材料可用于注射器和托盘,也适用于如前所述的一次双粘度技术。剪切稀化的机理将在印模材料的粘度的后面部分进行讨论。

腻子流动技术使用两步法印模的步骤,在预备洞形之前,用高稠度或腻子型材料形成初印模。通过各种技术为低稠度材料提供空间,在预备洞形后,将低稠度材料注入该区域并填入初印模。低稠度和高稠度材料相粘合,低稠度材料凝固后,取出印模。这个过程有时被称为流动技术。腻子型材料和这项技术用于缩合型硅橡胶,以减少聚合过程中的尺寸变化。在制作初印模时,聚合过程中的大部分收缩发生在腻子型材料,减小在印模的薄流动部分的最终收缩。在制作流动印模时,注意使注射型材料通过腻子型材料中的空隙自由排出。否则,注射型材料会挤压第二步印模中的腻子,导致印模永久形变和不准确。引入腻子流动技术后,该技术扩展应用于加成型硅橡胶,尽管其聚合收缩率降低显著。

制造商在促进剂或基质糊剂中添加着色剂,有助于确定混合物的反应是否充分。在特定产品线上,通常使用不同颜色对应不同稠度,因此可以在凝固的印模上区分流动型(低稠度)和托盘型。还可以添加缓凝剂,以控制产品的工作时间和凝固时间。一些制造商在加成型硅橡胶中添加了香料。

4．组成和反应

（1）加成型硅橡胶

加成型硅橡胶（也称为乙烯基聚硅氧烷）的黏稠度包括超低稠度、低稠度、中等稠度、高稠度和极稠等。这类印模材料的基质糊剂含有一种中等低分子量的聚合物（聚甲基氢硅氧烷），该聚合物的每个分子有多达 3～10 个侧链或末端氢硅烷基。

促进剂（催化糊剂）和基质糊剂含有乙烯基端基的二甲基硅氧烷聚合物和填料。该促进剂还含有一种称为 Karstedt 型的铂催化剂，该催化剂是一种由铂和1,3-二乙烯基四甲基二硅氧烷组成的复杂化合物。与缩合型硅橡胶不同，加成反应通常不会产生低分子量的副产物。但是，如果存在—OH 基团，则可能继发反应并产生氢气。—OH 基团最主要来自于水（H—OH），其消耗 Si—H 单元的反应如上文所示（AS$_3$）。氢气另一种可能的来源是在铂催化剂的影响下，聚甲基氢硅氧烷的 Si—H 单元相互发生的副反应。

并非所有加成型硅橡胶印模材料都有氢气逸出，因为不知道是否有氢气逸出，建议在灌入石膏模型和模具之前，至少等待 30 min，以完成凝固反应。在印模过夜前不得灌入环氧树脂模具。石膏和环氧树脂延迟时间的不同在于，石膏制品的凝固时间比环氧树脂模具材料的凝固时间短得多。一些产品含有氢吸收剂如钯，则石膏和环氧树脂模具材料可在实际使用后立即倒在其上。

乳胶手套已被证明会影响加成型硅橡胶印模的凝固。在硫化过程中的含硫化合物会转移到所保存的乳胶手套表面。在牙体预备和放置排龈线期间，这些化合物转移到已预备的牙和周围软组织上。当手动混合两种腻子时，它们也可以直接加入到印模材料中。这些化合物会影响含铂催化剂，从而导致印模的污染区发生聚合延迟或不聚合。在混合前，用洗涤剂和水彻底清洗手套可以将这种影响降至最低。乙烯基手套和丁腈手套没有这种效果。丙烯酸临时修复体和复合树脂核中的残余单体对加成型硅橡胶材料的凝固具有类似的抑制作用。也可使用 2% 洗必泰清洗预备牙体和周围软组织，以去除污染物。

（2）聚醚橡胶

聚醚橡胶包括低体、中体和重体。基质糊剂由长链聚醚橡胶共聚物组成，该共聚物具有交替的氧原子和亚甲基（O—$[CH_2]_n$）以及反应性端基。还包括二氧化硅填料、相容增塑剂、非酞酸酯型增塑剂和甘油三酯。在催化糊剂中，前 2,5-二氯苯磺酸酯作为交联剂被脂肪族阳离子启动子替代。催化糊剂还包括二氧化硅填料和增塑剂。在基质糊剂和催化糊剂中添加着色剂,有助于区别不同的材料类型。通过打开反应性端环,阳离子发生聚合反应而形成弹性体。聚合物的主链是环氧乙烷和四亚甲基氧化物单元的共聚物。在催化糊剂的阳离子引发剂的影响下,反应性端环打开,然后也可以作为阳离子攻击并打开其他的环。当环打开时,连接阳离子功能性残余部分,从而延长链。由于化学基础相同,所有聚醚橡胶的稠度可以自由组合,在凝固过程中,所有材料之间形成化学结合。

5. 凝固性能

表7.3中给出了弹性体印模材料凝固性能的典型值。前面的内容中指出了在经典搅拌时,印模材料的温度升高,但表7.3说明,聚硫橡胶、硅橡胶和聚醚橡胶升温很小且无临床问题。

表 7.3　弹性体印模材料的凝固性

材料	稠度	温升(℃)	混合45 s后的粘度(cp)	工作时间(min)	凝固时间(min)	24 h后的尺寸变化率(%)
聚硫橡胶						
	低	3.4	60000	4～7	7～10	－0.40
	中等		110000	3～6	6～8	－0.45
	高		450000	3～6	6～8	－0.44
硅橡胶						
缩合型	低	1.1	70000	2.5～4	6～8	－0.60
	极稠			2～2.5	3～6	－0.38
加成型	低			2～4	4～6.5	－0.15
	中等		150000	2～4	4～6.5	－0.17
	高			2.5～4	4～6.5	－0.15
	极稠			1～4	3～5	－0.14
聚醚橡胶						
	低	4.2		3	6	－0.23
	中等		130000	2.5～3	6	－0.24
	高			2.5	5.5	－0.19

6. 粘度

表 7.3 列出了混合 45 s 后材料的粘度。正如预期,对于同种材料,稠度从低到高,则粘度增加。粘度是混合开始后关于时间的函数。剪切力会影响聚醚橡胶和加成型硅橡胶印模材料的粘度,正如 6.3.2 小节"印模技术"部分所述。这种效应称为剪切稀化或假塑性。对于具有这种特性的印模材料,未凝固材料的粘度随着外力的增加而减小剪切速度。当停止剪切产生的影响时,粘度立即增加。该特性对于单相印模材料的使用非常重要。对于聚醚橡胶,剪切稀化性能受到甘油三酯晶体的弱网状物的影响。当印模材料被剪切时,晶体会对齐,就像在注射枪头混合或流过时一样。微晶甘油三酯网状物确保聚醚橡胶在托盘或牙上保持粘性,但在压力下会流动。单一或单相材料用作低稠度和中等稠度材料。糊剂冷却会导致粘度显著增加。使用前,必须将糊剂放置于室温环境。

7. 工作时间和凝固时间

表 7.3 列出了加成型硅橡胶和聚醚橡胶印模材料的工作时间和凝固时间。一般来说,对于特定制造商生产的特定类型的弹性体印模材料,随着粘度从低到高增加,工作时间和凝固时间缩短。聚醚橡胶因陡然转入凝固阶段而具有明确的工作时间。这种行为通常称为捕捉凝固。与旧型加成型硅橡胶相比,这种从塑性状态到弹性状态的转变更快。注意,随着温度和湿度的增加,弹性体印模材料的工作时间和凝固时间缩短;在炎热潮湿的临床环境下,使用这些材料时应考虑这种影响。

可以通过带针的和重量适用于这些材料的贯入仪来精确确定初始(或工作)和最终凝固时间。维卡贯入仪,具有直径为 3 mm 的针,总重量为 300 g,已被许多研究人员使用。用新混合的材料填充高度为 8 mm、直径为 16 mm 的金属环,并将其放置在贯入仪底座上。将针贴在印模材料表面 10 s,并读取数值。每 30 s 重复一次。初始凝固是针不再完全穿透样品直到环底部的时间。最终凝固是三个相同的非最大穿透读数中的第一个读数的时间。当材料凝固后,弹性仍然可以使针穿透,但在每次应用时都是相同的。

8. 凝固时的尺寸变化

在凝固时,印模材料发生了尺寸变化。凝固过程中发生收缩的主要因素是聚合物的链内和链间键的交联和重排。如果发生吸水,印模会膨胀,如果在材料凝固到任何程度后固定,印模会变形。最后,从倒凹中取出凝固的印模材料,如果材料不能弹性恢复,则会发生变形或蠕变。渗润将在印模的消毒部分进行讨论,蠕变引起的变形将在弹性恢复部分进行讨论。

此外,加成型硅橡胶和聚醚橡胶印模材料由于聚合反应而收缩。表 7.3 列出了 24 h 后模具和印模之间的线性尺寸变化。加成型硅橡胶的变化最小,平均约为 -0.15%;其次是聚醚橡胶,平均约为 -0.2%。因为无副产品损失,这两种产品的收缩率较低。

从口中取出弹性体印模材料后的 24 h 内,该材料的收缩率不均匀。一般来说,24 h 的收缩约有一半发生在取出后的第一个小时内。因此,为了获得最佳的精确度,应及时准备模型和模具,尽管在空气中,弹性体印模材料比水胶体产品稳定得多。

9. 力学性能

弹性体印模材料的典型力学性能列于表 7.4。ANSI/ADA 规范第 19 条(ISO 4823)采用永久形变(在当前标准中,弹性恢复率为 100% 减去永久形变)、压应变和尺寸变化的特性,将弹性体印模材料分为低粘度、中等粘度、高粘度或极高粘度四种类型。在混合 12 min 后的 1.5 min 时,0.5 mL 混合材料在 5.6 N 的重力下形成圆盘,通过测量该圆盘的直径,得到的稠度直径用于粘度分类。由于弹性体印模材料的凝固时间不同,其稠度直径不仅受粘度的影响,还受凝固时间的影响。根据稠度直径对材料的分类可能与根据真实粘度测量值对材料的分类不同。

表 7.4 弹性体印模材料的力学性能

材料	稠度	永久形变率(%)	压缩应变(%)	流动性(%)	邵氏硬度	撕裂强度(kN/m)
聚硫橡胶						
	低	3~4	14~17	0.5~2	20	2.5~7.0
	中等	3~5	11~15	0.5~1	30	3.0~7.0
	高	3~6	9~12	0.5~1	35	—
硅橡胶						
缩合型	低	1~2	4~9	0.05~0.1	15~30	2.3~2.6
	极稠	2~3	2~5	0.02~0.05	50~65	—
加成型	低	0.05~0.4	3~6	0.01~0.03	35~55	1.5~3.0
	中等	0.05~0.3	2~5	0.01~0.03	50~60	2.2~3.5
	高	0.1~0.3	2~3	0.01~0.03	60~70	2.5~4.3
	极稠	0.2~0.5	1~2	0.01~0.1	50~75	—

材料	稠度	永久形变率(%)	压缩应变(%)	流动性(%)	邵氏硬度	撕裂强度(kN/m)
聚醚橡胶						
	低	1.5	3	0.03	35~40	1.8
	中等	1~2	2~3	0.02	40~60	2.8~4.8
	高	2	3	0.02	40~50	3.0

注:变形后的弹性恢复率为100%减去永久形变率。

10．弹性恢复

表7.4列出了弹性体印模材料永久形变的顺序,表明从口中取出材料时,加成型硅橡胶的弹性恢复最佳,其次是聚醚橡胶。永久形变量为1%的材料,其弹性恢复率为99%。

11．压应变

0.1 MPa压力下的压应变是衡量材料柔软性的指标。表7.4表明,每种低稠度材料比高稠度弹性体印模更柔软。对于给定的稠度,聚醚橡胶通常是最坚硬的,其次是加成型硅橡胶。

12．流动性

施加1 N的负载15 min后,测量在圆柱形样品上1 h的流量,可测定流动性百分比。典型的弹性体印模材料符合ANSI/ADA标准的第19条标准的力学性能要求。虽然标准中未提到弹性体印模材料的流动性、硬度和撕裂强度,但这些都是重要的性能,也已列于表7.4中。

13．硬度

从低稠度到高稠度,邵氏硬度在增加。当给出两个数字时,第一个数字表示从口中取出材料1.5 min后的硬度,第二个数字是取出材料2 h后的硬度。低粘度、中等粘度、高粘度的加成型硅橡胶的硬度随时间变化不明显,而聚醚橡胶的硬度则随着时间增加而增加。此外,硬度和压应变会影响从口中取出印模所需的作用力。临床上,可通过为托盘和牙之间的印模材料提供更多的空间,来补偿低柔软性和高硬度的印模。可以对个别托盘附加阻挡物,也可选择使用较大的一次性托盘。

从口中取出印模和从印模中取出石膏模型时会发生形变,而聚醚橡胶的新变化为抗形变的能力变小。为此,填料含量从每单位 14 份减少到 6 份,从而 15 min 后的邵氏硬度从 46 降低到 40,24 h 后的邵氏硬度从 61 降低到 50。改变高粘度柔软剂与低粘度柔软剂的配比,能使其稠度与传统单相聚醚橡胶相似。

14. 撕裂强度

撕裂强度非常重要,因为它表明材料在患牙边缘的牙周组织和较薄的邻面接触区所承受的撕裂的能力。表 7.4 所列的撕裂强度是单位厚度样品初始和持续撕裂所需的力。随着印模类型的稠度的增加,撕裂强度略有增大,但大部分在 2.0~3.9 kN/m 范围。表 7.4 中未列出极稠印模的值,是因为这种特性对这些材料来说并不重要。理想的弹性体印模材料的撕裂强度较大,但与撕裂强度为 0.3~0.7 kN/m 的水胶体印模材料相比,撕裂强度提高显著。

15. 蠕变柔量

弹性体印模材料具有粘弹性,其力学性能具有时间依赖性。例如,变形的速率越高,撕裂强度越大;并且印模的变形时间越长,永久形变率越高。因此,与应力-应变曲线相比,蠕变柔量与时间的曲线更能描述这些材料的性能。初始蠕变柔量说明聚硫橡胶的柔软性最高,聚醚橡胶的柔软性最低。相对于时间轴的平滑或平行曲线说明,在取出印模材料的过程中,永久形变率较低,变形恢复率较好;加成型硅橡胶和聚醚橡胶的弹性恢复最佳。通过蠕变柔量的初始值与曲线线性部分外推到零时所得值之间的差异来表示材料的可恢复的粘弹性。因此,加成型硅橡胶的粘弹性最低,恢复粘弹性变形的所需时间较少,其次是聚醚橡胶。

16. 细节再现性

弹性体印模材料中,除极高粘度产品之外,其余都应该在弹性体中再现 V 形线槽和 0.02 mm 宽的线。印模应该与石膏制品配伍,以便转移到石膏模具材料中。低粘度、中等粘度、高粘度的弹性体印模材料很难达到该要求。

17. 弹性体印模材料的润湿性

润湿性的评估是通过测量水滴在凝固印模材料表面的前进角,也可通过使用张力计测量浸没和取出材料时的作用力。在本章讨论的所有印模材料中,只有藻酸盐印模是真正具有亲水性的。所有弹性体印模材料的前进角和后退角均大于

45°。然而,不同类型的弹性体印模材料之间和内部的润湿性存在差异。传统加成型硅橡胶的润湿性没有聚醚橡胶的润湿性大。将石膏制品混合物灌入疏水性加成型硅橡胶中,形成高接触角,使无气泡模型的制备变得困难。

制造商在加成型硅橡胶中加入表面活性剂,以减小接触角而改善润湿性,并简化石膏模型的灌注过程。此类润湿性的改善最准确地被称为亲水化加成型硅橡胶。最常见的是,非离子表面活性剂在该领域变得越来越重要。这些分子由一个寡醚或聚醚橡胶亚结构作为亲水部分和一个与硅油相容的疏水部分组成。这些润湿剂的作用方式是表面活性剂分子从聚乙烯基硅氧烷向水相的可控性扩散转移,从而改变周围液体的表面张力。因此,聚乙烯基硅氧烷的表面张力降低,润湿性增强。这种机理不同于聚醚橡胶,聚醚橡胶具有高度润湿性,因为其分子结构中含有亲水性的极性氧原子。由于该亲水性,聚醚橡胶材料在含水的口腔表面流动,因此它比加成型硅橡胶更易制成石膏模型。该亲水性还使聚醚橡胶印模紧密黏附在软组织和硬组织上。

通过观察印模表面的水滴,已表明亲水化的加成型硅橡胶和聚醚橡胶的润湿性最佳,而缩合型硅橡胶和普通加成型硅橡胶的润湿性最差。润湿性与关键模具制成的高硬石模型灌注的容易程度直接相关。用张力计记录浸没的印模样品的受力,结果表明聚醚橡胶的湿润性显著优于亲水化的加成型硅橡胶的前进角(74°对比 108°)和后退角(50°对比 81°)。

为了评估印模材料在润湿和干燥表面条件下的细节再现能力,印模采用标准波型,用于校准表面分析。凝固后对印模表面进行扫描,得到平均粗糙度(Ra),以确定其标准的细节再现能力。从临床角度来看,大多数印模材料在润湿和干燥条件下产生的细节可应用。聚醚橡胶的细节略优于加成型硅橡胶,并且一般不受水分的影响,而一些加成型硅橡胶在润湿条件下,即使是亲水化,其细节再现能力也会降低。

18. 性能与临床应用的关系

准确性、细节再现性、简便性和凝固特性在口腔印模中至关重要。硅橡胶一般比聚硫橡胶的工作时间短,但比聚醚橡胶的工作时间稍长。单一混合材料的优势在于,由于剪切稀化,它们在混合或注射时的粘度较低,但放入托盘时的粘度较高。弹性体印模材料的放置时间是关键,因为聚合反应导致粘度随时间增加而迅速增加。如果当聚合反应导致材料的稠度或粘度增加后,再将材料放入口中,则印模从口中取出后会释放内应力,造成印模不准确。

混合充分是至关重要的,否则,混合部分含有的促进剂可能不足以完全聚合,或者与印模的其他部分不能以相同速度凝固。在这种情况下,取出印模将导致弹性恢复更差和印模不准确。自动混合系统和机械混合系统所产生的气泡比手工搅拌所产生的气泡更少,节省混合时间,并且制成无气泡的印模。

材料凝固后,弹性体印模材料继续进行聚合反应,并且力学性能随着时间增加而提高,过早取出印模可能会导致高度的永久形变;然而,口腔内操作时间过长对患者来说是无法接受的。制造商通常会建议印模在口内的最短时间,根据 ANSI/ADA 标准的第 19 条标准,该最短时间用于材料检测。

凝固时的尺寸变化可以通过使用二次印模法或腻子流动技术补偿。当使用二次印模法技术时,用高稠度或腻子型材料制备初印模,为低稠度材料制备终印模提供空间。取出初印模,预备好洞形,用低稠度材料制备终印模,用初印模作为托盘。这样,高稠度或腻子型材料的尺寸变化可忽略不计,虽然低稠度材料的尺寸变化百分比仍然较大,但厚度却很小,以至于实际的尺寸变化很小。二次印模法适用于成品托盘,因为初印模用作个别托盘。当使用个别托盘时,单相和一次双粘度技术略能提高准确度,因为其制备的印模材料的厚度均匀。然而,一些研究表明,相对坚硬的塑料或金属的成品托盘的准确度几乎相同。临床研究表明,印模材料的粘度是制备气泡最少和细节最佳的印模和模具时最重要的因素。因此,采用注射-托盘技术,在邻面区或邻面沟的内部细节再现方面取得较好的临床效果。当形变百分比和取出印模的时间增加时,可能会影响印模的准确度。在这两种情况下,永久形变都增大,其形变量取决于弹性体印模材料的类型。

因为弹性体印模在取出印模后一段时间内会恢复形变,因此在这段时间内,预期准确度会有一定的提高。然而,也会发生聚合收缩,所以总的准确度是由这两种效应综合决定的。20~30 min 后,弹性恢复不明显。因此,为达到最佳准确度,模具应在此之后及时准备。有氢溢出的加成型硅橡胶是本指南的例外。将石膏制品第二次倒入加成型硅橡胶印模中,所制成的模具不如第一次准确,这是因为在去除第一个模具时,印模会变形。然而,它们的准确度通常足以作为工作模具使用。

7.4　咬合配准材料

加成型硅橡胶和聚醚橡胶已被配制成咬合配准材料,大多数产品是加成型硅橡胶,且大部分是在自动混合药盒中供应的。这些材料与典型的弹性印模材料相比,其特点是工作时间短,在口腔中留下的时间长。它们的刚度也很高,表现为压缩时的低应变,即使在 7 天后,其流动和尺寸变化也很小。将加成型有机硅与聚醚橡胶区别开来的性能是它们去除后尺寸变化较小。然而,在制作咬合记录时,两者的稳定性都优于蜡。

7.5 印 模 托 盘

定制的印模托盘提供了托盘与组织之间近乎恒定的距离,使得印模过程中印模材料的分布更加均匀,并且提高了精度。由于丙烯酸单体的挥发性和牙科工作人员报道的单体的敏感性,现在使用光激活和真空形成的聚合物比化学催化丙烯酸生产定制印模托盘的频率更高。真空成型聚苯乙烯由于可快速制作托盘而受到商用实验室的青睐。这些托盘必须小心处理,因为它们比丙烯酸托盘更灵活,而且由于热的应用,容易变形。预制印模托盘非常受欢迎。这些库存托盘因制造商而异。选择库存托盘时,必须注意确保托盘能够很好地适应组织,并得到充分的加强,以防止在印模制作和移除过程中产生弯曲。所有的托盘都需要使用托盘粘固剂,在将印模材料放入托盘之前,必须使其干燥。

光活化托盘材料相比化学催化丙烯酸具有更多优势。它们与光活化义齿基托材料相似,但颜色不同。该托盘结构牢固,易于制造,不含甲基丙烯酸甲酯,光室聚合收缩忽略不计。它们在加工后不久即可使用,因为临床上已表明,聚合后没有明显的尺寸变化。

7.6 代型、铸造和模型材料

人造石、石膏、环氧树脂、耐火填料等是一些用来制作模型或从牙科印模中得到的代型。其中的选择之一是由使用中的特定印模材料和使用代型或模型的目的决定的。

可以使用的海藻酸盐水胶体印模只能用石膏材料,如石膏、人造石或铸造包埋材料。各种弹性印模材料可用于制备石膏或环氧树脂代型。印模材料也可以用数字化扫描以生产印刷的塑料模型或代型。

7.6.1　模型或代型材料的理想性能

模型和代型材料在正常使用和储存条件下必须准确地再现印模,并保持尺寸稳定。凝固膨胀、收缩和尺寸变化对温度变化的反应必须保持到最小。不仅模型准确,而且还应该令人满意地再现精细细节,并具有光滑而坚硬的表面。这种精确的模型或代型也必须坚固耐用,并经受住后续的操作过程而不发生表面的断裂或磨损。因此,根据模型或代型使用的目的,强度、抗剪切力或边缘强度和耐磨性是非常重要的,并有不同程度的要求。例如,由于在使用过程中不会受到太大的压力,因此,模型石膏在上述质量最低的情况下,可形成满意的研究模型。但是,一种用于生产间接嵌体的弹性印模材料可以浇注在高强度人造石或环氧树脂中,从而生产出这些质量足以承受这种技术一部分雕刻和精加工工序的代型。模型或代型的颜色可以通过呈现与嵌体蜡的颜色对比来方便操作程序。材料适应印模的便利性以及铸造或代型准备投入使用前所需的时间具有相当大的实际意义。

7.6.2　牙科石膏及人造石

在本章后面的内容中讨论了牙科石膏、人造石和高强度人造石的化学和物理性能。石膏材料广泛用于制作模型和代型,可与任何印模材料一起使用。人造石模型比石膏模型更坚固耐磨,在模型上进行修复或矫治器时应用。石膏可用于研究模型,仅用于记录用途。

硬化溶液,通常是 30% 左右的硅溶胶水溶液,与人造石混合。浇注在印模上的人造石代型硬度增加幅度从有机硅的 2% 到聚醚橡胶的 110% 不等。掺加固化剂的人造石固化尺寸变化略大于掺加水的人造石固化尺寸变化,为 0.07% : 0.05%。在大多数情况下,用硬化溶液制成的人造石混合料的耐磨性或耐刮擦性要高于用水制成的可比混合料。关于人造石表面处理对耐磨性的一系列影响已有报道。模型和代型的喷涂通常会提高刮擦阻力,而润滑剂则会降低表面硬度和刮擦阻力。高强度人造石制作出的优秀模型或代型,容易再现牙印模的精细细节,大约 1 h 后即可使用。由此产生的模型可在长周期内保持尺寸稳定,能经受住生产矫治器和修复体所涉及的大部分操作步骤。

要取出高强度人造石代型上构造的蜡型时,需要使用一些分离剂或代型润滑剂,以防止蜡粘连。将润滑剂大量地涂在高强度人造石代型上,并允许将高强度人造石代型浸泡在润滑剂中。通常在表面任何过量积累之前,都可以先做几个矫治器。过剩物在进行蜡型制作前先用空气吹除。

7.6.3 环氧代型材料

一直以来,环氧材料都是以糊状的形式供应的,在糊状的环氧材料中加入液体活化剂(胺)开始硬化。由于活化剂有毒,在混合和操作未定型材料时不应接触皮肤。硬化过程中发生 0.1% 的收缩,可能需要 24 h。硬化后的树脂比高强度人造石代型更耐磨,强度更强。粘性石膏不像高强度人造石那样容易复刻大型印模的细节,于是人们便研制了离心铸造机,用于辅助浇注环氧树脂。在自混合体系中提供了类似于自混合加成型硅橡胶的快速固化环氧材料。环氧树脂在一个盒子里,催化剂在另一个盒子里。通过静态混合针尖强制两种糊剂彻底混合环氧树脂材料,可直接注入橡胶印模。如果需要注射到印模的精细区域,可以在静态混合针尖上附加一个小的口内注射针尖。快速固化的环氧树脂硬化很快,所以代型注射到印模后 30 min 就可以打蜡。由于水阻碍了树脂的聚合反应,环氧树脂不能与含水琼脂和海藻酸盐的印模材料结合使用,因而只能与弹性印模材料结合使用。

7.6.4 印模与代型材料的比较

高强度人造石可能比主模大 0.35% 或小 0.25%,这取决于测量的位置和所用的印模材料。一般来说,咬合(垂直)变化大于颊舌或近中(水平)变化。在水平方向上,印模材料对托盘表面的收缩通常导致尺寸比主模大。在垂直方向上,收缩量远离印模的自由面,印模材料向托盘方向移动,得到比母材小的尺寸。无论采用人造石还是金属代型,弹性印模材料的精度从优到劣依次为:加成型硅橡胶和聚醚橡胶。

环氧树脂代型均表现出一定的聚合收缩,其值在 0.1%～0.3% 范围,因此代型尺寸过小。根据印模组合再现表面细节的能力对材料进行排序和根据尺寸变化的值进行排序会产生不同的结果。如果印模表面不需要释放剂,环氧树脂代型再现细节最好(10 μm),其次是高强度人造石(170 μm)。有机硅-环氧结合可以展示最清晰的印模细节,但并非所有的环氧代型材料都能与有机硅印模材料兼容,还应考虑材料的耐磨性和耐刮擦性。环氧树脂代型有良好的耐蚀性,高强度人造石的阻力最小。

7.7 石 膏 制 品

石膏制品很可能比其他任何材料更能充分地服务于牙科行业。牙科石膏、人造石包括高强度/高膨胀人造石以及铸造包埋材料构成了这组密切相关的产品。石膏制品稍做改性后,可用于多种途径。例如,印模石膏用于制作无牙颌的印模或安装模型,而牙科人造石则用于形成代型,在注入任何类型的印模时复制口腔解剖结构。石膏制品也被用作金合金铸造包埋材料中二氧化硅的粘接剂、焊接包埋材料以及低熔镍铬合金包埋材料。这些产品也被用作加工全口义齿的模具材料。这种多元化使用的主要原因是石膏材料很容易通过物理和化学手段进行改性。

硫酸钙的二水合物形式,称为石膏,通常呈白色至乳黄白色,在自然界中呈致密团块状存在。该矿物石膏作为巴黎的石膏来源具有重要的商业性。这一产品之所以被赋予巴黎石膏一词,是因为它一开始是通过烧制法国巴黎附近矿床的石膏而获得的。后来,在大多数国家都发现了这种石膏。

7.7.1 石膏产品的化学和物理性质

大部分石膏制品是从天然石膏岩中获得的。由于石膏是二水硫酸钙($CaSO_4 \cdot 2H_2O$),在加热时,2 mol H_2O 失去 1.5 mol,转化为半水硫酸钙($CaSO_4 \cdot \frac{1}{2}H_2O$),有时写成($CaSO_4)_2 \cdot H_2O$,当半水硫酸钙与水混合后发生逆反应,半水硫酸钙转化为二水硫酸钙。因此,石膏岩的部分脱水和半水硫酸钙的复水是一个可逆反应。化学反应如下:

$$CaSO_4 \cdot \frac{1}{2}H_2O + \frac{3}{2}H_2O \rightarrow CaSO_4 \cdot 2H_2O + 3900 \text{ cal/mol}$$

该反应为放热反应,每当 1 mol 半水硫酸钙与 1.5 mol 水反应,生成 1 mol 二水硫酸钙,产生 3900 cal 的热量。无论石膏材料是作为印模材料、代型材料,还是铸造包埋材料中的结合剂,都会发生这种化学反应。

1. 牙科石膏、人造石和高强度人造石的制造

三类基层原料均来源于石膏岩脱去部分水，取决于脱水过程的性质。石膏蓬松多孔，最不致密；而含水煅石膏品种更致密、更结晶化，是原料中最致密的。这三种原料用于制定牙科用的四种相对纯石膏制品。它们被归类为石膏（模型和实验室）、低至中等强度人造石、高强度/低膨胀人造石和高强度/高膨胀人造石，或在 ANSI/ADA 规范第 25 条（ISO 6873）中归类为 2 型、3 型、4 型和 5 型。

虽然这些类型具有相同的半水硫酸钙化学式 $CaSO_4 \cdot \frac{1}{2}H_2O$，但它们具有不同的物理性质，使得它们各自适用于不同的牙科途径。这四种形态均来源于天然石膏沉积物，主要区别在于脱去部分二水硫酸钙的水的方式。合成石膏也可用于制定一些产品，但因制造成本较高而不受欢迎。石膏矿物在开水壶中加热到 110～120 ℃时，就会产生石膏。产生的半水合物称为半水硫酸钙。已知这种粉末形状不规则，天然多孔。这些石膏用于配制模型和实验室石膏。

如果石膏在 125 ℃加压水蒸气的环境下脱水，这种产物被称为生石膏。这种产物的粉末颗粒比石膏颗粒形状更均匀，密度更大。以这种方式生产的半水硫酸钙被称为 α-半水硫酸钙。生石膏用于制造低至中等强度的人造石。

第 4 类和第 5 类高强度人造石是用一种叫作密石的高密度原材料制成的。这个品种是通过在 30%的氯化钙溶液中煮沸石膏制成的，之后用热水（100 ℃）洗掉氯化物，并将材料研磨至所需的细度。通过这种方法得到的粉末是所有类型中最致密的。这些材料通常被配制成高强度/低膨胀人造石或高强度/高膨胀人造石。石膏产品可以用化学物质配制，以改变它们的处理特性和性能。硫酸钾（K_2SO_4）和白土（二水硫酸钙）是有效的促进剂。少量氯化钠会缩短固化反应，但会增加石膏的凝固膨胀。柠檬酸钠是一种可依赖的缓凝剂。硼砂（$Na_2B_4O_7$）既是缓凝剂又是促凝剂。氧化钙（0.1%）和阿拉伯树胶（1%）的混合物减少了混合石膏产品所需的水量，从而改善了性能。4 型石膏与 5 型石膏的不同之处在于，4 型石膏含有额外的盐以减少其凝固膨胀。石膏材料的需水量和剩水量如表 7.5 所示。

表 7.5　石膏材料[a] 的需水量和剩水量

石膏	混合水 （mL/100 g 粉末）	需水量 （mL/100 g 粉末）	剩水量 （mL/100 g 粉末）
模型石膏	37～50	18.6	18～31
人造石	28～32	18.6	9～13
高强度人造石	19～24	18.6	0～5

注：[a]水粉比因产品而异。

2. 化学反应

石膏制品凝固过程中发生的化学反应决定了反应所需的水量。1 mol 石膏与 1.5 mol 水反应生成 1 mol 石膏材料。换句话说，145 g 石膏需要 27 g 水反应生成 172 g 石膏，或 100 g 石膏需要 18.6 g 水生成 118 g 二水硫酸钙。然而实际上，模型石膏不能与如此少量的水混合，并且仍然形成适于操作的团块。表 7.5 显示了模型石膏、人造石和高强度人造石的推荐混合水、需水量和剩水量。例如，要将 100 g 模型石膏混合成可使用的流动稠度，使用 45 g 水。注意，45 g 水中只有 18.6 g 与 100 g 模型石膏发生反应；多余的水［45 g－18.6 g＝26.4（g）］以自由水形式分布于凝固的材料孔隙中不参与化学反应。当固化材料干燥时，多余的水分挥发，在结构中留下孔隙，削弱结构。因此凝固模型石膏比人造石弱，而人造石又比高强度人造石弱。如果将 100 g 模型石膏与 50 g 水混合，混合后会更加细腻，并且容易混合和倒入模具中，但是凝固石膏的质量比使用 45 g 水时更差、更弱。当模型石膏与少量水混合时，混合体较厚，更难处理，倒入模具时容易截留气泡，但凝固石膏通常更坚固。因此，仔细控制混合物中的水量对于正确操作和凝固量是必要的。

3. 固化机制

最重要的公认的固化机制理论是晶体理论。它是由法国化学家亨利·路易斯·勒·夏特列于 1887 年提出的。这个理论在世纪之交受到柏林著名的荷兰化学家雅各布·亨里库斯·范特霍夫的全力支持。根据范特霍夫的解释，水与半水硫酸钙发生凝固反应生成二水硫酸钙是由于这两种成分的溶解度不同造成的。二水硫酸钙比半水硫酸钙更难溶解。当半水合物溶解在水中时，溶解度较低的二水合物就会过饱和，并从成核点以针状晶体的形式从溶液中析出，接触晶体之间的结合形成最终的内聚结构。

4. 体积收缩

理论上，半水硫酸钙在凝固过程中会发生体积收缩。然而，实验已经确定所有石膏产品在固化期间发生线性膨胀。如前所述，当 145.15 g 半水硫酸钙与 27.02 g 水反应时，结果产生 172.17 g 二水硫酸钙。然而，如果以半水硫酸钙的体积而不是重量加入到水的体积中，体积之和将比二水硫酸钙的体积小约 7%。实际上得到了 0.2%～0.4% 的线性膨胀。根据勒·夏特列和范特霍夫的晶体理论，膨胀是石膏晶体（$CaSO_4 \cdot 2H_2O$）从过饱和溶液生长过程中推力作用的结果。石膏收缩不可见这一事实并不能说明它的存在无效,膨胀计测量其体积收缩大约为7%。外部尺寸的线性膨胀是由二水硫酸钙的生成引起的,二水硫酸钙的真实体积收缩同时发生,这些材料在凝固时是多孔的。

5. 调拌的影响

混合过程,即所谓的调拌,对材料的凝固时间和凝固膨胀有一定的影响。在实际范围内,调拌的增加(调拌速度、时间或两者)缩短了固化时间。显然,当粉末放入水中时,化学反应开始,形成一些二水硫酸钙。在调拌过程中,新形成的二水硫酸钙分解成更小的晶体,并开始形成新的成核中心,二水硫酸钙可以从中析出。因为调拌的增加导致更多的核中心形成,所以半水硫酸钙向二水合物的转化加速。

6. 温度的影响

用于混合的水的温度以及环境的温度对石膏产品的固化反应有影响。凝固时间受温度变化的影响可能比受任何其他物理性质的影响更大。显然,温度对石膏制品的固化反应有两个主要影响。

升温的第一个影响是半水硫酸钙和二水硫酸钙的相对溶解度的变化,这改变了反应速率。二水硫酸钙和半水硫酸钙在20℃下的溶解度比约为4.5。随着温度升高,溶解度比降低,直到达到100℃,溶解度比变为1。随着溶解度比变低,反应变慢,凝固时间增加。半水硫酸钙和二水硫酸钙的溶解度如表7.6所示。

表 7.6　半水硫酸钙和二水硫酸钙在不同温度下的溶解度

温度(℃)	$CaSO_4 \cdot \frac{1}{2}H_2O$ (g/100 g 水)	$CaSO_4 \cdot 2H_2O$ (g/100 g 水)
20	0.90	0.200
25	0.80	0.205
30	0.72	0.209
40	0.61	0.210
50	0.50	0.205
100	0.17	0.170

升温的第二个影响是离子迁移率随温度的变化。一般来说,随着温度升高,钙离子和硫酸根离子的迁移率增加,这往往会增加反应速率并缩短凝固时间。实际

上,这两种现象的影响是叠加的,总的影响是能观察到的。因此,当温度从 20 ℃升高到 30 ℃时,溶解度比从 4.5(0.90/0.200)降低到 3.4(0.72/0.209),这通常会延缓反应的进行。然而,与此同时,离子的流动性增加,这将加速固化反应。因此,根据溶解度值,反应应该被延迟;而根据离子的迁移,反应应该被加速。实验表明,将温度从室温 20 ℃提高到体温 37 ℃会略微提高反应速度,并缩短凝固时间。然而,当温度升高到 37 ℃以上时,反应速率降低,凝固时间延长。在 100 ℃时,二水合物和半水合物的溶解度相等,在这种情况下不会发生反应,石膏也不会凝固。

7. 湿度的影响

当相对湿度增加到 70% 及以上时,空气中的水分会导致半水合物转化为二水合物。因为二水合物晶体可以通过提供更多的晶核来加速反应,所以最初的结果是加速凝固。然而,水分的进一步污染会减少剩余的半水化合物形成石膏的量,并且会出现凝固延迟。因此,所有石膏产品应保存在密闭的容器中,并很好地免受空气中水分的影响。

8. 胶体体系和酸碱度的影响

琼脂和藻酸盐等胶体体系延缓了石膏制品的凝固。如果这些材料在凝固过程中与 $CaSO_4 \cdot \frac{1}{2} H_2O$ 接触,会获得柔软、易磨损的表面。添加硫酸钾等加速剂,可以提高凝固 $CaSO_4 \cdot \frac{1}{2} H_2O$ 相对于琼脂或藻酸盐的表面质量。这些胶体不是通过改变半水合物和二水合物的溶解度比来延缓凝固,而是通过吸附在半水合物和二水合物的成核位点上,来干扰水合反应。这些材料在成核点上的吸附比在半水硫酸钙上的吸附更有效地延缓了固化反应。pH 低的液体,如唾液,会延缓固化反应。pH 高的液体会加速凝固。

7.7.2 性能

石膏产品的重要特性包括质量、流动时的浇注时间、凝固时间、线性凝固膨胀、压缩强度、硬度和耐磨性,以及细节的再现。表 7.7 中总结了 ANSI/ADA 规范第 25 条(ISO 6873)中描述的这些性能要求中的一部分。

表 7.7 石膏材料的性能要求

类型	凝固时间	凝固膨胀范围(%)	压缩强度(MPa)		细节再现(μm)
			最低值	最高值	
1.印模膏	2.5~5.0 min	0~0.15	4.0	8.0	75±8
2.模型石膏	±20%	0~0.30	9.0	—	75±8
3.人造石	±20%	0~0.20	20.0	—	50±8
4.高强度/低膨胀人造石	±20%	0~0.15	35.0	—	50±8
5.高强度/高膨胀人造石	±20%	0.16~0.30	35.0	—	50±8

注:凝固时间应在制造商所推荐的20%以内。

1. 凝固时间

反应完成所需的时间称为终凝时间。如果反应速度过快或材料凝固时间短,混合物可能会在操作人员能够正确操作之前变硬。相反,如果反应速度太慢,则需要过长的时间来完成操作。因此,合适的凝固时间是石膏材料最重要的特性之一。化学反应在粉末与水混合时开始,但在早期阶段,只有一小部分半水合物转化为石膏。新混合的物质具有半流体稠度,可以倒入任何形状的模具中。然而,随着反应的进行,产生了越来越多的二水硫酸钙晶体。混合物的粘度增加,混合物不再容易流入模具的细微处。这个时间称为工作时间。终凝时间被定义为材料可以从印模中分离出来而不变形或断裂的时间。初凝时间是石膏产品在其凝固过程中达到某一任意硬度阶段所需的时间。在正常情况下,这个任意阶段由已经通过工作阶段但尚未完全凝固的半硬块表示。最终凝固时,半水硫酸钙转化为二水硫酸钙的过程实际上已经完成。

2. 尺寸

尽管人们有时也设计了其他类型的实验方法,但初凝时间通常是通过某种形式的渗透实验任意测定的。例如,模型石膏或人造石的混合物表面失去光泽是化学反应中这一阶段的指示,有时用于指示混合物的初始凝固。类似地,由于化学反应是放热的,凝固时间可以通过混合物温度升高来测量。

3. 凝固时间的控制

控制凝固时间的方法已在前面讨论过。最初,制造商可以添加各种成分作为促凝剂或缓凝剂。操作者可以通过改变混合水的温度和调拌程度来改变固化时间。水粉比也会影响凝固时间,在混合物中使用更多的水可以延长凝固时间。

改变凝固时间最简单可靠的方法是添加不同的化学物质。硫酸钾(K_2SO_4)被认为是一种有效的促凝剂,使用这种盐的 2% 水溶液而不是水,可以将模型石膏的凝固时间从大约 10 min 减少到大约 4 min。相反,柠檬酸钠是一种可靠的缓凝剂。使用 2% 的硼砂水溶液与粉末混合可以将一些石膏产品的凝固时间延长到几个小时。

如果将少量凝固的二水硫酸钙研磨并与模型石膏混合,它会提供晶核并起促凝剂的作用。用作促凝剂的凝固石膏被称为白石膏,它在较低的浓度下有明显的效果。如果混合物中存在的白石膏的量从 0.5% 变为 1%,凝固时间会发生显著变化。然而,白石膏浓度高于 1% 时对凝固时间的影响较小。制造商通常利用这一特点,在石膏中加入约 1% 的白石膏。因此,在正常使用中,打开和关闭容器模型石膏的凝固时间变化较小。

4. 压缩强度

凝固后,石膏制品显示出相对较高的压缩强度值。压缩强度与混合物的水粉比成反比。用于混合的水越多,压缩强度越低。模型石膏的过量水分最多,而高强度人造石的过量水分最少。过量的水均匀地分布在混合物中,对材料的体积有贡献,但对材料的强度没有贡献。凝固模型石膏比凝固人造石多孔,导致模型石膏的表观密度较低。因为高强度人造石最致密,所以压缩强度最高,模型石膏是最多孔的,因此也是最脆弱的。模型石膏的 1 h 压缩强度值约为 12.5 MPa、人造石的 1 h 压缩强度值约为 31 MPa、高强度人造石的 1 h 压缩强度值约为 45 MPa。这些值代表正常混合,但随着水粉比的增加或减少而变化。高强度人造石的压缩强度通过真空混合略有提高。显然,当人造石与模型石膏以相同的水粉比混合时,人造石的压缩强度几乎与模型石膏相同。同样,水粉比为 0.3 和 0.5 的高强度人造石的压缩强度与人造石和模型石膏的正常压缩强度相似。在终凝时间后的 1 h 或 2 h,硬化的石膏材料看起来是干燥的,并且似乎已经达到其最大强度。实际上,情况并非如此。湿强度是指石膏材料中有部分或全部多余的水的强度;干强度是石膏材料中所有多余的水被排出的强度。干强度通常大约是湿强度的两倍。请注意,随着硬化体慢慢失去多余的水分,材料的压缩强度不会均匀增加。理论上,大约 8.8% 的多余水分存在于人造石的硬化部分。由于质量损失高达 7% 的水,材料的压缩强度却没有明显的变化。然而,当质量损失 7.5% 的过量水时,强度急剧增加,当所有过量(8.8%)水损失时,材料的强度超过 55 MPa。石膏材料的干燥时间根据石膏块的大小和储存环境的温度和湿度而变化。在室温和平均湿度下,一个装有石膏材料的普通义齿型盒需要大约 7 天的时间来流失多余的水分。

5. 表面硬度和耐磨性

未改性石膏材料的表面硬度通常与其压缩强度有关。硬化体的高压缩强度对应于高表面硬度。在最终凝固发生后,表面硬度实际上保持不变,直到大部分多余的水从表面蒸发,之后其增加与压缩强度的增加相似。表面硬度的增加速度快于压缩强度,因为硬化块的表面比其内部更早达到干燥状态。研究者已经尝试通过用允许聚合的环氧树脂或甲基丙烯酸甲酯单体浸渍凝固石膏来增加石膏产品的硬度。模型石膏的硬度增加,但人造石或高强度人造石的硬度没有增加。观察到用环氧树脂或光固化二甲基丙烯酸酯树脂浸渍的高强度人造石的耐磨性增加了15%～41%。一般来说,用树脂浸渍凝固石膏会增加耐磨性,但会降低压缩强度和表面硬度。在烘箱中干燥模具、铸件或代型以获得材料的快速干燥压缩强度和干燥表面硬度的想法是不切实际的,因为石膏会脱水,这会降低强度而不是增加强度。将石膏代型或铸件浸泡在甘油或不同的油中不会提高表面硬度,反而会使其表面更光滑,这样蜡刀或其他工具就不会在滑过表面时切割人造石。将高强度人造石与含有胶态二氧化硅(约30%)的商用硬化溶液混合,可提高凝固石膏的表面硬度。两种市售高强度人造石与水混合时的努普硬度分别为 54 kg/mm^2 和77 kg/mm^2。当使用硬化溶液时,该值分别增加到 62 kg/mm^2 和 79 kg/mm^2。表面硬度的增加并不一定意味着耐磨性的提高,因为硬度只是影响耐磨性的众多因素之一。双体磨损研究表明,商用硬化溶液不能提高高强度人造石的耐磨性。然而,石膏双体磨损实验的临床相关性尚未确定。需要进一步研究耐磨性和测量方法。正如本章内容所讨论的,尽管石膏代型更硬,但其比环氧树脂代型更容易磨损。

尽管在石膏代型上使用消毒化学品可以有效地消灭潜在的危险生物,但有些消毒化学品会损坏石膏代型表面(如表面被侵蚀,其表面硬度受到一些常用消毒剂处理的不利影响)。其他消毒剂,包括次氯酸钠溶液,对石膏代型表面影响很小。

6. 凝固膨胀

凝固后,所有石膏产品都显示出明显的线性膨胀。然而,凝固膨胀的百分比因石膏材料的不同而不同。一般情况下,石膏的凝固膨胀为 0.2%～0.3%,中低强度人造石为 0.15%～0.25%,高强度人造石仅为 0.08%～0.10%。高强度高膨胀人造石的凝固膨胀在 0.10%～0.20% 范围。通常,24 h 内观察到的膨胀超过 75%

发生在凝固的第 1 个小时。

凝固膨胀可以通过不同的操作条件和添加一些化学物质来控制。机械混合减少凝固膨胀。动力混合似乎比手动混合引起更大的初始体积收缩。混合料的水粉比也有影响,水粉比的增加会减少凝固膨胀。不同化学物质的加入不仅会影响石膏制品的凝固膨胀,还可能改变其他性能。例如,制造商添加小浓度的氯化钠(NaCl)会增加混合料的凝固膨胀,缩短凝固时间。相反,加入 1% 的硫酸钾会缩短凝固时间,但对凝固膨胀没有影响。如果在凝固过程中,石膏材料浸入水中,凝固膨胀增加,这称为吸水膨胀。典型的高强度人造石的凝固膨胀约为 0.08%。如果在凝固过程中,混合料浸入水中,它会膨胀约 0.10%。人造石与水胶体印模接触时变硬,这时可以观察到膨胀增加。稍后,在石膏胶凝材料的铸造包埋中,将对吸水膨胀进行更详细的解释。

7.8 铸 造 过 程

任何石膏产品与水混合时,都应适当调拌以获得平滑的混合物。水被分配到适当尺寸和设计的混合碗中。加入粉末,让其在水中沉淀约 30 s。这种技术最大限度地减少了手工初始调拌过程中混入混合物的空气量。可以用带有硬刀片的抹刀继续手动搅拌,将碗放在振动器或动力驱动的机械搅拌机上。前人总结了各种操作参数对石膏制品性能的影响。手动搅拌包括用力搅拌混合物,同时用抹刀擦拭碗的内表面。以每秒 2 转的速度将粉末润湿并与水均匀混合大约需要 1 min。用动力驱动的机械搅拌机搅拌需要像手动搅拌一样先用水润湿粉末。然后混合物在搅拌器的低速驱动下搅拌 20 s。混合过程中抽真空可以减少混合物中的空气。混合后和在倒入石膏的过程中立即振动,使凝固体中的气泡最小化。用石膏浇注印模需要注意避免在关键区域截留空气。混合好的石膏应该慢慢倒入,或者用小工具如蜡刀加入到印模中。在振动的情况下,混合料应进入冲洗过的印模中,使其在填充牙印模时推动空气向前。通常情况下,一个铸件的牙齿被浇注在人造石或高强度人造石中,而底部被浇注在模型石膏中以便于修整。浇注后,在印模和铸件分离和消毒前,石膏材料应硬化 45~60 min。可以按照制造商的说明,将模型浸泡在 1:10 稀释的次氯酸钠中 30 min 或喷洒碘伏进行消毒。

在牙科中采用铸造来制作金合金嵌体、牙冠、桥和其他修复体,代表了修复牙科的主要进步之一。近年来,高熔合金、钯和贱金属合金,通过使用与用于牙科金合金基本相同的失蜡技术,已被铸造在冠、固定和可摘牙齿修复体上。所有铸造操作包括:① 复制物体的蜡型;② 一种合适的模具材料,即包埋,放置在图案周围并允许硬化;③ 适用于蜡模烧制及加热包埋模型的炉;④ 适当的熔铸合金的设备。一种陶瓷材料,它适用于形成一种金属或合金被铸造到其中的模具,这称为包埋。

7.8.1　包埋材料所需的性能

(1) 容易操作:不仅容易混合和操作混合料,容易绘制蜡型,而且包埋材料也应该在相对短的时间内硬化。

(2) 室温下有足够的强度:包埋材料应便于操作,并在更高温度下提供足够的强度,以承受熔融金属的冲击力。模具的内表面在高温下不应破裂。

(3) 较高温度下的稳定性:包埋材料不得分解释放出可能会损坏合金表面的气体。

(4) 充分膨胀:它必须充分膨胀,以补偿铸造过程中蜡型和金属的收缩。

(5) 有利的铸造温度:最好是热膨胀与温度的关系曲线在铸造温度范围内应该具有一个热膨胀稳定期。

(6) 孔隙度:它应该足够多孔,以允许在铸造过程中,模型腔中的空气或其他气体容易逸出。

(7) 光滑的表面:应该保留精细的细节和铸造边缘。

(8) 容易剥离:包埋应该容易从金属表面剥离,不应该与金属发生化学反应。

(9) 便宜。

这些要求描述了理想的包埋。没有一种材料能完全满足以上所有要求。然而,通过混合不同的成分,可以形成一种具备所有要求的包埋材料。这些理想要求是考虑铸造包埋行为和特性的基础。

7.8.2　包埋材料的组成

总的来说,包埋材料是三种不同类型材料的混合:耐火材料、结合剂材料和其他化学品。

1. 耐火材料

耐火材料通常是二氧化硅的一种形式,如石英、鳞石英、方石英或它们的混合物。所有牙科包埋材料中都含有耐火材料,无论是铸造黄金还是高熔合金。

2．结合剂材料

因为耐火材料本身不能形成一个连贯的固体块,所以需要某种结合剂。牙科铸造金合金常用的结合剂是 α-半水硫酸钙。磷酸盐、硅酸乙酯和其他类似材料也可用作高温铸造包埋材料的结合剂。后一种包埋材料将在 7.8.6 小节的内容中进行描述。

3．其他化学品

通常耐火材料和结合剂的混合物本身不足以产生包埋材料所需的所有性能。其他化学物质,如氯化钠、硼酸、硫酸钾、石墨、铜粉或氧化镁,通常少量加入以改变各种物理性质。例如,少量的氯化物或硼酸增强了硫酸钙结合的包埋材料的热膨胀。

7.8.3　硫酸钙结合包埋材料

牙科文献和专利描述了牙科铸造包埋材料中各种成分的数量和用途。一般来说,适合铸造金合金的包埋材料包含 65%～75%的石英或方石英,或两者的混合物,比例不同;25%～35%的 α-半水硫酸钙和 2%～3%的化学改性剂。通过这些基本成分的适当混合,制造商能够开发出一种具有既定物理性能的包埋材料,这些物理性能足以用于牙科黄金铸造。然而,因为最终产品的特性受到包埋材料中存在的成分以及在制造模具时操作和使用混合料方式的影响,一些特定成分没有什么价值。

使用半水硫酸钙作为结合剂的包埋材料相对容易操作,与其他类型(例如使用硅酸盐或磷酸盐作为结合剂的类型)相比,这种类型可以获得更多关于不同添加剂的效果以及各种操作条件的信息。硫酸钙结合的包埋材料通常仅限于黄金铸件,并且不会加热到 700 ℃以上。包埋材料中的硫酸钙部分会在超过 700 ℃的温度下分解为二氧化硫和三氧化硫,倾向于使铸造金属脆化。因此,硫酸钙型结合剂通常不用于制造高熔金属铸造包埋材料如钯或贱金属合金。

ANSI/ADA 规范第 126 条(ISO 7490)关于石膏结合铸造包埋材料适用于铸造金合金牙齿修复体的两种不同类型的包埋材料。类型 1:用于铸造嵌体和牙冠;类型 2:用于铸造全口义齿和可摘局部义齿支架。

两种类型都有硫酸钙作为结合剂材料。本规范中包括的物理性能是粉末外观、流动的工作时间、凝固时间、压缩强度、线性凝固膨胀和线性热膨胀。规范中总结了这些性能的允许值。

7.8.4　温度对包埋材料的影响

在用失蜡法铸造时,蜡型被包埋并放入烘箱中,其温度使蜡型熔化并从包埋中取出,从而留下一个模腔,熔融金属被浇铸到该模腔中。这种烘箱温度因技术不同而不同,但对于硫酸钙结合包埋材料而言,绝不会低于 550 ℃ 或高于 700 ℃。在加热过程中,耐火填料受热变化的影响不同于石膏结合剂。

1. 温度对二氧化硅耐火填料的影响

二氧化硅的每种多晶型(石英、鳞石英和方石英)在加热时都会膨胀,但膨胀的百分比因类型而异。纯方石英在 250 ℃ 膨胀 1.6%,而石英在 600 ℃ 约膨胀1.4%,鳞石英在 600 ℃ 的热膨胀小于 1%。

石英形式的二氧化硅在自然界中大量存在,它可以通过加热转化重组转变为方石英和鳞石英,在此过程中键断裂并形成新的晶体结构。α-石英在 573 ℃ 的温度下转化为 β-石英。如果将 β-石英加热至 870 ℃ 并保持在该温度,则转化为 β-鳞石英。从 β-鳞石英中,可以得到 α-鳞石英或 β-方石英。如果将 β-鳞石英快速冷却到 120 ℃ 并保持在该温度,它就会变成 α-鳞石英,其在室温下是稳定的。相反,如果将 β-鳞石英加热到 1475 ℃ 并保持在该温度,它就会转化为 β-方石英。进一步加热 β-方石英产生熔融银,但是如果冷却到 220 ℃ 并保持在该温度,则形成 α-方石英。在包埋材料中,所有形式的二氧化硅都是 α 形式,在加热过程中,它们全部或部分转化为相应的 β 形式。这种转变包括质量的膨胀,这有助于使补偿铸件收缩。

2. 温度对硫酸钙结合剂的影响

牙科用于金合金铸件包埋的结合剂为 α-半水硫酸钙。在包埋过程中,一些与包埋材料混合的水与半水化合物发生反应并转化为二水硫酸钙,剩余水则作为多余的水均匀分布在混合物中。在加热的早期阶段,多余的水蒸发了。当温度上升到 105 ℃ 左右时,二水硫酸钙开始失水。然后将包埋物进一步加热到合适的温度以铸造金属。用这种方法,无水硫酸钙、二氧化硅和某些化学添加剂就会保留以形成铸造金合金的模具。实验观察发现,第一次从室温加热到 105 ℃ 左右时,包埋材料膨胀;在 200 ℃时,包埋材料轻微收缩或保持不变;在 200~700 ℃时,不同程度的膨胀则取决于包埋材料中的硅成分。对这些属性的解释如下:在 105 ℃时,会发生普通的热膨胀;超过 105 ℃,二水硫酸钙转化为无水硫酸钙。二水合物的脱水和无水硫酸钙的相变引起收缩。然而,α 形式的三聚氰胺(可能以杂质形式存在)膨胀足以补偿硫酸钙的收缩,防止包埋材料出现严重的收缩。在高温下,包埋物中存在的 α 型二氧化硅转化为 β 型二氧化硅,这会导致一些额外的膨胀。

3．包埋材料的冷却

当包埋材料冷却时,耐火填料和结合剂按照与包埋材料的热膨胀曲线不同的热收缩曲线收缩。冷却至室温后,与加热前的尺寸相比,包埋材料表现出整体收缩。在再加热到之前达到的温度时,包埋材料不会热膨胀到之前的水平;此外,冷却和再加热的过程会导致包埋材料的内部出现裂纹,从而影响铸件的质量。

4．硫酸钙粘固包埋材料的凝固膨胀

目前可用于铸造金合金的所有硫酸钙粘固包埋物都具有凝固和热膨胀性能。这两种膨胀的总和导致尺寸的总变化,这是牙科铸造包埋材料的一个基本特性,因为它提供了铸造合金的收缩补偿。与本章前面讨论的其他石膏产品一样,包埋材料的凝固膨胀是在包埋凝固期间发生的线性膨胀。一方面,如果包埋材料被空气包围,膨胀称为正常凝固膨胀。另一方面,如果混合包埋材料是与水接触的,膨胀要大得多,称为吸水凝固膨胀。这种与水的接触可以通过以下常用的铸造工艺实现:在浇注包埋材料的铸造环内放置湿衬里或在浇注完包埋材料后,将铸造环置于水浴槽中。目前公认的吸水凝固膨胀机制也与当包埋混合料与空气接触凝固时发生的正常凝固膨胀有关。这种机制的基础在于混合水的表面张力所起的作用,可以描述如下:当包埋材料混合后,水包绕凝固包埋材料的成分。随着硫酸钙结合剂反应的进行,周围的水被还原,并且生长的石膏晶体撞击剩余水的表面,其表面张力抑制晶体向外生长。当反应所需的水用完并且反应基本完成时,石膏晶体的生长以其抑制形式停止。

如果将包埋材料浇注到具有充水衬里的铸造环中,则石膏晶体可以进一步生长,直到达到衬里中的额外水提供的新水面为止;然后表面张力抑制进一步的生长。如果通过将包埋环浸入水浴中向混合包埋体提供水,则没有新的表面足够接近以抑制晶体生长。在无限制槽中测量的完全浸入式的吸水凝固膨胀是正常膨胀的两倍多。然而,当包埋材料在一个封闭的环中时,吸水膨胀受到环的限制。对于

吸水膨胀,在凝固期间必须向包埋材料提供额外的水。这与向预混物组分中添加更多的水(即增加水粉比)显著不同。吸水膨胀的另一个要求是在观察到失去光泽之前出现额外的水,这是在固化反应不完全并且在固化包埋物表面仍然可以观察到混合水。这允许额外的水加入剩余的混合水并扩展水面,从而使表面张力的作用被延迟或不活跃。

5. 二氧化硅颗粒大小

半水硫酸钙粒径对吸水膨胀影响不大,而二氧化硅粒径对吸水膨胀影响显著。较细的二氧化硅产生较高的凝固性和吸水膨胀。

6. 二氧化硅与结合剂的比率

包埋材料通常包含 65%～75% 的二氧化硅,25%～35% 的半水硫酸钙,以及 2%～3% 的一些化学添加剂,以控制不同的物理特性并为包埋物着色。如果增加硅石比,则包埋材料的吸水膨胀也会增加,但包埋材料的强度会降低。

7. 水粉比

与石膏产品的凝固膨胀一样,混合物中的水越多(混合物越稀或水/粉比越高),正常和吸水的凝固膨胀就越小。使用更稀的混合物也可以获得更少的热膨胀。

8. 调拌

调拌对包埋材料凝固和吸水膨胀的影响与所有石膏产品的凝固膨胀相似。

9. 包埋材料的时间

2 年或 3 年的包埋材料不会像新准备的包埋材料那样膨胀。出于这个原因,包埋材料的容器必须尽可能保持封闭,特别是当包埋材料储存在潮湿的环境中时。

10. 水浴温度

对于水浴浸泡技术,水浴温度对蜡型有显著的影响。在较高的水浴温度下,蜡型会膨胀,从而需要较少的包埋材料膨胀来补偿总的铸件收缩。此外,较高的水浴温度会使蜡软化。然后软化的蜡对包埋材料膨胀的阻力较小,从而使凝固膨胀更有效。水浴温度越高,模具的净膨胀率越高。

7.8.5　热敏性和吸水性铸造包埋材料

涉及石膏粘固包埋材料的铸造技术通常被归类为热力技术或吸水技术。热力技术是在凝固后进入相对较高的温度(649 ℃);而吸水技术是在水浴前浸泡包埋环,然后在凝固后,将环放入相对较低的温度(482 ℃)的环境中。虽然所有的石膏粘固包埋材料都表现出热膨胀和吸水凝固膨胀,但这两种膨胀的相对比例可能不同。在热力技术中使用的包埋物通常含有方石英作为耐火填料,它具有较高的热膨胀率。吸水技术中使用的包埋物通常含有石英或三聚氰胺,它们具有较低的热膨胀率,但具有较高的吸水凝固膨胀率。

市场上有一种铸金包埋材料,设计用于吸水或热型铸造技术。膨胀足以使包埋材料用于热铸造技术,无需浸水。然而,当浸泡在水浴中时,包埋材料会发生吸水膨胀。使用吸水技术,包埋材料只需要加热到 482 ℃就可以提供适当的膨胀。

7.8.6　高熔合金铸造包埋材料

用于可摘局部义齿框架和陶瓷金属修复体的大多数钯和基底金属合金具有较高的熔化温度。它们应在高于 700 ℃的温度下铸造。由于这个原因,通常不使用硫酸钙粘固的包埋材料来铸造这些合金。只有一种用于牙科的基底金属合金有足够低的熔点,可以在 700 ℃下用硫酸钙结合剂铸造成模具。这种合金是一个例外,因为基底金属合金通常是在 850～1110 ℃的温度下被铸入模具。为了承受这些高温,模具需要不同类型的结合剂,如硅酸盐和磷酸盐化合物。这种类型的包埋材料通常有不到 20%的结合剂,包埋材料的其余部分是石英或其他形式的二氧化硅。

用于铸造高熔合金的最常见的包埋材料类型是磷酸盐包埋材料。这种类型的包埋材料由三个不同的部分组成。第一部分含有水溶性磷酸根离子;第二部分在室温下与磷酸根离子反应;第三部分是耐火填料,例如二氧化硅。每个部分可以使用不同的材料来开发不同的物理性能。

典型的磷酸盐包埋材料的粘接系统会发生酸性磷酸一铵($NH_4H_2PO_4$)和碱性氧化镁(MgO)之间的酸碱反应。水中的可溶性磷酸盐与其表面的微溶氧化镁发生反应,形成一种结合介质,其中填料颗粒嵌入基质中。室温下的化学反应可简单表示如下:

$$NH_4H_2PO_4 + MgO + 5H_2O \longrightarrow NH_4MgPO_4 \cdot 6H_2O$$

在室温下该反应产生的水会随着搅拌的继续而降低混合物的粘度。随着反应的发生,由于粒子之间的强烈相互作用,胶体粒子就形成了。在凝固和烧结过程中,一连串的化学和热反应引起各种相变,提供室温强度(绿色强度)和高温强度,使包埋材料能够承受高熔合金的冲击。在高温下形成的相包括 $Mg_2P_2O_7$ 和 $Mg_3(PO_4)_2$。为了产生更高的膨胀,可以使用不同粒径的二氧化硅的组合。

用于牙科磷酸盐包埋材料 ANSI/ADA 规范第 126 条(ISO 9694)规定了固相线温度高于 1080 ℃合金的两种包埋材料。类型 1:用于嵌体、牙冠和其他固定修复体;类型 2:用于可摘局部义齿框架。规范描述了以下特性及其规定值:流动性、初凝时间、压缩强度和线性热膨胀。凝固时间与制造商规定的时间相差不得超过 30%。1 型包埋材料的室温压缩强度不应小于 2.5 MPa,2 型包埋材料不应小于 3.0 MPa。线性热膨胀与制造商规定的时间相差不得超过 15%。

另一种用于高熔合金铸造包埋材料的粘固材料是硅胶结合剂成分。这种类型的包埋材料可以从硅酸乙酯、胶态二氧化硅的水分散体或硅酸钠中获得二氧化硅键。其中一种包埋材料由二氧化硅耐火材料组成,它通过在盐酸存在下硅酸乙酯的水解而粘固。水解产物为硅酸和乙醇的胶体溶液,可写为

$$Si(OC_2H_5)_4 + 4H_2O \xrightarrow{HCl} Si(OH)_4 + 4C_2H_5OH$$

然而实际上,反应更为复杂,四硅酸转化为 $SiO_2 \cdot 2H_2O$,形成硅聚合化合物:该材料具有比 $SiO_2 \cdot 2H_2O$ 更高的二氧化硅含量和更好的耐火性能。硅酸乙酯的缺点是在加工过程中会释放出可燃组分,且成本较高;因此其他的技术和方法已经被开发出来以减少这种材料的使用。水玻璃和硅胶是二氧化硅类较常见的结合剂。目前,这种包埋材料通常配备两瓶特殊的液体,而不是水,包埋材料的粉末应该与它们混合。在其中一个瓶子中,制造商通常会提供适当稀释的水溶性硅酸盐溶液。另一个瓶子通常包含适当稀释的酸溶液,例如盐酸溶液。每个瓶子的内容物几乎可以无限期地储存。使用前,根据制造商的说明,从每个瓶子中混合等量的液体,并让混合的液体静置规定的时间,这样就可以使液体发生水解并形成新制备的硅酸。

ANSI/ADA 规范第 126 条(ISO 11246)硅酸乙酯铸件规范规定了凝固时间、压缩强度和线性热膨胀。凝固时间与制造商规定的时间相差不得超过 30%。常温压缩强度不小于 1.5 MPa。线性热膨胀与制造商规定的时间相差不得超过 15%。

7.8.7　钎焊包埋材料

钎焊(焊接)修复体的部件时,例如可摘局部义齿框架上的卡环,在加热操作之前,必须用合适的陶瓷或包埋材料围绕这些部件。组装好的零件用粘性蜡暂时固定在一起,直到它们被适当的包埋材料包围,然后蜡被软化并去除。待焊接的部分暴露在外,无需包埋,以便在与焊料连接之前去除蜡并进行有效加热。

ANSI/ADA 规范第 126 条(ISO 11244)定义了牙科钎焊包埋材料的两种类型。类型 1:石膏粘接牙科钎焊包埋材料;类型 2:磷酸盐粘接牙科钎焊包埋材料。该规范规定了质量、流动性、凝固时间、压缩强度、线性热膨胀和线性凝固膨胀。凝固时间与制造商规定的时间相差不得超过 30%。压缩强度应在 2.0~10 MPa 范围内。线性凝固和热膨胀与制造商规定的时间相差不得超过 15%。用于焊接低熔合金包埋材类似于包含石英和半水硫酸钙结合剂的铸造包埋材料。对于高熔合金,使用磷酸盐包埋材料。焊接包埋材料旨在具有铸造包埋材料更低的凝固膨胀和热膨胀,这是一个理想的特征,因此组装的部件在包埋材料的凝固和加热期间不会移动位置。

7.8.8　全瓷修复包埋材料

最近开发了两种类型的包埋材料用于生产全瓷修复体。第一种类型的包埋材料用于铸造玻璃技术,该包埋材料由玻璃铸造设备制造商提供,由磷酸盐结合耐火材料组成。制造全瓷修复体的第二种类型的包埋材料是耐火模具类型的材料,用于全瓷贴面、嵌体和牙冠。耐火模具是通过将包埋材料倒入印模中制成的。包埋后,模具被移除,并被加热以去除可能对陶瓷有害的气体(脱气)。可以在表面加一个耐火代型垫片。接着,将陶瓷或其他陶瓷粉末添加到模具表面并烧制。这些材料必须准确地再现印模,在瓷器烧制过程中保持完好无损,并且具有与陶瓷兼容的热膨胀性(否则陶瓷在冷却过程中可能会破裂)。这些材料也是磷酸盐结合的,它们通常包含细粒耐火填料,以准确再现细节。用于磷酸盐结合耐火代型材料的ANSI/ADA 规范第 126 条(ISO 11245)描述了所需的性能。

第 8 章　粘 接 材 料

现代美容牙科取得临床成功的一个重要因素是牙科粘接剂的发展。牙色树脂基直接或间接复合材料、金属陶瓷、全陶瓷牙修复体（例如嵌体、高嵌体、贴面、冠、桥）、根管桩以及树脂芯都必须粘接到剩余的牙结构上才能充分发挥作用。牙科粘接材料的进步促进了牙科向保守方向发展，增强或支持剩余的牙齿结构，而无需移除健康牙齿组织。

粘接是间接修复临床程序序列的末尾步骤之一。粘接有两个目的：① 帮助保持修复的位置；② 保持剩余牙齿结构的完整性。粘接可以通过机械力（或微机械连锁）或由预备牙、粘接剂和修复体组成的粘接关节来实现，也可以通过两种机制的结合来实现。有效的界面密封依赖于粘接剂充填牙齿和修复体间缝隙的能力和短期或长期抵抗口腔环境的溶解作用。这时粘接变得尤为重要，因为粘接剂和牙齿基质之间的强粘连可能有助于防止细菌在界面上定植，并最大限度地减少可能导致牙本质过敏的液体渗漏。

本章介绍了粘接材料在牙科应用的基本内容，并描述了酸基和树脂基粘接剂的组成、性能和使用指标。酸基粘接剂易于使用，如果使用恰当，可达到良好的长期临床效果，有些还可以释放氟化物并与牙齿结构结合。树脂粘接剂具有基于树脂复合材料的化学性质，它们与牙齿结构的结合强度很高。一些产品还含有单体或与粘接剂兼容，使金属合金和陶瓷粘接。一般来说，树脂基粘接剂比酸基粘接剂具有更好的机械性能，但粘接过程更具有技术敏感性。

用于配制各种类型的粘接剂和粘接剂的基本技术和化学成分源自于其相应的修复材料。然而，研究者在大多数情况下对其进行了综合修改，以创造出在粘度和处理特性方面适合特定临床应用的配方。不同的临床情况需要不同的粘接剂，没有一种材料适用于每一个病例。因此，根据粘接剂机械性能和整体特征来区分粘接剂是非常重要的，以确定做出适用于各种临床情况的最佳选择。

8.1 黏附的原则

与牙釉质或牙本质形成坚固、持久且粘合的界面是非常重要的。它可以有效地保护修复体的界面,防止可能导致继发性龋病的细菌渗透。它使在准备过程中需要去除的健全牙齿结构减少。在某些情况下,粘接可能有助于加强剩余的牙齿结构。粘接技术的发展也拓宽了材料的应用范围,例如用于冠、嵌体和高嵌体的低强度陶瓷和间接复合材料,因为它们降低了修复体内部裂纹扩展的风险,裂纹扩展最终可能导致修复体的灾难性破坏。

黏附指的是在基材(黏附物)和胶粘剂之间建立分子间的相互作用,使其紧密接触,形成胶粘接关节。凝聚力是用来描述材料中类似原子和分子的相互作用,涉及初级作用力(即共价键或离子键)或强次级作用力(即氢键)。在牙科中,由于某些基质(如牙本质)的复杂组成、污染物和水的存在,牙齿结构和修复材料或粘接材料之间的真正的化学粘合是很难实现的。聚羧酸锌、玻璃离子、树脂改性玻璃离子、铝酸钙/玻璃离子和自粘树脂粘接剂是能够与羟基磷灰石建立化学相互作用的牙科材料的例子。然而,在日常实践中,粘接是通过胶粘剂和基材之间的微观机械锁合来完成的。重要的是,当两种材料密切接触时,物理键合总是存在的(例如,范德华偶极子);然而,它是脆弱的,特别是在潮湿的环境,对粘合接头的完整性没有显著影响。

附着在牙釉质上的牙齿密封胶是一个简单的单界面粘接剂。然而,粘接剂大多涉及多个界面(例如,牙齿/粘接剂和粘接剂/修复材料或粘接材料),这对粘接剂很有挑战,因为粘接剂不一定能很好地粘合不同的基材。在创建任何粘接时要观察的最基本的点是基材的清洁度。唾液、生物膜和其他有机碎屑总是存在于牙齿表面。备牙的洞壁被涂抹层覆盖。所有这些污染物都会降低结合基板的表面能,从而降低了其润湿性。因此,彻底清洁与胶粘剂接触的表面是非常重要的,在某些情况下,涂抹层要通过酸蚀去除。间接修复还需要清洁其内部表面,避免产生可能阻碍胶粘剂渗透的薄膜。

润湿性是胶粘剂和基材之间分子相互作用的结果,以及胶粘剂的内聚力,特别是其表面张力。当液体被放置在表面上时,液体倾向于形成球体,因为这种形状具有最小的表面面积,因此,具有最小的表面能(图 8.1)。润湿性通常用接触角(θ)

来计算,即液体与衬底之间的内角。一般来说,当一个低表面张力的液体被放置在一个高能量的表面基板上时,可以实现小的接触角。接触角小于90°表明表面湿润良好。当液体以 $\theta \approx 0°$ 的角度在表面上扩散时,表现为理想的润湿。表面粗糙度增加了表面对液体的润湿性。黏稠度影响粘接剂与基材的接触。它应该足够低,以允许粘接剂易于流动并渗透到基材表面的细节中,而不会在界面留下孔隙。最后,胶粘剂必须充分凝固,与基材微观结构形成牢固的连锁,形成微锁扣结合。

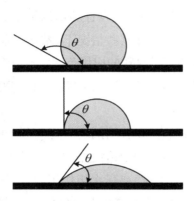

图8.1　接触角与液体在固体上铺展或润湿的关系

8.1.1　粘接系统

1. 分类和基本部件

粘接剂系统可以依靠不同的方法来获得对牙本质和牙釉质坚固耐用的粘接。它们根据酸蚀策略分为酸蚀-冲洗法和自酸蚀法。此外,通用系统(或多模系统)可以应用于任何一种酸蚀方法。酸蚀-冲洗(也称为全酸蚀)系统是可以表示为三个步骤的系统,即酸蚀、涂抹和粘接。另外,两步法系统是将酸蚀液和粘接树脂混合在单一组分中。酸蚀使用30%～40%的磷酸凝胶去矿化牙齿结构。最初,酸蚀液是自由流动的液体,在放置过程中很难控制。凝胶酸蚀剂是通过加入少量微填料或纤维素增稠剂的方法研发的。这些凝胶在轻微压力下而不是在自身重量下流动。

粘接剂是亲水性单体、低聚物或聚合物,通常用溶剂携带。粘接剂中使用的溶剂有丙酮、乙醇-水或主要是水。在一些粘接剂中,溶剂含量可高达90%。因此,粘接剂具有不同的蒸发速率、干燥模式和渗透特性,所有这些都会影响最终的粘接强度。二甲基丙烯酸酯低聚物和低分子量单体可以在两步酸蚀冲洗系统中加入到粘接剂中,也可以在三步酸蚀系统或自酸蚀两步系统中作为一个单独的步骤呈现。

自酸蚀体系含有接枝羧基或磷酸基的酯单体,可溶于水。根据它们的侵袭性,这些体系可以分为强(pH 为 1 或更低)、中等(pH 为 1～2)和温和(pH 为 2 或更高)。它们可以表现为两步系统,疏水结合树脂在单独的(也称为自酸蚀粘接剂)或单组分系统(一体化系统)。通用系统之所以被称为通用系统,是因为它们可以按照酸蚀和冲洗两步技术或自酸蚀(一步)方法来使用,这取决于从业者的偏好。当作为自酸蚀系统使用时,万能胶粘剂可以根据粘接界面的微观形貌分类为温和型。这些多功能系统被开发用于其他包含硅烷和酸性单体等成分的键合基材,以调节与陶瓷和金属的键合。

大多数粘接剂是光固化的,并含有一种活化剂,如樟脑醌和一种有机胺。双固化粘接剂包括促进自固化的催化剂。虽然大多数粘接剂是未填充的,但一些产品含有纳米填充剂和亚微米玻璃,重量从 0.5%～40% 不等。填充过的粘接剂可能更容易放置在牙齿上,并产生更高的体外粘接强度。粘接剂可能含有氟化物、抗菌成分或脱敏剂,如戊二醛。粘接剂中氟化物和抗菌释放的有效性尚未得到证明。

2. 体外粘接性能评价

实验室测试已被广泛用于比较粘接系统的粘接性能。尽管体外评估的临床相关性有待商榷,但它们无疑是一种有价值的"筛选"工具。此外,与临床研究不同,实验室评估允许分离可能影响粘接性能的特定变量,例如基质条件、污染物、应用程序以及热和机械循环。

粘接强度测试是目前最流行的体外测试方法。ISO/TS 11405—2003 描述了剪切和拉伸粘接强度测试的测试协议。这两种测试都使用了相对较大的粘接区域(直径 3～6 mm,7～28 mm)。平均粘接强度通过破坏荷载除以试件截面积来计算。在这些实验中,人们观察到基材内聚破坏的高发生率促进了微粘接强度实验的发展。尽管粘接强度测试非常流行,但其主要局限在于,由于研究小组之间缺乏标准化,不同研究的结果无法直接进行比较。此外,由于粘接界面的应力分布不均匀,平均粘接强度值远不能代表引发脱粘的真实应力。

用不同的方法可以对胶粘剂系统获得的边缘密封的质量进行评估。可在扫描电子显微镜下测量界面间隙,微渗漏实验是将修复后的牙齿浸泡在示踪剂或染料溶液中(例如亚甲基蓝或硝酸银)。对牙齿进行切片,并对染料渗透的程度进行评估,可以是定性的(使用评分),也可以是定量的。"纳米渗漏"指的是在透射电子显微镜下观察浸入硝酸银中的试样的方法。银镀层的存在表明在结合界面上存在间隙和空洞。其他体外评估粘接系统性能的方法包括断裂韧性测试,该测试量化了导致初始脱粘的临界应力水平,以及疲劳测试,在预定的加载循环次数(通常是105 个循环)后计算循环疲劳抗力。

3. 生物相容性

粘接剂中的溶剂和单体是典型的皮肤刺激物。例如,甲基丙烯酸-2-羟乙酯(HEMA)可能在牙医和牙科助理中产生局部和系统反应,足以阻碍其在牙科诊所中的进一步使用。至关重要的是,牙科人员需要保护自己免受反复暴露的影响。防护技术包括戴手套、立即更换被污染的手套、使用高速吸尘、盖封所有瓶子或使用单位剂量系统、处理材料时避免单体蒸发到办公室空气中。即使戴上双手套,接触酸蚀性溶剂和单体也会在几分钟内产生皮肤接触。应遵循所有合理的预防措施,如果发生不必要的接触,应立即用大量的水和肥皂冲洗受影响的区域。一旦材料被聚合,产生副作用的风险很小。虽然在粘接操作中患者应该受到保护,但适当聚合的材料并未显示对患者有危险。

4. 临床表现

美国牙科协会的指南要求在非保留性 5 类病变的修复中测试粘接剂。病变呈碟形或凹形,冠状边缘有珐琅质,根尖边缘有牙本质。通过检查以下修复体:① 术后敏感性;② 界面染色;③ 继发龋;④ 18 个月后的固位或折裂,间接评价粘接剂的成功。这些临床实验测试短期保存和初始封闭。大多数商业胶粘剂系统在临床实验中都是成功的。然而,这些临床实验通常结合了牙釉质和牙本质。目前还没有可接受的临床方案,仅严格测试非固位制剂的牙本质粘接。因为临床实验通常是高度控制的,它们往往不能预测一般实践中的常规临床应用。在一般实践中,这种粘接的寿命可能只有临床实验中达到的 40%。虽然并不是所有的粘接系统长期的临床性能都是已知的,但有超过 10 年的研究报告显示,一些两步自酸蚀和三步酸蚀-冲洗材料的效果非常好。

大多数粘接修复的失败部位发生在牙颈边缘,因为粘接主要是与牙本质的粘接。对Ⅱ类修复体中的研究表明,这些边缘是修复体放置过程中最难封闭的,因为它们通常是粘在牙本质和牙骨质上,而不是釉质上,并且很难通过光导进行充分聚合。基于最广泛的临床证据,三步酸蚀和漂洗系统作为一个整体在实验室和临床评估中仍然是粘接剂系统的"金标准"。

5. 釉质粘接

在酸蚀后,羟基磷灰石晶体优先溶解于釉质外表面,通过微机械固位与釉质结合。流体胶粘剂成分渗透到新产生的不规则表面,并在胶粘剂聚合后锁定到位。凝胶酸蚀剂(通常是磷酸)从注射器分发到牙齿表面。釉质的酸蚀时间取决于釉质的类型和质量。通常,用30%～40%的磷酸酸蚀15 s就足以达到典型的临床点霜状釉质外观。未磨光的珐琅质通常含有一些尚未磨损的无棱柱的珐琅质,需要较长的酸蚀时间(20～30 s)才能形成稳定图案。氟中毒时,珐琅质可能变得更不溶。在这些情况下,需要延长酸蚀时间(15～30 s),以确保能够发生足够的微机械键合。唯一需要注意的是,不应该在同样长的时间内酸蚀牙本质,因为氟化牙本质比普通牙本质更容易受酸的影响,应该避免广泛的牙本质脱矿。

在预期的酸蚀时间之后,酸性凝胶被冲洗掉,牙齿结构被干燥以接受粘接树脂。如果使用亲水粘接或两步酸蚀和冲洗系统,表面可以为下一阶段的粘接留下潮湿。然后,粘接剂可以流到表面渗透到不规则面。固化后,粘接剂和胶粘剂微渗透进釉柱。微渗透形成的地方粘接剂流入酸蚀的釉柱单个羟基磷灰石晶体。微渗透的数量很多,有助于大部分的微机械保留。强的自酸蚀胶粘剂在釉质上产生类似于用磷酸获得的表面。温和的自酸蚀系统与酸蚀-冲洗系统相比,对釉质的粘接强度较低,可能是因为酸蚀较浅。

6. 牙本质粘接

牙本质中水分含量高,对建立相互扩散区是一个额外的挑战。为了解决这个问题,引物含有亲水成分,如 HEMA,湿润牙本质并穿透其结构。在酸蚀和冲洗系统中,磷酸酸蚀去除矿物质含量,在胶原网络中产生微孔。一旦牙本质外层的羟基磷灰石成分被去除,牙本质中约有50%的未填充空间和约20%的剩余水。酸洗后,牙本质干燥必须小心。即使是空气-水喷雾产生的短暂空气冲击也会在不经意间使外表面脱水,并导致剩余的胶原支架塌陷。一旦发生这种情况,胶原网很容易排除引物的渗透而粘合失败。然而,过多的水分往往会稀释粘接剂和干扰树脂的相互渗透。理想的牙本质水分水平因粘接剂中溶剂的不同而不同。自取系统的一个优点是消除了粘合过程中这一相当主观的步骤。

树脂在胶原支架内的浸润称为杂化。这种扩散过程的结果称为树脂互渗透区或树脂互扩散区或简称杂化层。与杂化层形成的同时发生的是引物渗透到充满液体的牙本质小管。这可能会产生大量的树脂流入,尽管这些看起来对整体粘接没什么价值。这种材料通常是未固化的,表现柔软。如果牙本质在涂抹和粘合之前脱水,这些树脂有可能渗透得更深。粘接剂中含有溶剂来取代水,并将单体带入胶原蛋白网络的微孔中。在涂抹的过程中,大部分溶剂蒸发得很快。因此,通常必须涂上几层以确保完全浸渍。经验法则是,要想在牙本质上产生持久的光泽,就应该尽可能多地涂抹。

混合层的厚度并不是成功的关键条件。牙本质的粘接强度可能与树脂和胶原蛋白之间的联锁成正比,也与杂化层的"质量"成正比,而不是与它的厚度成正比。有效的酸蚀牙本质不需要很长时间来产生可接受的牙本质粘接强度,通常是 15 s。如果刻蚀时间过长,刻蚀区过深,脱钙牙本质可能未完全浸渍。酸蚀但未浸渍的空间可能会作为一个机械薄弱区域而存在并促进纳米渗漏。虽然研究者已在实验室实验中发现了这一区域,但这一过程的临床实验未发现问题。

牙釉质表面涂上粘接剂后,光固化。固化粘接剂的表面最初受到空气抑制,不会立即发生反应。然而,当复合材料被放置在表面时,大部分空气被置换,并发生共聚化。自酸蚀系统具有很大的优势,可以消除不完全的粘接剂/粘接剂渗透到胶原蛋白支架中的风险,也可以消除在确定牙本质表面用于粘接剂扩散的理想水分量时的主观性。有了这些系统,涂抹层被溶解并合并到混合层。强自酸蚀胶粘剂的粘接机理与酸蚀-冲洗系统非常相似。它们的结合强度,尤其是在一体化系统中,相对较低,可能是因为它们的初始酸度高并且含水量高。温和的自蚀系统只在表面(几微米)脱矿,并留下残留的羟基磷灰石附着在胶原纤维上。虽然主要的键合机制是胶原原纤维和聚合树脂之间的连锁,但单体如 4-甲基丙烯酰氧乙基偏苯三酸酐(4-META)和 10-甲基丙烯酰氧癸基磷酸二氢(10-MDP)可能会以化学方式与残留的羟基磷灰石结合。此外,羟基磷灰石的存在可能有助于保护胶原免受退化,削弱了结合界面。温和的自酸蚀系统在应用于硬化性牙本质时,可能呈现相对较低的粘接强度值。与一体化系统相关的另一个缺点是,由于其高含水量,这些粘接剂形成的聚合物表现为半渗透膜,增加了水解降解。

7. 通用粘接

通用胶粘剂是由制造商设计的单一胶粘系统,可用于粘接与修复牙科相关的所有表面。理想情况下,通用粘接剂应是单瓶不混合胶粘剂,可根据临床医生对所有直接和间接修复的需要,可靠地用于全蚀、自蚀和选择性蚀(即仅牙釉质的磷蚀)模式。因此,它应该黏附在牙齿表面(牙釉质和牙本质),直接修复(甲基丙烯酸酯树脂和玻璃离子或树脂改性玻璃离子)和间接修复(例如,金属,玻璃陶瓷,高强度氧化铝和氧化锆,无需额外的粘接剂步骤)。此外,它应该与自固化、光固化和双固化树脂基粘接剂兼容。在选择和使用这种胶粘剂时应谨慎,因为实际上,许多商业通用胶粘剂仍然需要额外的成分或步骤。因此,某些产品需要单独的"活化剂"来用于自固化或双固化树脂粘接剂。另一些可能需要在使用之前混合使用两个组件,而对于一些后续应用,两个独立组件是必不可少的。

通用胶粘剂成功的关键是在配方中的亲疏水平衡正确。亲水性是必要的,以适当湿润牙本质;而疏水性是必不可少的后聚合胶粘剂,以减少水解和吸水的时间。该胶粘剂应具有足够的酸度,以有效地酸蚀所有底物,但又不能酸性太强,使自固化和双固化粘接剂聚合所需的引发剂失效。pH 为 2.2~3.2 时,粘接剂的性能最佳。最佳的内聚强度也是必要的,以承受由于树脂恢复剂聚合收缩引起的应力。

大多数通用粘接剂含有可聚合的磷酸酯作为主要功能单体。酸性磷酸基团可以酸蚀牙齿和其他基质,同时通过形成可溶性 Ca^{2+} 盐与羟基磷灰石结合。大多数现代万能粘接剂使用 10-MDP 作为酸性单体。一种常用的商业产品在配方中使用甲基丙烯酸酯功能化聚羧酸共聚物,以在临床经常遇到的变化的湿度条件下提供一致的粘接力。与其他类型的胶粘剂一样,这些材料也含有常见的单体,如双酚A-甲基丙烯酸缩水甘油酯(Bis-GMA)、聚氨酯二甲基丙烯酸酯(UDMA)和HEMA来控制亲疏水平衡。光引发剂和稳定剂的使用与其他材料一样。水和酒精被用作载体溶剂。一些通用胶粘剂也包含硅烷,以提供硅基陶瓷修复体的粘接;然而,使用氧化锆引物(见 8.1.2 小节的内容)是可取的氧化锆基修复。

8.1.2 与其他基材粘合

1. 铸造合金

铝氧化物喷砂是制备金属基板接收粘接树脂或树脂胶结物最常用的方法。它创造了一个微保留、高能量的表面。电解酸蚀可用于贱金属合金,但因其微观结构更均匀,对贵金属合金的酸蚀效果较差。镀锡可用于提高贵重合金对树脂粘接剂的保留率。商用系统在高温下使用二氧化硅涂层,或使用硅酸改性的氧化铝的二氧化硅层的摩擦化学也已经多年。在这两种情况下,硅烷溶液被施加到处理过的金属上,以形成一个能够粘接到二甲基丙烯酸酯基树脂的表面。单体如10-MDP和4-META 被用于树脂胶结物的配方中,以提高铸造合金修复体的保持力。与贵重合金相比,它们在贱金属合金中似乎更有效。为提高合金和树脂粘接剂之间的粘接强度而开发的金属粘接剂也可用。然而,研究结果并不一致。

2. 硅基陶瓷

通过使用氢氟酸溶液酸蚀修复体的内表面,然后应用硅烷粘接剂,硅基陶瓷成功地与树脂粘接剂结合。在市场上可以买到酸浓度为 2.5%～10% 的氢氟酸,以液体或凝胶形式存在,推荐的酸蚀时间为 1～4 min 不等。氢氟酸破坏陶瓷的玻璃相,直至晶体被除去,留下一个微小的蜂窝状残留和高能表面。硅烷应用改善了树脂粘接剂在陶瓷表面的润湿性,并与陶瓷表面(通过硅氧烷键,—Si—O—Si—)和树脂粘接剂(通过碳双键聚合)建立共价键。硅烷分子的水解是将甲氧基(—OCH$_3$)转化为硅醇(—sioh)的必要条件。硅烷以非水解形式(两瓶)或预水解形式(一瓶)呈现。

3. 氧化锆陶瓷

间接陶瓷修复临床的成功在很大程度上依赖于所采用的粘接方法。近年来,基于氧化锆的修复材料(如冠和桥)越来越受欢迎,因为该材料具有优越的机械强度、美学性能、临床适应症的多功能性,以及用于包括计算机辅助设计/计算机辅助制造铣削在内的数字化程序的能力。然而,传统的胶粘剂胶结程序涉及氢氟酸处理和硅烷粘接剂的应用,对氧化锆修复无效。这是因为氧化锆是一种多晶硅材料,没有非晶态硅玻璃成分,因而其能够抵抗氢氟酸的酸蚀,而且与硅烷引物也不反应。

配制商用氧化锆粘接剂的主要方法是通过喷砂使氧化锆的结合表面粗糙,然后使用特殊配制的氧化锆粘接剂,其中含有磷酸盐或膦酸酯单体作为关键的反应成分。这些酸性基团被认为与氧化锆表面形成稳定的 Zr—O—P 键。除了磷酸盐或膦酸酯功能外,这些单体还包含疏水主链和甲基丙烯酸酯基团,它们可以在引发时与粘接剂树脂粘接剂共聚以建立内聚强度。氧化锆引物中使用最广泛的单体是 10-MDP。有报道称,结合磷酸盐/二硫酮和磷酸盐/羧基单体在键合中产生协同效应。一些制造商还在粘接剂中加入除了有机磷酸盐单体之外的硅烷成分,以扩大其在氧化锆和陶瓷表面的使用。然而,这些引物在酸性环境下的储存稳定性受到了质疑,并指出了引物的冷藏储存。另一种方法是,在氧化锆设备的内部表面使用 110 μm 和 30 μm 二氧化硅涂层铝颗粒的实验室或座椅侧空气磨损,以创建硅质表面,然后使用传统的硅烷基粘接剂(摩擦化学结合)处理。这项技术的结果好坏参半。

结合玻璃浸润或密烧结氧化铝,以及钇稳定的四方氧化锆多晶(Y-TZP)陶瓷,仍然是临床医生和研究人员争论的主题。氢氟酸刻蚀在高结晶陶瓷中效率不高。因此,建议采用 $35\sim110\,\mu m$ 氧化铝气载磨粒等方法来提高表面粗糙度。在Y-TZP表面用硅改性氧化铝颗粒进行摩擦化学涂层,然后再进行硅烷化处理也是有效的。有机磷酸盐单体,如 10-MDP,存在于专门用于氧化锆粘接的粘接剂中,通用粘接剂系统和自粘树脂胶结物,研究表明,自粘树脂胶结物能够在氧化锆表面形成稳定的 Zr—O—P 键,并提高其与其他基体的结合强度,特别是当氧化锆表面经过氧化铝空气磨损改性时。

4. 汞合金

粘接剂系统,填充粘接剂和树脂粘接剂可以与汞齐一起用于所谓的粘接汞齐修复。该技术的目的是减少宏观机械固位的需要,从而保存牙齿结构,并通过在修复材料和腔壁之间创建一个粘接界面来加强剩余的结构。粘接剂和汞齐之间的粘接是通过建立一个互渗区来实现的。尽管实验室研究表明粘接汞齐在粘接强度、微渗漏和固位方面优于传统的非粘接汞齐,但这些发现并没有得到临床数据的支持,因为临床数据显示粘接修复体与机械切口固位修复体之间没有差异。

粘接纤维增强树脂桩与牙本质是临床医生面临的最具挑战性的情况之一。胶粘剂的应用是至关重要的,因为它几乎不可能控制根管内的水分。不建议使用自酸蚀胶粘剂系统,因为它们的酸度会阻碍树脂粘接剂的化学活化。使用自粘树脂粘接剂(见 8.2 小节的内容)在实验室评估中显示出有可能的结果。该职位的表面处理也存在争议。硅烷化、喷砂或这两种处理方法的结合通常被认为是改善树脂粘接剂和纤维桩之间粘接的有效方法。

5. 复合材料、陶瓷和金属陶瓷修复体的修复

复合材料修复时显示折裂的程度并不严重到足以取代恢复或者当有其他因素考虑在内,比如保护牙齿的结构、成本、时间或在固定假体的情况下,更换多个单位。口腔环境中复合材料的老化严重降低了复合材料-复合材料的粘接强度。因此,推荐使用胶粘剂系统来调节老化和新鲜复合材料之间的粘接。老化材料表面可以用口内喷砂器或金刚石钻磨粗,然后用磷酸进行清洁,再涂粘接剂。

破损陶瓷修复体的修复包括氢氟酸调理、硅烷化、粘接树脂的应用和树脂复合材料的修复。由于氢氟酸凝胶对软组织的酸蚀作用,口腔氢氟酸凝胶必须与橡皮

障隔离使用。金属陶瓷修复体的修复包括与不同基体的粘接。当金属基础设施暴露大面积时,建议用氧化铝或硅酸改性氧化铝喷砂,然后应用硅烷和粘接树脂,再复合应用。在硅烷化、粘接剂应用和复合材料修复之前,可以用氢氟酸凝胶喷砂和酸蚀断裂的陶瓷表面。

8.2 粘接剂的分类和特点

8.2.1 分类

粘接剂可以根据它们预期停留在功能上的时间长短分为临时粘接剂和永久粘接剂。临时粘接剂用于固定在临床预约之间的临时修复,以完成最终的修复。因为在治疗过程中需要移除临时修复体,临时粘接剂必须具有相对较低的强度,并且易于处理。此外,它们不能刺激牙髓。临时缓蚀剂有氧化锌丁香酚(ZOE)和非丁香酚粘接剂和氢氧化钙糊剂。确定的粘接剂被认为在尽可能长的时间内保持功能,因此必须有足够的性能。按固化机理分为酸碱反应固化剂(玻璃离子、树脂改性玻璃离子、ZOE、聚羧酸锌、磷酸锌)和水介质溶解再沉淀固化固化剂(铝酸钙粘接剂)和那些通过聚合固化的固化剂(树脂粘接剂、共混物和自粘树脂粘接剂)。在某些情况下,这种分类指的是主要的固化机制,因为树脂改性玻璃离聚物含有可聚合基团,而同类物和自粘树脂粘接剂可能会发生酸碱反应。

8.2.2 生物相容性

粘接剂通常放置在大面积暴露的牙本质上。此外,剩余的牙本质厚度可能不足以保护牙髓组织免受外界刺激。大多数粘接剂在体外表现出不同程度的细胞毒性。组织学研究也表明,靠近结缔组织的粘接剂有早期炎症反应。这种反应通常与一些酸碱粘接剂和自聚树脂粘接剂或树脂改性玻璃离子和树脂粘接剂中存在的单体的初始 pH 较低有关。

8.2.3 界面封闭与抗龋行为

牙齿/修复体界面的完美密封对于防止细菌渗透而导致继发龋很重要,当牙本质受到影响时,也可以防止牙本质小管内液体的过度流动而导致过敏反应。密封性与粘接剂渗透到两种不规则结构的能力并与它们建立亲密接触的能力有关。理想情况下,粘固剂不应该收缩或在界面上形成空洞。附着力也有助于良好的界面密封。含氟粘接剂被认为具有抑制细菌活性的作用,但其氟释放的临床意义尚未得到证实。

8.2.4 黏附

固位力不足是间接修复失败的常见原因。在某些情况下,使用粘接材料可以减少位移的风险(如瓷冠)。粘接可以降低修复体折裂的风险。附着力也有助于改善界面密封。粘连可以通过化学或物理粘接、微机械联锁或摩擦实现。一些酸碱粘接剂和自粘树脂粘接剂通过螯合金属离子和羧基或磷酸盐基团与牙体组织结合。树脂粘接剂需要使用粘接剂系统来建立与牙本质和牙釉质的牢固结合。

8.2.5 机械性能

机械性能方面,粘接剂是根据强度(通常在压缩或弯曲模式下)、弹性模量、抗疲劳性、断裂韧性和磨损来描述的。当粘接剂线没有暴露在咀嚼力下(例如,全冠),磨损是一个较小的问题。疲劳强度通常被认为是粘接剂在临床上必须承受的载荷类型的表现。然而,疲劳实验要比静强度实验花费更多的时间。弹性模量表示粘接剂相对于外部载荷引起的应力状态所呈现的弹性(可恢复)变形量。断裂韧性描述了对会导致材料灾难性破坏的不稳定裂纹扩展的阻力。永久粘固粘接剂必须具有高强度(静态和疲劳)、断裂韧性和良好的耐磨性。弹性模量的理想值是有争议的,即使在永久粘接剂中,弹性模量的值也会有很大的变化。相比之下,临时粘接剂必须具有相对较低的强度,否则拆除临时修复会成为一项艰巨的任务。

8.2.6 可操作性和射线不透性

使用方便,工作时间长,凝结时间短是粘接剂理想的特点。除了粉状和液态材料外,最近的产品还封装或呈现为双糊状、自分配系统,这使得配料和混合更快,更不容易出错。长时间的工作对于确保粘接剂在固定修复体上时具有低粘度非常重要。否则,适应性可能会打折扣。对于某些材料(如树脂粘接剂),在凝固前还需要去除多余的粘接剂。放射度对放射诊断很重要。

8.2.7 粘度和薄膜厚度

较低的膜厚对于修复体的正确就位是很重要的。膜的厚度通常由粘接剂的平均粒径及其粘度决定。有些粘接剂是假塑性的,在混合期结束时看起来过于厚,但在阀座压力下能很好地流动。总的来说,如果处理得当,并在推荐的工作时间内应用,所有目前可用的材料都能达到低于 ISO 标准要求的厚度。然而,在推荐的工作时间结束后,一些粘接剂可能会在短时间内出现粘度和膜厚度的突然增加。

8.2.8 溶解度

溶解度是指粘接剂在水或其他溶液中浸泡时的抗崩解和溶解性。它影响间接修复的边缘完整性,可能增加菌斑积累。树脂基粘接剂的溶解度比酸碱粘接剂低得多。

8.2.9 美学

当使用半透明材料或修复边缘暴露时,粘接剂的阴影和透明度是需要考虑的重要方面,因为它们可能会影响修复的最终审美结果。这是特别关键的瓷层压单板。树脂粘接剂是现有的最美观的材料。玻璃离子、树脂改性玻璃离子、异构体和自粘树脂胶结物也具有良好的美观性。聚羧酸锌、ZOE 和磷酸锌是不透明的。

8.3 酸基水门汀

8.3.1 氧化锌-丁香酚和壬丁香酚胶合剂

氧化锌与丁香酚的反应在牙科学中应用较多,如根管封闭剂和根端充填材料、牙周敷料、非弹性印模材料、腔基和临时修复材料。为了达到目的,不同配方的ZOE胶结物可用于金属和金属陶瓷冠和桥的临时胶结和永久固定。由于丁香酚对甲基丙烯酸酯基树脂和复合材料的聚合有抑制作用,使用非酚醛成分的临时粘接剂通常比传统配方更受青睐。它们受欢迎的原因是它们易于使用,有抗菌和对牙髓止痛的作用。

1. 构成

这种粉末基本上是氧化锌,还有多达 8% 的其他锌盐(醋酸盐、丙酸盐或琥珀酸盐)作为促进剂。加入松香(松香酸)以降低脆性,增加工作时间和强度。这种液体含有丁香酚(4-烯丙基-2-甲氧基苯酚),为一种弱酸。加入乙酸(最多 2%)作为促进剂。在用于临时胶结的两种膏体材料中,一种膏体含有氧化锌与矿物油或植物油混合,而另一种膏体则含有填充物和丁香酚。非丁香酚材料使用长链脂肪酸或芳基取代丁酸与氧化锌颗粒反应。还可以添加其他油来调整糊状物的稠度。

ZOE 粘接剂的一个重要改进是材料的发展,其中液体是 2-乙氧基苯甲酸(EBA)和丁香酚的混合物,比例大致为 2∶1。EBA 的加入并没有形成更强的基质,而是允许使用非常高的粉液比(6∶1),这本身就增加了粘接剂的强度。在这些材料中,氧化铝(30%)被添加到粉末中作为增强剂。20%聚甲基丙烯酸甲酯颗粒的掺入也用于改善某些产品的机械性能。

2. 反应和结构

氧化锌与丁香酚的反应导致形成丁香酸锌螯合物,即一个锌(Zn)原子与两个丁香酚分子结合的复合物。此外,如前所述,丁香酚的解离常数很小。因此,反应速率随着使用更多活性氧化物以及促进剂而增加。酸碱反应不在水介质中发生,然而,水在反应中起着非常重要的作用,因为它与氧化锌反应形成 ZnOH⁺ 离子,然后分解为 Zn²⁺ 和 OH⁻。Zn²⁺ 再与丁香酚盐反应,而 OH⁻ 与 H⁺ 反应形成水。因为水作为试剂和最终产物存在,所以反应是自催化的。乙酸的存在去除了引发此反应对水的需要。

凝固水门汀的结构由与无定形丁香酸锌基体结合在一起的氧化锌颗粒为代表。EBA 还与氧化锌形成螯合物,并且已在 EBA-丁香酚水门汀基质中发现结晶相。

3. 特性

ZOE 水门汀因其中性 pH、抗菌作用和对充血牙髓组织的镇痛作用而被认为具有生物相容性。有研究表明其体外抗菌活性比传统的和树脂改性的玻璃离子更有效。与良好边缘密合性相关的特性有利于牙髓的恢复。从盐基质中释放的丁香酚可能有助于在剩余牙本质很薄的预备过程中减轻疼痛。然而,在 ZOE 水门汀浓度高或直接与结缔组织接触时,由于其细胞毒性,它可能会增加炎症反应。

ZOE 水门汀显示出的低强度使其成为暂时粘固的合适材料。ISO 3107—2004 规定 1 型材料(即用于暂时粘固)的 24 h 最大抗压强度为 35 MPa。与 ZOE 水门汀力学性能有关的一个重要方面是其对温度非常敏感。例如,37 ℃时的抗压强度可能仅为 23 ℃时的 20%。EBA-丁香酚水门汀的强度是基本配方的数倍(室温下的抗压强度之比为 72 MPa∶26 MPa,与 EBA-丁香酚材料相比,EBA-氧化铝水门汀的强度可提高 20%,尽管这些值高于 35 MPa 的 2 型材料(即永久粘固用水门汀)所需的最小抗压强度,但两种增强型 ZOE 水门汀在用于永久粘固的粘接剂中都是最弱的。EBA-丁香酚水门汀的弹性模量(在室温下测定)为 3 GPa。

即使在负载下凝固和流动之后,ZOE 水门汀也会呈现出可塑性增加。断裂时的塑性应变在 37 ℃时大于 15%,而其他酸碱和树脂水门汀的最大值为 4%。即使考虑到它们的凝固收缩,蠕变行为也可以解释使用这些材料实现良好的边缘密合性。24 h 后湿样品的线性收缩值分别为基本 ZOE 配方 0.31%、EBA-丁香酚 0.38%、EBA-丁香酚/氧化铝水门汀 0.12%。

对于 EBA-氧化铝材料,根据 ISO 标准测量的薄膜厚度为 16~28 μm,因此它接近于允许的最大值。用基本配方和 EBA-丁香酚水门汀粘固的模拟牙冠在咬合面显示出相似的薄膜厚度(20~25 μm),而对于 EBA-氧化铝水门汀,薄膜厚度更厚(57 μm)。

丁香酚酸锌基质螯合物在水中非常不稳定。其水解形成丁香酚和氢氧化锌,释放过程中暴露氧化锌颗粒。体外研究表明,在 EBA-丁香酚水门汀中形成的 2-乙氧基苯甲酸锌基质比丁香酚酸锌更容易水解。在体内,与其他酸碱水门汀相比,EBA-氧化铝水门汀在 6 个月后的材料损失要高出 3~7 倍。在临床上,用 EBA-氧化铝水门汀粘固的固定修复体在 2.5 年后显示成功率为 92%,而聚羧酸锌的成功率为 95%。数十年来,磷酸锌一直是永久性粘接剂的"黄金标准",其成功率高达 98%。

丁香酚等甲氧基酚类对甲基丙烯酸酯树脂聚合的抑制作用具有临床意义。丁香酚被认为是一种自由基清除剂,因为其结构中存在烯丙基作为降解链转移剂(即当被激活时,它优先经过初级自由基终止,而不是增长)。含有丁香酚的暂时水门汀可能会对暂时修复体中使用的甲基丙烯酸甲酯的聚合产生负面影响。如果最终修复体将与预备后的牙齿粘接,则粘接系统和树脂水门汀的聚合可能都会受到抑制,从而增加脱落的风险,或者在低强度、二氧化硅基陶瓷或间接复合修复体的情况下甚至发生断裂。事实上,在 ZOE 水门汀/复合材料界面中,复合材料的机械性能在距离界面 $100\,\mu m$ 处降低,如果将树脂水门汀应用于丁香酚污染的牙面,这可能是相关的。然而,几项体外研究表明,如果在使用粘固剂之前彻底清洁牙面,则不会对牙本质的粘接强度产生不利影响。

8.3.2 玻璃离子水门汀

玻璃离子(或玻璃聚烯烃)水门汀可以说是临床上最受欢迎的永久性水门汀材料之一,除此之外还有树脂水门汀也很受欢迎。尽管不同的材料为了适应粘固剂的需要,在反应和凝固行为方面存在一些重要差异,但是这些水门汀基础的化学成分与玻璃离子修复材料、衬里材料和预防材料中的化学成分相似。除了良好的物理性能外,玻璃离子水门汀还能附着在牙齿结构和金属上,最重要的是,它会释放大量的氟化物,从而提高牙釉质和牙本质对酸溶解的抵抗力,并起到抑菌作用。氟化物释放使这种材料成为正畸带粘接的首选材料。它适用于金属和烤瓷修复体以及高强度全瓷冠和固定修复体的粘接。它的凝固反应对水分条件很敏感,因此,在最初的 24 h 内保护水门汀免受水分的增加和减少是极其重要的。

1. 成分

该粉末为氟铝硅酸钙玻璃,最大粒径为 $15\,\mu m$。其他的玻璃可以用锶或镧代替钙来增加辐射度。玻璃的基本特性是由它的铝硅比决定的,为了与酸反应,它们的质量比必须超过 1∶2。通过在其他氧化物中加入氟化钙和氟化钠,再将大量氟化物加入玻璃中。氟化物是一种重要的成分,因为它降低了粉末的熔点,提高了粉末的透明度,改善了混合糊剂的稠度和固化材料的强度。Ca^{2+} 和 Na^+ 等阳离子的存在对平衡碱性铝硅酸盐晶格中的离子电荷很重要。可以在粉末中加入氧化锌和钡玻璃以增加射线不透性。

该液体含有丙烯酸均聚物或丙烯酸、衣康酸、马来酸和三羧酸的共聚物。总的来说,高分子量和增加的酸浓度改善了固化水门汀的物理性能,但它们也增加了液体的粘度。因此,商用材料通常使用平均分子量为 10000 g/mol 的多酸,其浓度约为质量的 45%。酒石酸(质量约为 5%)是该液体的重要组成部分,因为它在不缩短工作时间的情况下加速了固化。它的存在增加了水门汀的强度,并允许使用含氟量更高的玻璃,因此,透明度更高。

为了避免长时间储存后液体粘度增加,一些产品将含有冻干形式的多聚酸添加到粉末中。在这种情况下,将粉末与蒸馏水或酒石酸溶液混合。这样增加了允许使用更高分子量和更高浓度多酸的优点,增加了固化材料的强度。

2. 固化反应和结构

当粉末与酸溶液接触时,来自酸的 H^+ 侵蚀玻璃,释放金属离子(Al^{3+}、Ca^{2+}、Na^+ 和 F^-)和硅酸(通式:$[SiO_x(OH)_{4-2x}]_n$)。硅酸凝聚在粒子的离子耗尽的外层形成一层硅胶。钙离子优先从玻璃中释放出来。随着溶液中离子浓度的增加,pH 升高,金属离子开始在聚丙烯酸链间凝聚,沉淀聚丙烯酸酯盐,该物质最初处于溶胶状态(初始凝固),后来变成凝胶。铝盐在反应几小时后开始沉淀,因为它作为一种与氟化物的强复合物从玻璃中释放出来。这个反应一直持续到所有的离子都与聚丙烯酸酯结合为止。从临床角度来看,离子在与聚阴离子反应之前,甚至在初始凝固之后,在溶液中停留很长一段时间,这是至关重要的。如果离子从水门汀中被洗出,多聚盐基质的结构就会不可逆转地受到损害。此外,聚丙烯酸钙比后期形成的聚丙烯酸铝更容易在水中溶解。相比之下,水在反应和水门汀固化中起着非常重要的作用,因为它与水门汀结构紧密结合,使硅胶层水化,并涉及阳离子-聚丙烯酸酯键。因此,高相对湿度(约 80%)是发生凝固反应的理想条件。

酒石酸比聚丙烯酸更强,因此酒石酸首先与玻璃反应,并能在较低的 pH 下与金属阳离子形成络合物。它的存在通过延迟聚丙烯酸钙的形成来延长工作时间,并且在凝胶化时通过增加聚丙烯酸铝的沉积速度来加速凝固。

固化水门汀由钙、铝和氟铝聚丙烯酸酯水凝胶构成,该水凝胶包括被弱粘接硅水凝胶层包裹的未反应玻璃颗粒。有 20%～30% 的玻璃在这个反应中溶解。较小的玻璃颗粒可以完全溶解,并被含有萤石晶体的硅水凝胶颗粒所取代。基质的稳定性是由链缠结、弱离子交联和氢键三者共同决定的。

3. 性能

与使用磷酸溶液相比,使用玻璃离子水门汀对牙髓的影响是温和的。然而,炎症反应比 ZOE 水门汀更强烈。事实上,玻璃离子的生物相容性是有争议的,而且根据商业品牌测试的体外结果似乎有所不同。总之,专家达成一些共识,新混合的水门汀与牙髓结缔组织接触时表现出不同程度的细胞毒性和短暂的中度炎症反应,但如果至少 1 mm 厚度的牙本质存在,这样的反应会大大减弱。除了剩余的牙本质厚度薄以外,如果使用错误的技术,术后敏感的风险也会增加。稀薄的混合物似乎会增加过敏的风险。术后疼痛可能与水门汀通过牙本质小管施加的静水压力有关,而不是牙髓刺激引起的。

玻璃离子水门汀在短期和长期内释放大量的氟化物,这证明其具有重要的抗龋作用。氟化物的释放可抑制细菌生长及干扰牙菌斑的代谢,从而增强牙釉质对酸溶解的抵抗力。使用玻璃离子进行正畸粘接,与树脂水门汀相比,白点形成的风险降低了近一半。然而,当患者暴露于含氟牙膏时,在短期内未观察到离子和树脂水门汀在积累的菌斑下牙釉质或牙本质脱矿化的差异。必须强调的是,粘固剂暴露在口腔环境中的表面积很小。因此,与直接玻璃离子修复相比,向邻近结构释放的氟化物量,以及水门汀层的补氟能力,可能与临床的相关性较小。

与牙齿结构结合是玻璃离子的主要特点之一。与非粘接剂相比,它有助于提高修复体的边缘密合性,但不足以显著增加固位。所提出的粘接机制有两个方面:一是通过多酸链上的羧酸离子取代羟基磷灰石中的磷酸盐和钙离子,并将这些羧酸基团纳入羟基磷灰石结构中;二是通过局部脱矿的牙本质浅层杂交实现微机械锁结。用 10%～20% 的聚丙烯酸处理牙本质表面 5～20 s(浓度越高时时间越短)显著增加粘接强度,通过去除涂层,部分脱矿表面为了微机械锁结创造微孔,并加强聚(烯醇酸)与羟基磷灰石的化学相互作用。含有 3%～10% 柠檬酸的溶液也有效,因为沉积在牙本质表面的 Fe^{3+} 增加了与水门汀的相互作用。玻璃离子对牙本质和釉质的结合强度根据商用产品的测试而有所不同,但当加载剪切力时,其强度为 2～5 MPa。玻璃离子水门汀与不锈钢、惰性合金、非惰性合金和钛结合良好,但不能与高强度核瓷结合。

玻璃离子水门汀的力学性能优于其他酸碱水门汀,并在长时间内显著增加。

它的抗压强度在 100~150 MPa 范围,因此远远超过 ISO 9917 标准中规定的最小值 70 MPa。由于其脆性,这些水门汀的拉伸强度较弱,径向拉伸强度约为 6 MPa,弹性模量约为 15 GPa。薄膜厚度低于 ISO 标准允许的最大厚度($25~\mu m$),如果水门汀处理得当,不应妨碍修复的正确就位。

使用柠檬酸进行的体外侵蚀实验表明,完全固化的玻璃离子比非粘性酸碱粘固剂具有更强的耐蚀性,侵蚀程度与牙釉质和牙本质相似。这种行为可能与包裹玻璃颗粒的硅胶层有关。

8.3.3　树脂改性玻璃离子

通过酸碱和聚合反应形成树脂改性(或混合)玻璃离子。这项技术最初是为直接修复体开发的,但就像树脂水门汀一样,这种化学物质被用来配制粘固剂的材料。因为存在聚合物相,这类水门汀不表现出传统玻璃离子所呈现的对潮湿条件的早期敏感性,它防止了水和金属离子从未成熟的聚盐基质中流失。树脂改性玻璃离子水门汀有粉-液型、胶囊和糊剂-糊剂手动混合和自动混合系统,用于烤瓷冠和固定修复体(例如,金属嵌体、高嵌体和冠;预成桩或铸造桩;瓷熔附金属全冠桥、高强度核氧化锆全瓷冠桥;正畸矫治器的粘接)。传统上,这些粘接剂只能自固化,但最近的版本有一个光引发剂,这样它们就可以被短暂的光引发(即"粘接固化"),以加快放置速度。

1. 成分

树脂改性玻璃离子的化学成分比传统玻璃离子复杂(见第 9 章)。在粉-液型体系中,粉剂含有氟铝硅酸盐玻璃颗粒,其成分与传统玻璃离子相似。将用于自固化(氧化还原)聚合的催化剂添加到粉剂中。液剂可能含有用甲基丙烯酸基团取代一小部分羧基修饰的聚丙烯酸、HEMA(甲基丙烯酸羟基酯)、水和酒石酸。HEMA 取代了部分水,它是一个小分子(分子量:130 g/mol),由于其结构中存在羟基,可溶于水。另一种液剂配方含有相似的浓度(各占 25%~30%)的聚丙烯酸共聚物、HEMA 和水的共聚物,以及少量低粘度的二甲基丙烯酸酯树脂(如氨基甲酸乙酯或三乙二醇二甲基丙烯酸酯)。如果存在光固化聚合的引发剂,则在液剂中发现。

糊剂-糊剂材料的配方是品牌特有的。基本上,其中一种糊剂含有玻璃颗粒、HEMA 和一种分散剂。可存在水和自固化活化的还原剂或 UDMA。另一种糊剂包含改性聚丙烯酸、水、活化体系的氧化剂和填料,并可能呈现 HEMA 或高粘度二甲基丙烯酸酯单体,如 Bis-GMA。

2. 固化反应和结构

树脂改性玻璃离子水门汀的固化反应有两种不同的机理。初始凝固是甲基丙烯酸酯基团的光固化或自固化聚合反应的结果,甲基丙烯酸酯基团以聚丙烯酸链、HEMA 分子或二甲基丙烯酸酯单体中的侧基形式存在。上一节所述的酸碱反应,由于水含量较低,比传统玻璃离子慢。HEMA 聚合物和多聚盐通过氢键连接。然而,形成的两个基质之间可能发生相分离。使用改性聚丙烯酸可以防止相分离,因为 HEMA 结构中的碳双键可以与聚酸链上的甲基丙烯酸酯进行聚合。因此,水门汀基体由离子和共价交联形成。

3. 性能

树脂改性玻璃离子可能是临床上最常用的水门汀类型,因为它具有几种有益的特性,包括非常低的术后敏感度;操作方便,特别是易于清理;溶解性最小;与牙齿结构的良好粘接性;延长氟化物的释放。由于 HEMA 的存在,这一种类被认为比传统的玻璃离子生物相容性差。除了已经提到的致敏作用外,它也是牙髓不良反应的潜在来源。HEMA 在最初 24 h 内释放的量最大,但释放会持续几天。未固化材料从水门汀中释放出的游离 HEMA 更高。因此,必须使用正确的混合技术来优化聚合反应。在光固化材料中,必须遵循推荐的曝光度。总的来说,迄今为止报道的这些材料的临床结果普遍是积极的,这类水门汀是迄今为止最受临床医生青睐的一类水门汀。

在 180 天的时间内,传统的和树脂改性的粘接玻璃离子对氟化物的体外释放是相似的,范围为 99~198 ppm。与一种树脂水门汀和一种粘接剂复合体相比,树脂改性玻璃离子在体外正畸托槽周围的矿物质丧失和病变深度显著降低。氟释放在 24 h 后较高,2 周后稳定。

树脂改性玻璃离子水门汀在 8~12 MPa 的压力范围内,对特定条件牙本质(10%柠檬酸、2%三氯化铁 20 s)或牙釉质(10%聚丙烯酸溶液 20 s)表现出抗剪切强度,尽管受欢迎的产品是自粘接性的,不需要额外的牙本质处理。树脂改性玻璃离子的粘接机制与传统玻璃离子的粘接机制相同。与树脂水门汀相比,较低的粘接强度可能会促进正畸托槽脱落。它们与金属合金和高强度陶瓷结合,初始抗剪切强度为 2~5 MPa。与金属合金的结合强度随着金属引物的使用而显著提高。由于甲基丙烯酸酯基团的存在,这些水门汀与树脂复合材料粘接良好。

预备牙的金属-烤瓷冠的固位在双糊剂型和同一产品的粉-液型之间显著不同，后者的固位通常更好。在力学性能方面，树脂改性玻璃离子水门汀的抗压强度与传统玻璃离子水门汀相似，在 90～140 MPa 范围，弹性模量较低（3～6 GPa）。抗弯强度可能在 15～30 MPa 范围变化。混合开始后 2 min 在室温下测定的薄膜厚度可能在 9～25 μm 范围变化。但是，如果没有在推荐的工作时间内放置修复体，薄膜厚度可能会大幅增加。

与传统的玻璃离子和树脂水门汀相比，HEMA 的存在增加了树脂改性玻璃离子的吸水率。事实上，由于水门汀膨胀导致的断裂风险，一些制造商不建议将其用于低强度的硅基陶瓷冠。根据 ISO 4049 测量，7 天后的吸水率可能比树脂水门汀高 3～9 倍。与树脂水门汀相比，它在水中的溶解度也更高，大约是树脂水门汀的 2～4 倍。在 pH＝4 的乳酸中，一些树脂改性玻璃离子的溶解度比树脂水门汀高 10 倍左右。

8.3.4　铝酸钙/玻璃离子水门汀

这种材料包含铝酸单钙（$CaO \cdot Al_2O_3$）、惰性玻璃和在某些情况下玻璃离子颗粒的混合物。这种液体要么是中性聚羧酸溶液，要么是聚丙烯酸、酒石酸和中性聚羧酸的混合物。这种材料不仅可以通过酸碱反应凝固，而且还可以通过铝酸钙颗粒的溶解和再沉淀而凝固。与水接触后，铝酸盐—钙溶解再沉淀为钾矾石［$Ca_3Al_2(SiO_4)_{1.5}(OH)_6$］和氢氧化铝［$Al(OH)_3$，或三水铝石］。新的晶体附着在牙齿结构上，这与牙齿的碱性 pH 有关，可以降低术后敏感性的风险。由于其钙含量和高 pH，这些水门汀被证明具有生物活性，可以促进羟基磷灰石的体外沉积。其机械性能和牙冠固位力（金属和陶瓷）与自粘接水门汀相似。由于氢氧化铝最初形成无定形凝胶，因此有助于去除多余的物质。

8.4　树脂基水门汀

8.4.1　树脂基水门汀概述

树脂水门汀是一种低粘度的复合材料，可调整填料分布和引发剂含量，以实现较薄的薄膜厚度以及合适的工作和固化时间。它们有广泛的应用,从嵌体到固定桥、预成桩和正畸矫治器。它们是用于低强度陶瓷和实验室加工复合材料修复的必用材料,但也可用于铸造修复,特别是在需要额外固位的情况下。ISO 4049—2009根据固化方式将树脂水门汀分类为1类(自固化)、2类(光固化)、3类(双重固化)。大多数商用产品都是双重固化的,结合了化学和光活化机制。这些材料显示了光固化复合材料适宜的工作时间和指定的固化特性,而且即使在光无法到达的区域也具有高度转化率的安全性。1类和3类材料通常是手动混合或自动混合的双糊剂体系(基质和催化剂)。自固化和双重固化材料可以是不透明或半透明的,用于陶瓷修复体粘接的材料通常有几种颜色。光固化材料用于陶瓷贴面(美学粘固剂)或正畸托槽的粘接。一些用于贴面粘接的美观树脂水门汀包括甘油基、水溶性"试用"糊剂,以帮助选择颜色。

1. 成分

大多数树脂水门汀与修复复合材料的成分非常相似。该有机基质含有二甲基丙烯酸酯单体和低聚物。高分子量分子如 Bis-GMA(MW = 512 g/mol)、UDMA(MW = 480 g/mol)和乙氧基化 Bis-GMA(Bis-EMA,MW = 540 g/mol)与通常由乙二醇二甲基丙烯酸酯(二甲基丙烯酸二甘醇酯,MW = 242 g/mol 和二甲基丙烯酸三甘醇酯,MW = 286 g/mol)衍生的小分子相结合,以相对较低的体积收缩实现高转化率。填料的体积分数可在 30%～66% 范围变化,并含有硅烷化不透射线玻璃,如钡、锶或氧化锆,以及二氧化硅颗粒。平均填料尺寸可在 0.5～8.0 μm 范围变化,也有微填料水门汀可供选择,其中含有平均填料尺寸为 40 nm 的二氧化硅。两种糊剂中也都含有染料和不透明剂。

一些粘接性树脂水门汀含有专有单体。例如,将 MDP(一种可聚合的磷酸酯)与 Bis-GMA 结合。另一种产品在液剂中含有 4-甲基丙烯酸甲酯和甲基丙烯酸甲酯,在粉剂中含有聚甲基丙烯酸甲酯,并以三正丁基硼烷为催化剂。

樟脑醌和叔胺存在于其中一种糊剂中,以启动光活性反应。过氧化苯甲酰是一种自固化引发剂,存在于催化糊剂中。胺起着质子供体的作用,被认为是自由基产生的加速器。芳香胺(如 4-二甲氨基苯甲酸乙酯)被认为比脂肪胺〔如甲基丙烯酸 2-(二甲氨基)乙酯〕更有效。复合基质中胺的存在引起了一些临床相关的关注。首先,人们知道,随着时间的推移,胺会降解,改变水门汀的颜色。第二,当与酸性粘接系统接触时,它们变得不活跃,当水门汀在没有光活化的情况下发生聚合时,对转化程度的有害影响可能会增加修复体脱落的风险。需要指出的是,不同商用品牌的自固化和光固化引发剂的相对数量有很大差异。因此，一些材料更依赖光活化来实现高程度的转化。同样，在没有光的情况下，一些商用材料固化更加快速。

2. 固化反应和结构

树脂水门汀由自由基聚合而成，导致在填料颗粒周围形成紧密交联的聚合物结构。自由基是由光活化产生的，其中处于激发状态的樟脑醌与胺分子结合生成自由基。在没有光的情况下，自由基是由胺-过氧化物体系的氧化还原反应形成的。当传播链遇到不同聚合链中未反应的碳双键时，就形成了交联。聚合反应继续进行，直到反应物的流动性受到材料粘度增加的限制，自由基不能进一步传播，被困在聚合物中。最终转化率约为70%，取决于基质配方、初始粘度和固化模式。与自固化相比，双重固化水门汀的转化率通常更高。

3. 性能

已知树脂水门汀释放的单体对哺乳动物细胞产生细胞毒性反应。双固化树脂水门汀在自固化模式下测试时，在早期固化阶段表现出比光固化模式下更高的细胞毒性。培养7天后，Bis-GMA基双固化水门汀的细胞毒性低于聚丙烯酸锌、树脂改性玻璃离子和含有MDP单体的树脂水门汀。

树脂水门汀的机械性能由其填料含量和有机基质达到的转化率来确定。根据经验，更多的填料和更高的转化率对应于更高的机械性能。双重固化水门汀在自固化模式下的转化率为50%～73%，在光固化模式下转化率为67%～85%。已有报道称双重固化和光固化树脂复合水门汀的抗压强度为180～300 MPa，因此远优于酸碱水门汀。其抗弯强度在80～100 MPa，高于ISO 4049标准要求的最小值（50 MPa）。不同的商用品牌的弹性模量可能差异很大，在4～10 GPa范围，与其他水门汀的弹性模量相当。对于双重固化水门汀，光固化水门汀的力学性能略高。

根据ISO标准测量的薄膜厚度在13～20 μm范围，因此在ISO 4049要求的最大值50 μm范围内，树脂水门汀的吸水率和溶解度远低于树脂改性玻璃离子水门汀。然而，在临床长期使用后，由于变色，水门汀粘固线可能会变得明显。树脂水门汀的收缩率在2%～5%范围变化。

树脂水门汀对牙本质的即刻抗剪切强度在12～18 MPa范围变化。MDP可以通过其磷酸基与钙或金属氧化物反应，从而与牙齿结构、陶瓷和铸造合金粘接。粘接面的完整性受到聚合收缩应力发展的挑战。聚合应力是由于树脂水门汀的聚合收缩而产生的,这与弹性行为的发展有关。一般来说,双重固化水门汀在光固化时会产生更高的聚合应力值,因为这个固化反应比自固化反应更快,在树脂复合材料达到玻璃态阶段之前,黏流态可以更短的时间来调节收缩。当树脂水门汀达到与有机基质的玻璃化温度相对应的转换温度后,所有的收缩都会导致应力积累。当界面上的应力超过粘接层对牙本质或牙釉质的粘接强度时,可能会发生脱粘并形成收缩间隙。

8.4.2　自粘接树脂水门汀

自粘接树脂水门汀是一种树脂基粘接剂,在单一材料中结合了蚀刻、底漆和粘接化学。这应该不需要单独的蚀刻和粘接步骤(和产品),从而大大简化了间接修复体的放置。这类产品的第一代是以粉-液型配方提供的,必须手动混合或通过研磨胶囊混合。新一代产品以双糊剂系统的形式提供,可通过静态搅拌器实现自动化。混合材料提供了一些初始的氟化物释放,并且术后敏感较低。这些材料适用于铸造合金单个修复体桥、陶瓷-金属冠桥、陶瓷(贴面除外)和间接复合修复体的粘固。预成桩和高强度陶瓷的粘接也取得了良好的效果。

1. 构成

与传统的树脂水门汀相比,这种两组分自粘接树脂水门汀的特点是包含在一种或多种酸性功能单体的其中一种组分中,其作用是蚀刻牙齿组织,同时与其他单体粘接,以增强粘接强度。大多数商用产品都含有以磷酸盐和磷酸盐为基础的聚合单体。例如,2-甲基丙烯酰氧乙基苯基磷酸氢(Phenyl-P)、10-MDP、双(2-甲基丙烯酰氧乙基)酸磷酸酯和二季戊四醇五丙烯酸酯单磷酸酯(Penta-P)、(甲基)丙烯酸酯。此外,一些制造商还使用含有羧酸基的单体,如 4-META 和均苯四甲酸甘油二甲基丙烯酸酯。而且常见的甲基丙烯酸酯单体如 Bis-GMA、二甲基丙烯酸甘油、UDMA 和 HEMA 以不同的比例存在。光引发剂中包括惰性填料。

另一部分含有非酸性聚合树脂,以及少量的酸中和填料如氟铝硅酸盐玻璃(可在玻璃离子中找到)。根据特定产品的不同,还可能包括非反应性填料和光引发剂。混合水门汀的总填料质量分数约为 70%(体积分数约为 50%),明显低于复合体修复。

2. 固化反应和结构

主要的固化机制是通过自由基聚合,或自活化或双固化。混合水门汀的初始

pH 约为 2,因此它可以实现对牙齿矿物质的蚀刻。体外研究也表明,酸性基团(磷酸和羧酸)可以与羟基磷灰石中的钙结合,在甲基丙烯酸酯交联网和牙齿之间形成稳定的附着。在后期,一些水门汀中的剩余酸被磷酸和羧酸基团与碱性玻璃反应中和。固化材料的结构主要是交联聚合物,通过硅烷层共价结合到填料颗粒上。在羧基和玻璃释放的离子之间也可能存在一些离子桥联。

3. 性能

在生物相容性方面,自粘接树脂水门汀的细胞毒性高于树脂水门汀和酸碱水门汀。在双重固化模式下使用水门汀时,细胞毒性降低。其机械性能因商用材料的不同而不同,但总的来说,略低于传统的树脂水门汀。

临床上使用自粘接水门汀的一个显著优点是报道的这些产品术后敏感性较低,这是由于牙本质不需要用磷酸酸蚀。

对研究中报道的几种常用树脂水门汀的强度、硬度和磨损性的全面检查表明,它们的抗折和耐磨性可能与传统树脂水门汀相似,或略低于传统树脂水门汀。树脂水门汀的抗弯强度在 50～100 MPa 范围内,压缩强度在 200～240 MPa 范围。较低范围的值通常与自固化模式下测试的水门汀有关,而较高的值则与光活化有关。薄膜厚度在 15～20 μm 范围,与牙齿结构的粘接可能是通过酸性基团与羟基磷灰石之间的微机械锁结和化学相互作用实现的。牙釉质的初始抗剪切强度在 3～15 MPa 范围,介于树脂水门汀和玻璃离子之间。在牙本质上,一些产品的粘接强度可与树脂水门汀媲美。自粘接树脂水门汀是专门为与牙本质基质相互作用而设计的,只需最少的额外表面预备。然而,其与牙釉质的结合不如使用磷酸酸蚀剂那么强。如果有大量的釉质边缘,即使使用这些粘固剂,通常也建议先使用磷酸酸蚀。它们对金属合金和高强度陶瓷表现出良好的粘接强度。

与传统树脂水门汀相比,未反应酸性基团的存在增加了吸水率。它们的氟化物含量很低(约为 10%),而且与玻璃离子水门汀和树脂改性玻璃离子水门汀不同,氟离子的释放量随时间迅速减少。氟在自粘接树脂水门汀中的益处尚未得到临床证实。

8.4.3　短时修复用树脂水门汀

这些短时修复用树脂水门汀是糊剂-糊剂系统,可以是双重固化的,也可以是光固化的。它们对口腔美观区暂时修复体的粘接很有用,因为它们与牙齿颜色相近,而且有相当高的透明度。它们很容易清洗,有些还会释放氟化物。当最终的粘固剂也是树脂的时候,暂时修复体的树脂粘接是有用的,因为没有丁香酚存在,不会潜在地损害最终水门汀的聚合。用于暂时修复体粘固的复合粘固剂的抗压强度明显低于用于永久粘固的复合粘固剂(分别为 25～70 MPa 和 180～265 MPa)。

第 9 章　预防型材料

预防是口腔医学的基础。市政供水中含有的少量氟有利于减少儿童龋齿发生率。含氟饮用水可以使人类发育早期系统性地摄入氟元素，从而保障牙齿健康发育。长期饮用不含氟的水可能导致龋齿，因此氟化物也可添加到膳食之中，抑制龋齿形成。对于易发龋病的高风险患者，除了系统性饮用含氟水之外，还可以在牙膏、漱口水、牙科凝胶和人工釉层的局部应用中给予额外的氟摄入。自 20 世纪 60年代以来，全身性和局部氟化物应用的组合有助于减少牙平滑面龋的患病率。然而，后牙咬合面上的点隙窝沟会导致食物的残留，刷牙也难以彻底清洁，最终阻碍了氟化物的吸收，引起龋坏。临床上可以采用一些预防性策略，例如，使用填料去充填点隙窝沟，使其光滑从而有效降低食物黏附，减少细菌定植，显著降低龋坏的发生。

9.1　窝沟封闭剂

最常见的封闭剂是基于双酚 A-缩水甘油酯（Bis-GMA）树脂和光固化生产的，一些自固化产品也可用来生产封闭剂。Bis-GMA 封闭剂的化学成分与第 8 章中描述的树脂复合材料相同。主要的区别是，封闭剂的流动性更强，能够穿透凹坑、裂缝和釉质上的蚀刻区域，从而促进封闭剂的滞留。粘性的 Bis-GMA 树脂与稀释剂混合，如三乙二醇二甲基丙烯酸酯，可生产一个合理的低粘度流动性树脂。聚氨酯二甲基丙烯酸酯是一种可用来替代且相似的低聚物碱；而有些材料是由两种基树脂组合而成的。加入气相法二氧化硅或硅烷化无机玻璃的填充颗粒形成的低粘度复合材料可以提升材料的刚度和耐磨性。

9.1.1　光固化窝沟封闭剂

光敏二酮与叔胺结合会引起光固化密封剂的聚合。在本章中给出了类似树脂复合材料的完整反应。光固化封闭剂常用不透光的容器来封存,其保质期超过 12 个月。用合适的器械将封闭剂涂在点隙窝沟上,并将其暴露在光下 10～20 s 固化,其中光源的末端距离表面 1～2 mm。即便是不透明的材料,窝沟封闭剂也可以应用于表层,固化深度应足够,固化时间应为 10～20 s。使用光固化窝沟封闭剂的优点是操作人员可以完全控制工作时间。

9.1.2　空气抑制

由于空气的抑制作用,在树脂固化过程中,光固化后密封剂表面仍留有一层未固化的树脂面层,该树脂面层的深度随商品的不同而不同。为确保完成聚合后去除未固化表层仍有足够材料覆盖点隙窝沟,必须应用足够的材料。在固化后使用抛光膏可以很容易地去除未固化的部分以及空气抑制层;抛光膏常放置在棉球或橡皮杯上使用。

9.1.3　封闭剂的性能

由于窝沟部分的咬合力被牙釉质承担,所以窝沟封闭剂的力学性能不如复合树脂。与复合树脂相比,窝沟封闭剂添加的陶瓷或玻璃填充颗粒的重量达 40%,之后封闭剂大多数性能都有所改善。其中弹性模量的提高最为显著,而刚度的增加使充填材料在咬合应力作用下不易发生偏转。填料的加入也有望提高耐磨性,使材料在临床检查中更明显(图 9.1)。

当封闭剂具有较低的表面张力、良好的润湿性和较低的粘度时,封闭剂与牙体的粘合效果最佳。这些特性使得封闭剂沿牙体表面更容易流动和蔓延。利用一滴液体在牙体表面的接触角可以验证表面润湿性。液滴如果良好扩散则形成较低接触角,它增加了接触表面积的数量,使得这种高度湿润的表面有利于一个强有力的粘接。封闭剂粘接剂的功能耐久性与固化过程中树脂收缩、热循环、咬合力挠度、吸水与磨损引起的应力有关,临床上填充材料丢失则意味着完全失效。

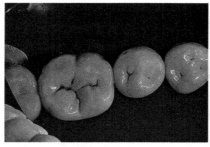 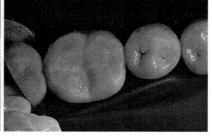

(a) 封闭前用天然色封闭剂材料　　　(b) 封闭后用天然色封闭剂材料

图 9.1　典型的磨牙有染色的裂缝

封闭剂材料有各种各样的特性,因此必须仔细选择。由于其易于使用和可控制的固化速度,使得目前大多数材料都是光固化的,而不是自固化的。牙齿的着色或透明的树脂在牙齿表面看起来非常自然,但它们也有不透明或有色的材料,使复查过程更容易。颜色可逆的光敏封闭剂包括光敏颜料,通常它是无色的,但暴露在牙科固化光下会变成绿色或粉红色,有利于确定封闭剂是否充分覆盖点隙窝沟。在暴露后,这种颜色变化持续 5～10 min,但再次暴露于牙科治疗光下时可以重复出现。在市场上越来越多的树脂密封剂可以释放氟化物。树脂密封剂在放置后的 24 h 内,释放量最高,然后逐渐降低并维持在较低水平,但到目前为止,仍未有明显的临床证据表明密封剂加氟在预防龋齿方面有显著功效。

9.1.4　临床研究

许多使用 Bis-GMA 基树脂的临床研究已经被记录下来。在早期研究中,光固化封闭剂治疗的效果显示,5 年后,光固化封闭剂的固位率为 42%,龋齿减少率为 35%。在一项类似的研究中,填充树脂密封剂的保留率为 53%,4 年后的临床有效性为 54%。使用一种具有良好渗透性的快凝未填充树脂封闭剂的结果显示,其保持率为 80%,3 年后的有效性为 69%。对一种自固化未填充材料进行的长达 15 年的评估显示,填充材料的完全保留率为 27.6%,部分保留率为 35.4%。

在两两对比中,经过治疗的第一磨牙有 31.3 个龋齿,填充了初级牙齿表面(dfs),而未经治疗的对照组有 82.8 个 dfs。在一项为期 4 年的研究中,氟化封闭剂和不含氟封闭剂的保留率分别为 91%(77%完全和 14%部分)和 95%(89%完全和 6%部分)。虽然含氟封闭剂的龋齿保留率稍低,但两组龋齿发生率相同(10%)。在私人诊所进行的一项研究中,两种新型含氟树脂的 2 年保留率大于

90%,测试牙齿上没有发现龋齿。一项持续的研究发现,在 6 个月的复查期,对所有有缺陷的封闭剂表面进行再治疗,这些牙齿在 5 年内保持无龋。治疗率在第 6 个月时最高(18%),然后随着时间的推移而减少,但在每个复查期至少有两颗牙齿(约 4%)需要重新应用。

　　绝大多数的研究都表明封闭剂的保留和龋齿保护之间有直接关系。因此,使用能保留釉质、抗咬合磨损、易于使用且表面污染机会最小的材料是十分重要的。目前的证据表明,封闭剂在咬合面的作用是最有效的,因为其中凹坑和裂缝是明确的。

9.1.5　窝沟封闭剂的应用

　　窝沟封闭剂的处理特性取决于材料的组成和它所应用的表面。制备最佳的表面将导致封闭剂与牙釉质的紧密适应,对口腔液体和碎片的进入有一个强大的密封,且长期保留的材料。

　　将封闭剂渗透到点隙窝沟的底部并将它们填满而不留空隙是很重要的。因为空气或碎片可能被困在裂缝的底部,从而使裂缝无法完全填满。控制封闭剂的粘度对获得最佳效果很重要,太厚太粘的封闭剂不会穿透点隙,也不会穿透腐蚀的釉质本身。

　　用 35%～40% 的磷酸溶液或凝胶在指定时间(对于矿物和氟化物含量正常的釉质,15～30 s 就足够了)刻蚀坑和裂缝表面。随后,用水彻底冲洗酸蚀剂,并用空气彻底干燥整个区域。不适当的漂洗会使磷酸盐作为一种污染物留在表面,妨碍粘接的形成。在酸蚀和干燥过程中,不应摩擦釉质表面,因为很容易破坏产生的粗糙面。在整个过程中,要达到最佳的粘接和临床成功,位点的隔离是必要的。如果在处理过程中出现唾液污染,应冲洗表面并重新使用腐蚀剂。临床检查时,酸蚀釉质呈白色(霜状)、暗沉,质地明显粗糙。如果外观不均匀,应再进行 30 s 的酸蚀。酸蚀的区域应该超出封闭剂应用的预期区域,以确保沿边缘的最佳粘接,并降低早期泄漏的可能性,但不能大面积覆盖。在涂上封闭剂之前,将光固化粘接剂涂在刚蚀刻过的搪瓷上,可以改善粘固效果。

　　根据其粘度和凝固时间,封闭剂最好使用细刷、球涂或注射器。应避免过多材料的堆积,因为它们可能干扰咬合。应放置足够数量的材料,来完全覆盖所有暴露的点隙窝沟,并提供一个平稳过渡沿倾斜的牙尖。在应用过程中,光固化的密封剂在牙齿表面的过度操作也会引入空气空洞,随后出现表面缺陷。

在固化后,应立即去除受空气抑制的表层,并仔细检查涂层是否有空隙或覆盖不完全的区域。此时可以通过重复整个应用程序来覆盖缺陷,包括酸腐蚀,并仅在覆盖不足的区域应用新鲜的封闭剂。在涂上封闭剂并完全固化后,应检查咬合情况,必要时进行调整,以消除过早与牙咬合的接触。

9.1.6　玻璃离子封闭剂

由于玻璃离子能够释放氟化物并在牙齿表面提供一些防龋保护,因此有人提出并测试了其作为裂缝密封剂的功能。玻璃离聚物通常是粘性的,很难渗透到裂缝的深处。它们缺乏渗透性也使其难以获得与树脂在釉质表面相同程度的机械滞留。它们也更脆,更不耐咬合磨损。使用各种配方的玻璃离聚物的临床研究表明,与树脂封闭剂相比,玻璃离聚物的滞留率明显较低,但在釉质表面的氟沉积较多。因此,在失去封闭剂后,潜在的龋的保护潜力更大。因此,尽管玻璃离子体的保留效果不如树脂,但临床效果相对较好。

在儿童易发龋齿而无法获得良好治疗的地区,可以利用含氟封闭剂实现保守的龋齿治疗,从而封闭剩余的龋齿,实现一定的再矿化。非创伤性修复治疗(ARTs)包括打开病变,去除柔软的表面腐烂,并在快速凝固的时间内用高度填充的玻璃离子填充或封闭表面。在乳牙中单面和多面 ART 修复的两年生存率分别为 93% 和 62%。在恒牙中单面 ART 修复体的五年生存率为 80%。

9.1.7　可流动复合材料密封剂

低粘度复合材料被称为流动复合材料,在市场上有各种各样的应用,如预防性树脂修复、衬洞、修复和楔缺修复。可流动复合材料通常封装在注射器或胶囊中,直接应用于孔洞或裂缝。

与低粘度树脂封闭剂一样,必须避免气泡在封闭剂中滞留。由于其填料含量高于大多数树脂封闭剂,因此可流动复合材料具有更好的耐磨性。可流动复合材料在 24 个月后表现出良好的固位和耐龋性。

当可流动复合材料用作预防性修复时,其低粘度有利于将修复材料作为封闭剂延伸到邻近的裂缝中。一项为期 24 个月的研究表明,一种可流动的复合材料的保留率和龋齿发生率与含氟的裂缝封闭剂相当。

9.2　防龋玻璃离子

控制和预防龋齿需要考虑的最终材料是玻璃离聚物和树脂改性玻璃离聚物（RMGIs）。由于氟化物的持续缓慢释放，玻璃离子聚合物适用于牙颈部修复（如果对美学没有非常高的要求）。高龋风险患者建议使用 RMGIs。

1. 组成和反应

玻璃离聚物作为各种遮光粉和液体供应。粉末为离子可浸出的铝硅酸盐玻璃，液体为丙烯酸聚合物和共聚物的水溶液。从玻璃中浸出的 Al^{3+} 和 Ca^{2+} 与聚合物上带负电荷的酸基团（—COO^-）之间的金属盐桥形成了材料。交联凝胶基体的形成主要由初凝阶段的钙离子和终凝阶段的铝离子交换加强交联，反应过程缓慢。带负电荷的聚合物和暴露在牙齿表面的钙之间也会发生类似的离子相互作用，称为"螯合"，形成一种粘接剂。在最初的固定期间，应用涂剂或光固化树脂的保护涂层在新修复体的表面，以免受唾液的侵害。

2. 性能

玻璃离聚物最显著的性能包括：① 弹性模量与牙本质相似；② 与牙本质的粘接强度为 2～3 MPa；③ 与牙齿结构相当的膨胀系数；④ 低溶解度；⑤ 相当高的不透明度。玻璃中的氟化物释放缓慢，为邻近的牙菌斑和牙齿结构提供潜在的抗龋作用。

临床研究表明，尽管玻璃离聚物与牙本质的结合强度低于树脂复合材料，玻璃离聚物在牙颈腐蚀部位的滞留效果明显好于复合材料。当使用稀释的聚丙烯酸溶液（15%～25%）对牙本质进行蚀刻时，玻璃离聚物可以在没有窝洞制备的情况下使用。一项四年的临床数据显示，玻璃离子牙颈修复的保留率为 75%。在研究中看到的修复表面明显粗糙，而且存在一些色度不匹配。牙髓对玻璃离聚物反应温和，如果牙本质厚度小于 1 mm，建议使用氢氧化钙衬垫。虽然牙颈修复体表面仍有轻微的粗糙，但并不会引起牙龈组织的炎症。事实上，牙龈对玻璃离聚物的反应通常是非常温和的。与没有玻璃离子的对照组相比，玻璃离子修复体附近的菌斑中存在的变形链球菌较少。

玻璃离聚物被包装在瓶子和真空胶囊中,以便在机械混合器中混合。当散装供应时,粉末和液体被放在纸垫上,先加入一半的粉末混合成均匀乳状物。然后将剩余的粉末添加到混合乳状物中(总混合时间为 30~40 s)。一般初始凝结时间约为 4 min。在放置修复材料并进行修形后,应通过应用屏障保护表面免受污染。由于材料结构固化成熟较慢,需在 24 h 后切边整理。

对于预封装系统,用手压机将单位剂量胶囊中的液体压入粉末,并由机械混合器混合,本质上与混合银汞合金相同。混合液用特殊的注射器直接注入窝洞中。工作时间短而关键,因此必须以最小限度的操作放置材料。如果凝胶阶段在反应的早期阶段被破坏,物理性质将会很低,失去粘连。

9.3　树脂改性玻璃离子

RMGIs 被称为混合离聚物,用于低应力区的修复,适用于高龋风险的患者。因为它们的树脂含量,使得这些修复比玻璃离子更美观。

1. 组成和反应

RMGI 的粉末与传统玻璃离聚物中的粉末相似。这种液体中含有单体、多酸和水。RMGIs 由酸碱离子反应和光固化树脂聚合单体组合而成,典型的是甲基丙烯酸-2-羟乙基酯。RMGIs 通常像牙科复合材料一样光固化 10~20 s。

2. 性能

RMGIs 与牙齿结构的粘接不需要使用粘接剂,并且由于它们比传统的玻璃离聚物稍强一些,因此与牙齿结构的粘接强度往往比传统的玻璃离聚物更高。通常,在放置材料之前,用聚丙烯酸或其他底漆对牙齿进行处理(蚀刻)。RMGI 的弯曲强度几乎是传统玻璃离子的两倍。RMGIs 几乎与传统的玻璃离子相同,却比其他化合物和复合材料释放更多的氟化物。

3. 使用方法

对于散装粉状液体包装的 RMGI,操作方法类似于传统的玻璃离聚物。机械混合单位剂量胶囊提供了一种均匀的混合。最佳的粉液比对修复体的物理性能的长期维持和临床成功至关重要。与传统的玻璃离子修复不同,RMGIs 在光固化时立即固化,并可在初始固化后 5～10 min 后完成。在潮湿的环境中(水喷雾或水溶性润滑剂)完成修复,然后涂上保护涂剂或光固化树脂,可以保持颜色和改善表面纹理。在牙根龋高发的老年人、口干症和唾液流量减少的患者以及有高龋危险因素的儿童中,玻璃离子材料是越来越重要的材料。

9.4　氢氧化钙洞漆

氢氧化钙水门汀用于深窝洞特定区域的衬里或直接盖髓。氢氧化钙的抗菌作用使这些水门汀在间接盖髓步骤涉及龋牙本质中有用。

氢氧化钙空腔衬里作为糊状物提供,当混合时凝结成硬块。典型产品的基膏含有钨酸钙、三碱性磷酸钙和悬浮在水杨酸乙二醇液体中的氧化锌粉末。所述催化剂膏含有氢氧化钙、氧化锌和硬脂酸锌粉末,在乙烯甲苯磺酰胺液体中。氢氧化钙和水杨酸盐的成分导致液体凝固,它们反应生成无定形的二水杨酸钙。诸如钨酸钙或硫酸钡之类的填料提供了 X 光显影性能。

一些牙科复合材料中使用的光固化氢氧化钙衬垫由氢氧化钙和分散在聚氨酯二甲基丙烯酸酯树脂中的硫酸钡组成。氢氧化钙水门汀的重要性能包括机械性能、热性能、溶解度和 pH。研究表明,当直接暴露于牙髓时,这些胶合剂可以刺激形成保护性的修复牙本质桥。尽管固井时间在 2.5～5.5 min 范围变化,这些水门汀的强度在 24 h 内继续增加,但氢氧化钙(自固化)衬垫的抗拉强度、抗压强度和弹性模量较低。5 种商用产品的抗压强度在 10 min 时为 6.5～14.3 MPa,在 24 h 时为 9.8～26.8 MPa。氢氧化钙空腔衬垫的低弹性模量限制了其在对修复支撑不关键的特定区域的使用。

氢氧化钙在几种溶剂中浸泡不同时间后的溶解度已被测量,并发现其具有显著性。氢氧化钙的某些溶解性是实现其治疗特性所必需的,尽管最佳值尚不清楚。显然,在氢氧化钙衬里存在的情况下使用酸蚀时必须小心。商业产品的 pH 在 9.2～11.7 范围。游离氢氧化钙超过形成二水杨酸钙所需的氢氧化钙,会刺激牙髓附近的修复牙本质,并显示出抗菌活性。氢氧化钙衬垫主要用于直接盖髓,特别是在窝洞准备的深层区域。RMGI 衬板因其氟化物释放、溶解性降低和优越的机械性能,是窝洞一般衬板的更好选择。

9.5 矿物三氧化物填料

另一种如氢氧化钙类似情况下使用的材料,如盖髓和根管末端填充材料,是矿物三氧化物聚合物(MTA)。这种材料由硅酸三钙、硅酸二钙、铝酸三钙和氧化铋组成,氧化铋的加入使材料不透射线。MTA 基本上类似于 Portland 水门汀。MTA 和水的混合物的主要反应产物是氢氧化钙。MTA 的凝结速度比氢氧化钙慢,需要数小时到数天才能完全矿化。它也要贵得多,但研究表明,它作为盖髓剂比氢氧化钙产生更理想的效果。

9.6 氟化物涂剂

含氟涂剂将氟化物局部输送到患龋齿风险患者的牙齿表面。涂剂通常在预防后使用。产品含有 5%氟化钠(2.26% F⁻ 或 22600 ppm)或 1%二氟硅烷(0.1% F⁻ 或 1000 ppm)。氟化物溶解在有机溶剂中,使用时会蒸发,或暴露在湿气中会凝固,留下一层薄薄的材料覆盖所有暴露的牙齿表面。含氟涂剂的作用机理与含氟漱口水相似。氟化钙沉积在牙齿表面,然后通过再矿化反应转化为氟磷灰石。

氟化物涂剂的一个优点是,活性氟化物成分在牙齿表面的暴露时间延长。与漱口水一样,涂剂可能需要数小时才能磨损,而不是几秒钟。据报道,一种基于 RMGI 的涂剂会释放氟化物长达 6 个月。临床实验记录了涂剂在治疗有龋齿风险的幼儿方面的疗效,据报道,其降低率高达 70%。这种材料的另一个潜在用途是在暴露根表面的老年人群中预防根龋病。每半年使用一次氟化物涂剂似乎能提供最佳效果。有必要进行更多的研究,以充分证明在中度至高度龋齿风险患者中使用这些材料的价值。

9.7 再 矿 化

再矿化是龋病的自然修复过程。提高牙膏中氟含量已被证明能有效地抑制根龋病变。5000 ppm F⁻牙膏可使76%的病变再矿化，而1100 ppm F⁻组为35%。Featherstone提出的龋齿平衡概念描述了龋齿的三个病理因素和三个保护因素。病理因素包括：① 产酸细菌；② 频繁消耗可发酵碳水化合物；③ 唾液流量和功能低于正常水平。三个保护因素包括：① 正常的唾液流量和成分；② 氟化物；③ 抗菌剂。再矿化所需的两种唾液成分是钙和磷酸盐。氟化物促进再矿化。

磷酸钙配方已被开发用于添加到牙膏、涂剂和口香糖中。基于酪蛋白磷酸肽脱无定形磷酸钙（CPP-ACP）的磷酸钙再矿化技术可以稳定高水平的钙和磷酸盐离子，从而有效地矿化牙釉质下表面病变区域。在一项随机对照临床实验中，当磷酸钙添加到无糖口香糖中，24个月后龋齿进展减少18%。在膏体形式，CPP-ACP复合物已被证明可以有效逆转早期龋病病变和稳定龋病进展。

最初作为骨再生材料开发的生物活性玻璃（磷酸钠钙）已被证明可沉积在牙本质表面，并在牙膏中机械封闭牙本质小管。当与治疗水平的氟化物结合使用时，这种材料会增加原位龋齿病变的再矿化。

有许多新的硅酸钙基材料已被开发用于牙齿衬里，其主要目的是保护牙髓和上覆牙本质的潜在再矿化。其中许多材料是光固化的，因此具有合理的机械性能和抗溶解性。它们是研究的热点，特别是观察材料对附近成牙本质细胞的影响，这些细胞可能会在矿化过程开始时被刺激形成细胞外基质，或导致未分化细胞分化为成牙本质细胞样细胞。这些材料和策略的最终成功尚不得而知。

最后一种材料，银二胺氟化物，也被建议用于牙齿再矿化，特别是针对明显的龋齿损伤，它还具有强大的抗菌作用。氟化二胺银（SDF）是约30%的氟化二胺银（其中25%左右为银，5%左右为氟化物）在pH约为10的水溶液。高pH使它成为强酸的中和剂，但也许更重要的是它强大的抗菌作用，这主要是因为它含有一种已知的抗菌物质——银。越来越多的证据表明，使用这种材料可以抑制龋齿，特别是在儿童和老年人群中使用这种材料有很大的好处。这种材料的问题是,它会污染牙齿结构,以及皮肤或衣服等其他物体。因此,虽然它可能有利于阻止病变,但它需要被一种美观的材料覆盖,以阻止其对牙齿的黑化染色效果。这种材料最初被批准作为牙本质脱敏剂,但现在它被用于防龋也越来越受到人们认可。

参 考 文 献

[1] Choi C K, Breckenridge M T, Chen C S. Engineered materials and the cellular micro-environment: a strengthening interface between cell biology and bioengineering [J]. Trends. Cell. Biol., 2010,20(12):705-714.

[2] Denry I, Kelly J R. Emerging ceramic-based materials for Dentistry [J]. J. Dent. Res., 2014,93(12):1235-1242.

[3] Horowitz R A, Coelho P G. Endosseous implant: the journey and the future [J]. Compend. Contin. Educ. Dent., 2010,31(7):545-547.

[4] Jones J R, Boccaccini A R. Editorial: a forecast of the future for biomaterials [J]. J. Mater. Sci. Mater. Med., 2006,17:963-964.

[5] Nakamura M, Iwanaga S, Henmi C, et al. Biomatrices and biomaterials for future developments of bioprinting and biofabrication [J]. Biofabrication, 2010,2(1):014110.

[6] Rekow E D, Fox C H, Watson T, et al. Future innovation and research in dental restorative materials [J]. Adv. Dent. Res., 2013,25(1):2-7.

[7] Anusavice K J. Phillips' Science of Dental Materials[M]. 11th ed. St. Louis: Saunders, 2003.

[8] Bujtár P, Sándor G K, Bojtos A, et al. Finite element analysis of the human mandible at 3 different stages of life[J]. Oral. Surg. Oral. Med. Oral. Pathol. Oral. Radiol. Endod., 2010,110(3):301-309.

[9] Castelo P M, Pereira L J, Bonjardim L R, et al. Changes in bite force, masticatory muscle thickness, and facial morphology between primary and mixed dentition in preschool children with normal occlusion[J]. Ann. Anat., 2010,192(1):23-26.

[10] Koolstra J H, Van Euden T M. Application and validation of a three-dimensional mathematical model of the human masticatory system in vivo [J]. J. Biomech., 1992,25(2):175-187.

[11] Korioth T W P, Versluis A. Modeling the mechanical behavior of the jaws and their related structures by finite element (FE) analysis [J]. Crit. Rev. Oral. Biol. Med., 1997,8(1):90.

[12] Kuhlberg A J, Priebe D. Testing force systems and biomechanics: measured tooth move-

ments from differential moment closing loops [J]. Angle. Orthod., 2003,73(3): 270-280.

[13] Magne P, Versluis A, Douglas W H. Rationalization of incisor shape: experimental-numerical analysis [J]. J. Prosthet. Dent., 1999,81(3):345-355.

[14] Plesh O, Bishop B, Jr W D. Kinematics of jaw movements during chewing at different frequencies [J]. J. Biomech., 1993,26(3):243-250.

[15] Steyern P V V. All-ceramic fixed partial dentures. Studies on aluminum oxide- and zirconium dioxide-based ceramic systems[J]. Swed. Dent. J. Suppl., 2005,173:1-69.

[16] Manicone P F, Rossi Iommetti P, Raffaelli L. An overview of zirconia ceramics: basic properties and clinical applications[J]. J. Dent., 2007,35(11):819-826.

[17] Roberts H W, Berzins D W, Moore B K, et al. Metal-ceramic alloys in dentistry: a review[J]. J. Prosthodont., 2009,18(2):188-194.

[18] Sarikaya R, Song L, Yuca E, et al. Bioinspired multifunctional adhesive system for next generation bio-additively designed dental restorations [J]. J. Mech. Behav. Biomed. Mater., 2021,113:104135.

[19] Blum I R, Jagger D C, Wilson N H F. Defective dental restorations: to repair or not to repair? Part 2: All-ceramics and porcelain fused to metal systems[J]. Dent. Update., 2011,38(3):150-152,154-156,158.

[20] Fasbinder D J. Materials for chairside CAD/CAM restorations[J]. Compend. Contin. Educ. Dent., 2010,31(9):702-704,706,708-709.

[21] Staninec M. Retention of amalgam restorations: undercuts versus bonding[J]. Quintessence. Int., 1989,20(5):347-351.

[22] Abraham J E, Svare C W, Frank C W. The effect of dental amalgam restorations on blood mercury levels[J]. J. Dent. Res., 1984,63(1):71-73.

[23] Listed N. Dental amalgam: update on safety concerns. ADA council on Scientific Affairs[J]. J. Am. Dent. Assoc., 1998,129(4):494-503.

[24] Ducheyne P, Kohn D, Smith T S. Fatigue properties of cast and heat treated Ti-6Al-4V alloy for anatomic hip prostheses[J]. Biomaterials, 1987,8(3):223-227.

[25] Glantz P O. Intraoral behaviour and biocompatibility of gold versus non-precious alloys [J]. J. Biol. Buccale., 1984,12(1):3-16.

[26] Wataha J C, Craig R G, Hanks C T. The effects of cleaning on the kinetics of in vitro metal release from dental casting alloys[J]. J. Dent. Res., 1992,71(7):1417-1422.

[27] Newman J G, Brantley W A, Gerstein H. A study of the cutting efficiency of seven brands of endodontic files in linear motion[J]. J. Endod., 1983,9(8):316-322.

[28] Mccracken M. Dental implant materials: commercially pure titanium and titanium alloys

[J]. J. Prosthodont. , 1999,8(1):40-43.

[29] Corso P J, German R M, Simmons H J. Corrosion evaluation of gold-based dental alloys [J]. J. Dent. Res. , 1985,64(5):854-859.

[30] Brantley W A, Svec T A, Iijima M, et al. Differential scanning calorimetric studies of nickel-titanium rotary endodontic instruments after simulated clinical use [J]. J. Endod. , 2002,28(11):774-778.

[31] Alapati S B, Brantley W A, Svec T A, et al. SEM observations of nickel-titanium rotary endodontic instruments that fractured during clinical use[J]. J. Endod. , 2005,31(1): 40-43.

[32] Ban S. Reliability and properties of core materials for all-ceramic dental restorations [J]. Japanese Dental Science Review, 2008,44(1):3-21.

[33] Benetti P, Kelly J R, Sanchez M, et al. Influence of thermal gradients on stress state of veneered restorations[J]. Dental Materials, 2014,30(5):554-563.

[34] Chevalier J, Grémillard L, Virkar A V, et al. The tetragonalmonoclinic transformation in zirconia: lessons learned and future trends[J]. Journal of the American Ceramic Society, 2009,92(9):1901-1920.

[35] Denry I, Holloway J. Ceramics for dental applications: a review[J]. Materials, 2010, 3(1):351-368.

[36] Denry I, kelly J R. State of the art of zirconia for dental applications[J]. Dental Materials, 2008,24(3):299-307.

[37] Denry I, Kelly J R. Emerging ceramic-based materials for dentistry[J]. Journal Of Dental Research, 2014,93(12):1235-1242.

[38] Kosmac T, Oblak C, Jevnikar P, et al. Strength and reliability of surface treated Y-TZP dental ceramics [J]. Journal of Biomedical Materials Research, 2000, 53: 304-313.

[39] Sailer I, Feher A, Filser F, et al. Five-year clinical results of zirconia frameworks for posterior fixed partial dentures [J]. International Journal of Prosthodontics, 2007, 20(4):383-388.

[40] Tinschert J, Zwez D, Marx R, et al. Structural reliability of alumina-, feldspar-, leucite-, mica- and zirconia-based ceramics[J]. Journal of Dentistry, 2000,28(7):529-535.

[41] Vines R, Semmelman J. Densification of dental porcelain[J]. Journal of Dental Research, 1957,36(6):950-956.

[42] Salerno M, Derchi G, Thorat S, et al. Surface morphology and mechanical properties of new-generation flowable resin composites for dental restoration[J]. Dent. Mater. , 2011,27(12):1221-1228.

[43] Tjandrawinata R, Irie M, Suzuki K. Flexural properties of eight flowable light-cured restorative materials, in immediate vs 24-hour water storage[J]. Oper. Dent., 2005, 30(2):239-249.

[44] Oglakci B, Kazak M, Donmez N, et al. The use of a liner under different bulk-fill resin composites: 3D GAP formation analysis by x-ray microcomputed tomography[J]. J. Appl. Oral. Sci., 2019,28(11):e20190042.

[45] De Andrade O S, De Goes M F, Montes M A. Marginal adaptation and microtensile bond strength of composite indirect restorations bonded to dentin treated with adhesive and low-viscosity composite[J]. Dent. Mater., 2007,23(3):279-287.

[46] Clelland N L, Pagnotto M P, Kerby R E, et al. Relative wear of flowable and highly filled composite[J]. J. Prosthet. Dent., 2005,93(2):153-157.

[47] Stansbury J W, Trujillo-Lemon M, Lu H, et al. Conversion-dependent shrinkage stress and strain in dental resins and composites[J]. Dent. Mater., 2005,21(1):56-67.

[48] Giachetti L, Bertini F, Bambi C, et al. A rational use of dental materials in posterior direct resin restorations in order to control polymerization shrinkage stress[J]. Minerva. Stomatol., 2007,56(3):129-138.

[49] Giachetti L, Scaminaci Russo D, Bambi C, et al. A review of polymerization shrinkage stress: current techniques for posterior direct resin restorations[J]. J. Contemp. Dent. Pract., 2006,7(4):79-88.

[50] Krämer N, Reinelt C, Richter G, et al. Nanohybrid vs. fine hybrid composite in Class II cavities: clinical results and margin analysis after four years[J]. Dent. Mater., 2009, 25(6):750-759.

[51] Schmidt M, Dige I, Kirkevang L L, et al. Five-year evaluation of a low-shrinkage Silorane resin composite material: a randomized clinical trial[J]. Clin. Oral. Investig., 2015,19(2):245-251.

[52] Coutinho E, Cardoso M V, De Munck J, et al. Bonding effectiveness and interfacial characterization of a nano-filled resin-modified glass-ionomer[J]. Dent. Mater., 2009, 25(11):1347-1357.

[53] Atai M, Watts D C. A new kinetic model for the photopolymerization shrinkage-strain of dental composites and resin-monomers[J]. Dent. Mater., 2006,22(8):785-791.

[54] Anusavice K J, Shen C, Rawls H R. Phillips' Science of Dental Materials[M]. 12th ed. St. Louis: Saunders, 2012.

[55] Denry I, Holloway J A. Ceramics for dental applications: a review[J]. Materials, 2010,3(1):351-368.

[56] Denry I, Kelly J R. State of art of zirconia for dental applications[J]. Dent. Mater.,

2008,24(3):299-307.

[57] Dieter G. Mechanical Metallurgy[M]. 3rd ed. New York: McGrawHill, 1986.

[58] Flinn R A, Trojan P K. Engineering Materials and Their Applications[M]. 4th ed. New York: John Wiley & Sons, 1990.

[59] Höland W, Beall G. Glass-Ceramic Technology[M]. Westerville, OH: The American Ceramic Society, 2002.

[60] Kingery W D, Bowen H K, Uhlmann D R. Introduction to Ceramics[M]. 2nd ed. New York: John Wiley & Sons, 1976.

[61] Lawn B R, Pajares A, Zhang Y, et al. Materials design in the performance of all-ceramic crowns[J]. Biomaterials, 2004,25(14):2885-2892.

[62] Paravina R D, Powers J M. Esthetic Color Training in Dentistry[M]. St. Louis: Mosby, 2004.

[63] Powers J M, Wataha J C. Dental Materials: Foundations and Applications[M]. 11th ed. St. Louis: Mosby, 2017.

[64] Jivraj S A, Kim T H, Donovan T E. Selection of luting agents, part 1[J]. J. Calif. Dent. Assoc., 2006,34(2):149-160.

[65] Oilo G, Espevik S. Stress/strain behavior of some dental luting cements[J]. Acta. Odontol. Scand., 1978,36(1):45-49.

[66] Di Hipólito V, Reis A F, Mitra S B, et al. Interaction morphology and bond strength of nanofilled simplified-step adhesives to acid etched dentin[J]. Eur. J. Dent., 2012, 6(4):349-360.

[67] Frankenberger R, Perdigão J, Rosa B T, et al. "No-bottle" vs "multi-bottle" dentin adhesives--a microtensile bond strength and morphological study[J]. Dent. Mater., 2001, 17(5):373-380.

[68] Spinell T, Schedle A, Watts D C. Polymerization shrinkage kinetics of dimethacrylate resin-cements[J]. Dent. Mater., 2009,25(8):1058-1066.

[69] Magne P, Paranhos M P, Burnett L J. New zirconia primer improves bond strength of resin-based cements[J]. Dent. Mater., 2010,26(4):345-352.

[70] Bertolotti R L. Adhesion to porcelain and metal[J]. Dent. Clin. North. Am., 2007, 51(2):433-451.

[71] Cardoso P E, Braga R R, Carrilho M R. Evaluation of micro-tensile, shear and tensile tests determining the bond strength of three adhesive systems[J]. Dent. Mater., 1998, 14(6):394-398.

[72] Mesu F P. Mechanical mixing of zinc oxide-eugenol cements[J]. J. Prosthet. Dent., 1982,47(5):522-527.

[73] Hibino Y, Kuramochi K, Hoshino T, et al. Relationship between the strength of glass ionomers and their adhesive strength to metals[J]. Dent. Mater., 2002,18(7):552-557.

[74] Robertello F J, Coffey J P, Lynde T A, et al. Fluoride release of glass ionomer-based luting cements in vitro[J]. J. Prosthet. Dent., 1999,82(2):172-176.

[75] Piwowarczyk A, Lauer H C. Mechanical properties of luting cements after water storage[J]. Oper. Dent., 2003,28(5):535-542.

[76] Abo-Hamar S E, Federlin M, Hiller K A, et al. Effect of temporary cements on the bond strength of ceramic luted to dentin[J]. Dent. Mater., 2005,21(9):794-803.

[77] Vaikuntam J. Fluoride varnishes: should we be using them[J]. Pediatr. Dent., 2000, 22(6):513-516.

[78] Simonsen R J. Pit and fissure sealant: review of the literature[J]. Pediatr. Dent., 2002,24(5):393-414.

[79] Kugel G, Ferrari M. The science of bonding: from first to sixth generation[J]. J. Am. Dent. Assoc., 2000,131(Suppl):20-25.

[80] Featherstone J D. Dental caries: a dynamic disease process[J]. Aust. Dent. J., 2008, 53(3):286-291.

[81] Ten Cate J M. Remineralization of deep enamel dentine caries lesions[J]. Aust. Dent. J., 2008,53(3):281-285.